AF561764

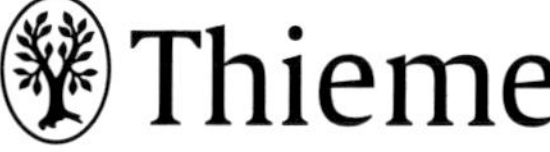
Thieme

Fallberichte aus der Psychotherapie

47 Beispiele für eine erfolgreiche Falldokumentation im Antragsverfahren

Dunja Hergenröther

Georg Thieme Verlag
Stuttgart • New York

Dipl.-Psych. Dunja **Hergenröther**
Praxis für Psychotherapie (HPG)
Diagnostik & Fallsupervision
Dienstleistungen für Psychotherapeuten u. Ärzte
Einhardstr. 3
50937 Köln

Bibliografische Information der Deutschen Nationalbibliothek
Die Deutsche Nationalbibliothek verzeichnet diese Publikation in der Deutschen Nationalbibliografie; detaillierte bibliografische Daten sind im Internet über http://dnb.d-nb.de abrufbar.

Ihre Meinung ist uns wichtig! Bitte schreiben Sie uns unter:
www.thieme.de/service/feedback.html

Wichtiger Hinweis: Wie jede Wissenschaft ist die Medizin ständigen Entwicklungen unterworfen. Forschung und klinische Erfahrung erweitern unsere Erkenntnisse, insbesondere was Behandlung und medikamentöse Therapie anbelangt. Soweit in diesem Werk eine Dosierung oder eine Applikation erwähnt wird, darf der Leser zwar darauf vertrauen, dass Autoren, Herausgeber und Verlag große Sorgfalt darauf verwandt haben, dass diese Angabe **dem Wissensstand bei Fertigstellung des Werkes** entspricht.
Für Angaben über Dosierungsanweisungen und Applikationsformen kann vom Verlag jedoch keine Gewähr übernommen werden. **Jeder Benutzer ist angehalten**, durch sorgfältige Prüfung der Beipackzettel der verwendeten Präparate und gegebenenfalls nach Konsultation eines Spezialisten festzustellen, ob die dort gegebene Empfehlung für Dosierungen oder die Beachtung von Kontraindikationen gegenüber der Angabe in diesem Buch abweicht. Eine solche Prüfung ist besonders wichtig bei selten verwendeten Präparaten oder solchen, die neu auf den Markt gebracht worden sind. **Jede Dosierung oder Applikation erfolgt auf eigene Gefahr des Benutzers.** Autoren und Verlag appellieren an jeden Benutzer, ihm etwa auffallende Ungenauigkeiten dem Verlag mitzuteilen.

© 2015 Georg Thieme Verlag KG
Rüdigerstr. 14
70469 Stuttgart
Deutschland
www.thieme.de

Printed in Germany

Umschlaggestaltung: Thieme Verlagsgruppe
Umschlagfoto: Martina Berge, Stadtbergen; verwendete Abbildungen von © WavebreakmediaMicro - Fotolia.com; © Dreaming Andy - Fotolia.com; © kritchanut - Fotolia.com
Redaktion: Brigitte Söllner, Erlangen
Satz: Sommer Media GmbH & Co. KG, Feuchtwangen
Druck: Grafisches Centrum Cuno, Calbe

ISBN 978-3-13-201491-6 1 2 3 4 5 6

Auch erhältlich als E-Book:
eISBN (PDF) 978-3-13-201501-2
eISBN (epub) 978-3-13-201511-1

Geschützte Warennamen (Warenzeichen ®) werden nicht immer besonders kenntlich gemacht. Aus dem Fehlen eines solchen Hinweises kann also nicht geschlossen werden, dass es sich um einen freien Warennamen handelt.
Das Werk, einschließlich aller seiner Teile, ist urheberrechtlich geschützt. Jede Verwendung außerhalb der engen Grenzen des Urheberrechtsgesetzes ist ohne Zustimmung des Verlags unzulässig und strafbar. Das gilt insbesondere für Vervielfältigungen, Übersetzungen, Mikroverfilmungen oder die Einspeicherung und Verarbeitung in elektronischen Systemen.

Vorwort

Dieses Buch ist eine Ergänzung zu meinem erstmals im April 2011 erschienenen „Praxisbuch VT-Bericht“ [17], in dem ich Schritt für Schritt und auf verständliche Weise aufzeige, wie der (verhaltenstherapeutische) Antragsbericht (Kassenbericht an den Gutachter) mit geringem Zeitaufwand und auf das Wesentliche beschränkt verfasst werden kann.

Ich werde neben meiner beratenden Tätigkeit in Bezug auf das Antragsverfahren, u. a. als Fallsupervisorin, immer wieder von Kollegen, Ausbildungskandidaten und Praxisanfängern *(aus Gründen der besseren Lesbarkeit verwende ich die männliche Schreibweise, selbstverständlich ist auch die weibliche Schreibweise gemeint)* nach Falldarstellungen bzw. Musterfällen gefragt, an denen sich die Kollegen orientieren können. Schwierigkeiten zeigen sich dabei insbesondere hinsichtlich der diagnostischen Einschätzung komplexer Fälle, wie bspw. Fälle mit Mehrfachdiagnosen oder bei Fällen, die seltener in der ambulanten psychotherapeutischen Praxis vorkommen. Einen „Musterfall“ entsprechend eines bestimmten Störungsbilds im Sinne einer Vorlage, welche absolut zutreffend ist oder nicht kritisch hinterfragt werden muss, gibt es nicht. Zum einen sind die Fälle trotz vielfältiger Ähnlichkeiten zu individuell und zum anderen sind die Erwartungen und Kriterien von Kollegen, Supervisoren, Gutachtern oder Prüfern sehr unterschiedlich. Die in diesem Buch dargestellten Fälle stellen eine Orientierungshilfe dar und müssen auf den Einzelfall hin angepasst werden.

Als Hilfestellung wurden von mir in diesem Buch 23 Fälle aus der verhaltenstherapeutischen Praxis ausgewählt und 24 Fälle aus psychodynamischer Sicht der tiefenpsychologisch orientierten sowie analytischen Praxis.

Ziel dieses Buches ist es, Ihnen bei der diagnostischen Einschätzung und Klassifikation verschiedener Fälle behilflich zu sein. Als Grundlage hierfür habe ich mich an der in der Praxis gängigen Internationalen Klassifikation psychischer Störungen, kurz der ICD-10 Kapitel V (F) [8] orientiert. Die psychodynamischen Falldarstellungen sind zusätzlich unter Einbezug der OPD-KJ-2 [2] dargestellt und aus objekttheoretischer Sicht beschrieben. Ungeachtet der strukturellen Integration ist in den psychodynamischen Fallbeispielen ein Konflikt nach OPD-KJ-2 benannt, da bei diesen Fällen ein Konfliktschema zu erkennen ist. Im Anhang finden Sie einen Leitfaden zu den einzelnen, in den Fällen beschriebenen Diagnosen und einen Leitfaden zur Orientierung der Konfliktpathologie (Neurosenstruktur und Konfliktachsen nach der OPD).

Ein weiteres Ziel ist es, Ihnen bei der schriftlichen Darstellung und Beschreibung einer Verhaltensanalyse und Psychodynamik behilflich zu sein, welche neben der Behandlungsplanung die Schwerpunkte eines Fallberichts darstellen.

Die hier aufgeführten Fallbeispiele stammen überwiegend aus meiner Tätigkeit als Fallsupervisorin. Wo immer das Wort Gutachterverfahren fällt, ruft dies heftige Stellungnahmen hervor, positive wie auch negative. Für viele ist es ein Verfahren, was mit Missmut betrachtet wird. Dabei dienen die Falldokumentationen der Einschätzung des jeweiligen Behandlungsfalls und Spezifizierung der therapeutischen Vorgehensweise.

Danksagung

All denen, die direkt oder indirekt an der Entstehung dieses Buches beteiligt waren, gilt ganz besonderer Dank. Ich bedanke mich bei den zahlreichen Fachkollegen und Fachkolleginnen, die mich über Jahre hinweg bei meiner Arbeit begleiten und ohne die ich dieses Buch nicht hätte schreiben können. Ebenso bedanke ich mich herzlich bei den Kollegen und Kolleginnen, die mir neben meinen eigenen Fällen ihre Fälle zur Verfügung gestellt haben und anhand derer ich die Falldarstellungen anonymisiert und verändert beschreiben konnte.

Inhaltsverzeichnis

Anhang

Allgemeines

1 Einführung

Die folgenden Falldarstellungen richten sich an Verhaltenstherapeuten sowie tiefenpsychologisch und analytisch orientierte Therapeuten, die in ihrem therapeutischen Alltag Hilfestellung beim Verfassen der Berichte an den Gutachter benötigen, ebenso wie an Ausbildungskandidaten der entsprechenden Therapierichtungen, die Unterstützung bei der Dokumentation ihrer eigenen Fälle benötigen.

Für Studenten der Psychologie ermöglicht dieses Buch einen Einblick in die psychotherapeutische Praxis. Dieses Buch kann als diagnostische Hilfe dienen und beim Verfassen einer Verhaltensanalyse, einer Psychodynamik und eines Behandlungsplans einen Einblick in komplexe Fälle geben.

Teil 1 des Buches befasst sich mit Fällen aus verhaltenstherapeutischer Sicht. Die Verhaltensanalyse, die für viele von Ihnen das Kernstück einer Fallkonzeption darstellt, wird unterteilt in eine Makro- und Mikroanalyse.

Die Makroanalyse beschreibt die Entstehungsbedingungen einer Störung und beinhaltet die Analyse der Lerngeschichte. Die Mikroanalyse ist das untergeordnete Störungsmodell und beschreibt ein konkretes Verhalten in einer konkreten Situation.

Diese orientiert sich an dem gängigen S-O-R-(K-)C-Schema nach Kanfer & Saslow [17], [26], das ich kurz nachfolgend erkläre:

- **S** (Stimulus) bezeichnet eine äußere oder innere Reizsituation.
- **O** (Organismus) bezeichnet die individuellen biologischen, genetischen und lerngeschichtlichen Ausgangsbedingungen bzw. Persönlichkeitsdispositionen. Hier werden auch störungsrelevante Erkrankungen erfasst.
- **R** (Reaktion) bezeichnet das beobachtbare Antwortverhalten, das dem Stimulus und seiner Verarbeitung im Organismus folgt, auf vier Ebenen:
  - R (behavioral) für die Reaktionen auf der zu beobachtenden Verhaltensebene in Folge
  - R (emotional) für die Reaktionen auf der emotionalen Ebene in Folge
  - R (kognitiv) für die Reaktionen auf kognitiver Ebene (Grübeln) in Folge
  - R (physiologisch) für die Reaktionen auf körperlicher Ebene in Folge
- **K** (Kontingenz) bezeichnet die zeitliche Aufeinanderfolge des Verhaltens bzw. der Verhaltensweisen oder Reaktionen.
- **C** (Konsequenz) bezieht sich auf die Folge eines Verhaltens in (kurzfristiger und langfristiger) Konsequenz im Sinne einer Verstärkung oder Bestrafung.

In meinem „Praxisbuch VT-Bericht" habe ich die Verhaltensanalyse sehr ausführlich behandelt. Da es sich bei diesem Buch um Fallbeispiele handelt und es weniger darum geht, Ihnen aufzuzeigen wie Fallberichte und Fallkonzeptionen formal und inhaltlich zu verfassen sind, werde ich (auch um Wiederholungen zu vermeiden) an dieser Stelle nicht näher erklärend darauf eingehen.

Die aufgeführten Fallbeispiele richten sich grob nach dem im Antragsverfahren üblichen Schema der Kassenärztlichen Vereinigung. Der Aufbau des Buches ist entsprechend dem Ablauf in der psychotherapeutischen Praxis gegliedert:

- Vorstellungsgrund, Problematik
- psychopathologischer Untersuchungsbefund (somatischer und psychischer Befund, Testverfahren, Fremdanamnese, gesundheitliche Entwicklung mit den bisherigen stationären und ambulanten Therapien)
- Vorgeschichte des Patienten (Anamnese und Biografie), einhergehend mit der schulischen und beruflichen Entwicklung, der sexuellen und partnerschaftlichen Entwicklung
- Problem- und Verhaltensanalyse (Makro- und Mikroanalyse, wobei sich die Mikroanalyse auf das SORKC-Modell bezieht)
- diagnostische und differenzialdiagnostische Überlegungen
- Zielanalyse
- therapeutische Überlegungen
- Therapieplanung und Verlauf

Teil 2 des Buches befasst sich mit Fällen aus psychodynamischer Sicht. Es wird aufgezeigt, wie eine Psychodynamik, die das Kernstück dieser Fälle darstellt, auf das Wesentliche begrenzt formuliert werden kann.

Auch die psychodynamischen Beispielfälle richten sich grob nach dem im Antragsverfahren üblichen Schema der Kassenärztlichen Vereinigung:

- Vorstellungsgrund, die Problematik
- psychopathologischer Untersuchungsbefund (somatischer und psychischer Befund, Testverfahren, Fremdanamnese, gesundheitliche Entwicklung mit den bisherigen stationären

und ambulanten Therapien, Übertragungsbeziehung und Abwehr)
- Vorgeschichte des Patienten (Anamnese und Biografie), einhergehend mit der schulischen und beruflichen Entwicklung, der sexuellen und partnerschaftlichen Entwicklung
- psychodynamische Hintergründe (Formulierung der Psychodynamik)
- diagnostische und differenzialdiagnostische Einschätzung
- Zielanalyse und Therapieplanung

Zur Anonymisierung und besseren Lesbarkeit habe ich die Initialen der Namen in Teil 1 in alphabetischer Reihenfolge vergeben (Frau A., Herr B., Frau C. etc.), dies lässt keine Rückschlüsse auf einen Nachnamen zu. Die Patienten in den Falldarstellungen aus der Therapie mit Kindern und Jugendlichen haben fiktive Vornamen. Um die Fälle lebendig beschreiben zu können, habe ich darauf verzichtet, ausschließlich von dem oder der Patient/in zu berichten.

Die neben dem Diagnoseschlüssel aufgeführten zusätzlichen Bezeichnungen A, G, V, Z haben folgende Bedeutung:
- A = Ausschluss einer solchen Erkrankung
- G = gesicherte Diagnose
- V = Verdachtsdiagnose
- Z = Zustand nach

Teil I – Falldarstellungen komplexer Fälle aus verhaltenstherapeutischer Sicht

2 Falldarstellungen aus der Therapie mit erwachsenen Patienten

2.1 Trennungsabsichten und ihre Folgen

2.1.1 Vorstellungsgrund und Problematik

Frau A., eine 40-jährige Küchenhilfe, kommt zum ersten Gespräch in Begleitung ihrer Betreuerin in die psychotherapeutische Behandlung. Frau A. fühle sich schnell hilflos und überfordert. Sie gerate dann oft in Konflikte, da sie im Kontakt zu ihren Mitmenschen häufig sehr gereizt und impulsiv reagiere. Sie verliere schnell die Beherrschung. Dann brülle sie herum und schmeiße mit Gegenständen um sich. Hinzu komme, dass sie sich in ihrer sexuellen Orientierung nicht gefestigt fühle und immer schon sowohl Freundinnen als auch Freunde gehabt habe. Begonnen habe ihre aktuelle Krise, nachdem ihr Freund, ein 20-jähriger leicht geistig behinderter junger Mann, seit einigen Monaten Trennungsabsichten äußere.

Frau A. klammere sehr, sei besitzergreifend und in verschiedenen partnerschaftlichen Situationen sei sie wiederholt „völlig ausgerastet" und habe in ihrer Wut Gegenstände zerstört. Auch sei sie sehr laut geworden und habe herumgeschrien. In anderen Momenten fühle sie sich einfach nur wie ohnmächtig, verhalte sich passiv und reagiere mit Rückzug.

Sie berichtet in diesem Zusammenhang von depressiven Symptomen. An einigen Tagen falle es ihr schwer, das Bett zu verlassen, und sie wolle nur alleine sein. An anderen Tagen sei sie übermäßig gesellig, gesprächig, aktiv, habe ein sehr vermindertes Schlafbedürfnis und mache die Nacht zum Tag.

2.1.2 Psychopathologischer Untersuchungsbefund

Frau A. ist eine altersentsprechend gekleidete, normalgewichtige Frau. Sie ist in ihrer Intelligenz gemindert und wirkt zunächst sehr deprimiert und zurückhaltend. Sie zeigt einen hohen Leidensdruck und benennt klar den Wunsch nach einer Therapie. Im Verlauf zeigt sie sich zunehmend auflockerbar und emotional schwingungsfähig. Ihr Rededrang ist groß, der Antrieb ist mal deutlich gemindert, mal gesteigert. Ihre affektive Lage ist abwechselnd depressiv und hypoman. Dabei zeigt sich im Wechsel ein ausgeprägtes Morgentief, Interesselosigkeit und sozialer Rückzug sowie gesteigerte Aktivität, motorische Ruhelosigkeit, gesteigerte Gesprächigkeit und Geselligkeit. Konzentration und Merkfähigkeit sind der Intelligenzminderung entsprechend. Frau A. ist bewusstseinsklar und zu allen Qualitäten voll orientiert. Anhalte für inhaltliche Denkstörungen, psychotische Symptome oder Zwangsphänomene sind nicht vorhanden. Das formale Denken ist verlangsamt und umständlich. Es liegt kein Abusus von Drogen, Medikamenten oder Alkohol vor. Stationäre Aufenthalte oder bisherige Psychotherapien gab es nicht. Frau A. befindet sich in psychiatrischer und medikamentöser Behandlung und wird aufgrund ihrer manisch depressiven Störung mit Seroquel behandelt. Suizidale sowie selbstverletzende Tendenzen verneint Frau A. glaubhaft: „Das würde ich doch den lieben Menschen im Heim nicht antun".

Über die gesundheitliche Entwicklung ist bekannt, dass Frau A. bereits im Kleinkindalter eine ausgeprägte psychische und sprachliche Entwicklungsverzögerung gezeigt hat. Ihr Verhalten war äußert auffällig gewesen (Grimassieren, Echolalie, motorische Unruhe). Eine Vorschuluntersuchung der Hilfsschule habe damals eine Bildungsunfähigkeit aufgrund einer früh kindlich erworbenen Hirnschädigung ergeben. In einem psychologischen Gutachten sei sie schulbildungsunfähig, aber gut förderungsfähig und in lebenspraktischen Dingen immer hilfsbedürftig eingestuft worden.

2.1.3 Anamnese und Biografie

Frau A. sei zusammen mit ihren jüngeren Brüdern in sehr armen Verhältnissen zunächst bei den leiblichen Eltern aufgewachsen. Sie ist zehn Jahre alt, als alle drei Geschwister aufgrund von Erziehungsunfähigkeit und Überforderung der Eltern in ein Heim untergebracht werden. Die familiäre Atmosphäre habe sie als sehr angespannt und beängstigend erlebt. Das Heim sei für sie ein Zufluchtsort gewesen. Die Mutter von Frau A. (28 Jahre bei deren Geburt) habe bis zu ihrer Berufsunfähigkeit aufgrund gesundheitlicher Probleme als Reinigungskraft gearbeitet. Sie habe zunehmend sehr schwer unter ihrem Gesundheitszustand nach einer Krebsdiagnose (Mamma-Amputation, Totaloperation) gelitten. Sie habe sich im Kontakt mit den Kindern vereinzelt sehr zugewandt verhalten, sei aber insgesamt sehr überfordert mit der Versorgung der Familie gewesen. Wenn sie sich schlecht gefühlt habe, sei sie sehr leicht reizbar gewesen, habe sich häufig zurückgezogen und die Kinder sich selbst überlassen. Die Mutter habe die Kinder an den Wochenenden im Heim besucht, der Vater nicht. Beide Brüder seien bei den Besuchen von der Mutter bevorzugt worden. Frau A. habe sich deshalb minderwertig und nicht geliebt gefühlt. Der Vater (30 Jahre bei der Geburt von Frau A.) habe als Lagerarbeiter gearbeitet. Er sei Alkoholiker, unberechenbar und gewalttätig im Kontakt mit den Kindern gewesen. Oft sei er explodiert und habe seine Launen an seiner Familie ausgelassen.

Frau A. fühle sich bis heute in ihrer sexuellen Orientierung nicht gefestigt. Erste sexuelle Kontakte zu Männern habe es gegeben, als sie 30 Jahre alt war. Sie habe ihren damaligen Freund bezichtigt, sie vergewaltigt zu haben.

Aktuell wohne Frau A. mit ihrem mittleren Bruder in einer betreuten Wohngemeinschaft. Frau A. versuche, den Kontakt zur Mutter zu pflegen und besuche sie regelmäßig. Der jüngste Bruder wohne inzwischen wieder und noch bei der Mutter, sei gewalttätig und prügle diese. Frau A. arbeite in der Küche ihres Wohnheims und zeige sich sehr zuverlässig. Es bestehe ein sehr gutes Verhältnis zur weiblichen Leitung der Wohngemeinschaft.

2.1.4 Problem- und Verhaltensanalyse

Frau A. wuchs in einer erzieherischen Umgebung auf, in der die Mutter hilflos und überfordert war. Sie war nicht in der Lage, adäquat auf die Bedürfnisse ihrer Kinder einzugehen. So war die Mutter aufgrund ihrer eigenen Belastungen (Krankheit und Operationen, gewalttätiger Ehemann) nicht in der Lage, ihrer Tochter als spiegelndes und empathisches Gegenüber zu dienen. Sie selbst reagierte in Belastungssituationen mit dysfunktionalen Verhaltensstrategien (z. B. Rückzug, leichte Reizbarkeit), um ihre innere Anspannung zu reduzieren. Somit diente sie der Patientin als ein inadäquates Modell für die eigene Impulssteuerung und Emotionsregulation. Im Kontakt mit der Mutter war es Frau A. somit nicht möglich, einen angemessenen Zugang zu ihren Emotionen zu entwickeln. Sie konnte nicht lernen, diese adäquat zu verbalisieren und Konflikte funktional zu bewältigen. Der Vater reagierte mit aggressiven, gewalttätigen Verhaltensweisen, sodass Frau A. sich zu Hause nicht sicher fühlen konnte. Daher hat sie kein Vertrauen in sich und ihre Umwelt entwickelt, stattdessen machte sie die ständige Erfahrung von Hilf- und Schutzlosigkeit. Die Wutausbrüche des Vaters und seine unberechenbaren Verhaltensweisen zwangen die Patientin dazu, eine Hypersensibilität gegenüber ihrer Umwelt zu entwickeln, um mögliche Schwankungen frühzeitig erahnen zu können. Dies bedeutet heute für sie das Erleben von Überforderung und Anspannung bei Belastungen, was die emotionale Instabilität von Frau A. mit begünstigte.

Beide Eltern waren insgesamt nicht in der Lage, ihrer Tochter Schutz und Sicherheit zu geben und ihre Bedürfnisse in adäquater und ihrer Selbstständigkeit fördernde Weise zu beantworten. Die Heimunterbringung mit zehn Jahren und die Einführung in einen neuen, ungewohnten Lebenskontext stellte ein schwieriges Lebensereignis für Frau A. dar. Dies beanspruchte ihre Bewältigungsstrategien, die sie nicht in ausreichender Form entwickelt hatte. So wird die Trennung von der gewohnten Umgebung, auch wenn diese wenig Sicherheit und Geborgenheit bot, Verlustängste und Hilflosigkeitsgefühle der Patientin weiter potenziert haben. Dies wiederum hat die Entwicklung einer affektiven Symptomatik mit begünstigt.

Das Gefühl von Frau A., während der Besuchszeiten von der Mutter weniger geliebt zu werden als die Brüder, führte zu einem Selbstbild der eigenen Minderwertigkeit und verstärkte ihr Gefühl, nicht gewollt zu sein. Darüber hinaus wird die Beeinträchtigung ihrer kognitiven Leistungen schon früh zu schmerzhaften Vergleichsprozessen und somit zur Ausbildung eines schwachen Selbstbildes geführt haben.

Aufgrund fehlender Impulssteuerungs- und Emotionsbewältigungsfähigkeiten reagiert Frau A. heute in Überforderungssituationen (z. B. bei Konflikten mit dem aktuellen Partner) mit aggressiven und impulsiven Verhaltensweisen. Auf diesem Weg gelingt es ihr kurzfristig, die innere Anspannung zu reduzieren und belastende Emotionen (Angst, Hilflosigkeit) zu bewältigen. Das mangelnde Zutrauen in die Beständigkeit und Berechenbarkeit von vertrauten Personen wurde durch den jetzigen, drohenden Verlust des Partners reaktiviert. Gleichzeitig verstärkte dies das ohnehin erschütterte Lebens- und Beziehungskonzept von Frau A. Sie hat nie gelernt, sich in angstbesetzten Situationen selbst zu regulieren und zu beruhigen, fühlt sich gänzlich ihren Gefühlen ausgeliefert, verhält sich impulsiv aggressiv oder verbleibt hilflos und ohnmächtig. Für dieses Muster hat Frau A. kein alternatives Verhaltensrepertoire. Daraus resultierende Hilflosigkeits- und Ohnmachtsgefühle scheinen darüber hinaus die Grundlage für eine affektive Störung geschaffen zu haben. Die mit der Partnerschaftsproblematik einhergehenden Gefühle scheint Frau A. mit aggressiven und impulsiven Verhaltensweisen und dem Rückzug in die depressive sowie in die hypomane Symptomatik zu beantworten.

2.1.5 Konkrete Problemdarstellung

Auslösende Situation (S): Frau A. streitet mit ihrem Partner. Sie hat ihre Gefühle aufgrund ihrer Probleme in der Emotionsregulation und Impulskontrolle sowie fehlender Selbstwirksamkeitserwartung und einer erhöhten Stressreagibilität *(O)* nicht im Griff. Sie schreit und wirft Gegenstände durch das Zimmer *(Rbehav)*. Daraufhin droht ihr Partner, sie zu verlassen. Das wiederum verstärkt ihren Ärger und ihre Wut, sodass ihre Anspannung *(Rphy)* steigt. Sie fühlt sich hilflos, bekommt Verlustängste *(Remot)* und reagiert mit depressivem Rückzug und dysfunktionalen Kognitionen in Bezug auf das Selbst, die Umwelt und die Zukunft, z. B.: „Ich mache immer alles falsch, bin nichts wert, mein Freund will mir was Böses, ich halte es nicht aus, wenn er mich verlässt…" *(Rkogn)*.

In *kurzfristiger* Konsequenz erfährt Frau A. Entlastung durch ihren Impulsdurchbruch von der als unangenehm empfundenen Anspannung und negativen Gefühlen und kann Wut und Ärger abbauen. *Langfristig* jedoch wird die Störung hierdurch aufrechterhalten und sie bleibt in den bekannten Reaktionsmustern verhaftet. Dadurch kommt es zunehmend zu Problemen in den zwischenmenschlichen Beziehungen, da sich die Konflikte zuspitzen, was schließlich in die soziale Isolierung führen kann *(C)*.

Bedingungen, unter denen die Symptomatik nicht oder seltener auftritt, sind *(K)*, wenn Frau A. sich selbstständig für autonome Tätigkeiten entscheidet (einkaufen gehen) und Musik hört.

2.1.6 Diagnostische und differenzialdiagnostische Überlegungen

F70.0 G leichte Intelligenzminderung; F60.3 G emotional instabile Persönlichkeitsstörung; F31.6 G bipolare affektive Störung mit gegenwärtig gemischter Episode

2.1.7 Zielanalyse

Frau A. benennt für sich als Ziel, besser mit Konflikten umgehen zu können. Sie möchte die Schwierigkeiten mit ihrem Freund bewältigen lernen und nicht mehr so schnell ausrasten.

2.1.8 Therapeutische Überlegungen

Aus therapeutischer Sicht ist es wichtig, dass Frau A. emotional ausgeglichener wird, die aggressiven und impulsiven Verhaltensweisen vermindert und ihre Konfliktfähigkeit verbessert werden. Die depressiven Verhaltensweisen und häufigen Stimmungswechsel gilt es, zu reduzieren. Aktivitäten, die die Autonomie von Frau A. fördern, sollen vermehrt in ihren Alltag eingeführt werden.

Trotz der Intelligenzminderung zeigt sich bei Frau A., dass ausreichend kognitive und soziale Potenziale vorhanden sind, die therapeutisch aktiviert werden können. Frau A. zeigt sich wissbegierig und bereit, aktiv mitzuarbeiten. Sie akzeptiert Grenzen, ist veränderungsbereit und umstellungsfähig. Die Wohngruppenbetreuer sind äußerst kooperativ und zeigen Problembewusstsein. Der Kontakt ist verbindlich und die Therapie wird vom Umfeld sehr unterstützt.

2.1.9 Therapieplanung und Verlauf

Indem Frau A. ein tiefes und empathisches Verständnis für ihr Verhalten und eine wertschätzende Haltung ihrer Person entgegengebracht wurde, konnte eine haltgebende, emotional belastbare therapeutische Beziehung aufgebaut werden. Insgesamt konnten in der Anfangsphase der Therapie die Ressourcen der Patientin und ihre Selbstwirksamkeitserwartung gestärkt werden. Es wurde eine größere emotionale Ausgeglichenheit, verbunden mit der Linderung der pathologischen

Anspannung sowie ein Abbau der aggressiv-impulsiven Verhaltensweisen erreicht.

Schrittweise konnte Frau A. lernen, ihr aggressives und impulsives Verhalten aufzugeben, indem Emotionsregulationsfähigkeiten und Impulskontrolle aufgebaut und alternative Verhaltensweisen zum Umgang mit Ärger, Wut und Aggressionen eingeübt wurden. Dies ist schwerpunktmäßig mit Elementen aus dem Manual der dialektisch-behavioralen Therapie nach Linehan [24] geschehen. So wurden im Rahmen der Therapie Alternativen erarbeitet, wie sie Spannungen und Gefühle auf nicht schädigende Weise reduzieren kann, anstelle diese über Fremdschädigung und Ausagieren ihrer Impulse abzubauen. Dies gelang ihr anteilig gut mit Musik hören und dabei tanzen. Hier entwickelte sie verschiedene Formen, sich auszutoben.

Sie konnte entsprechende Skills und Power-Skills wie Techniken zur Selbstberuhigung, Hilfe holen etc. innerhalb der Therapie erproben. In einem sog. Notfallkoffer wurden in einfacher Sprache einzelne Schritte festgelegt, wie sie emotionale Krisen besser bewältigen kann. Dies schloss beispielsweise hilfreiche Selbstverbalisationen, angenehme Aktivitäten und die Kontaktierung einer Vertrauensperson mit ein.

Mithilfe des Stressimpfungstrainings [27] erlernte Frau A., stressauslösende soziale Konfliktsituationen besser zu bewältigen. Insgesamt konnte sie mithilfe der Therapie in die Lage versetzt werden, ihre Gefühle besser wahrzunehmen, zu benennen und konstruktiv mit ihnen umzugehen. Ein Training der sozialen Kompetenzen half ihr dabei, wie sie zu anderen wertschätzend und respektvoll Kontakt aufnehmen kann. Anhand von videounterstützten Rollenspielen lernte sie, eigene Wünsche und Bedürfnisse adäquat zu formulieren und durchzusetzen. Sie lernte weiter, mit anderen Kompromisse und Einigungen in sozialen Situationen zu entwickeln.

Frau A. entwickelte schließlich eigene Warnsysteme, um nicht wieder in extreme affektive Phasen zu geraten, mit Selbstbeobachtung, Selbstregulation und Stressmanagement. Antidepressive Tätigkeiten (genügend Schlaf, Beschränkung, Reizabschirmung) wurden eingesetzt, um den Ausbruch einer gemischten affektiven Episode zu verhindern oder zumindest zu verzögern.

Zur Unterstützung bei der Anwendung der erlernten Bewältigungsstrategien wurde jede vierte Sitzung mit den Bezugspersonen (Wohngruppenbetreuer) durchgeführt.

Mit zunehmender Stabilität konnte Frau A. lernen, dysfunktionale kognitive Schemata bei sich wahrzunehmen und durch funktionale zu ersetzen, wobei Stimmungsschwankungen deutlich reduziert werden konnten. In diesem Zusammenhang erfolgte dann auch eine alltagsnahe Aufarbeitung der Familiendynamik.

2.2 Zum Haare raufen

2.2.1 Vorstellungsgrund und Problematik

Die 24-jährige Frau B. leide bereits seit ihrer Jugend, insbesondere in Phasen starker Belastung, unter zwanghaftem Haareausreißen. Mehrmals am Tag und fast unmerklich reiße sie sich ihre Kopfhaare, aber auch Brauen, aus. Sie befinde sich aktuell in der Endphase ihrer Schauspielausbildung und stelle, auch aufgrund der finanziellen Unterstützung vonseiten ihrer Eltern, sehr hohe Erwartungen an sich. Zudem führe sie seit zwei Jahren eine Fernbeziehung zu ihrem Freund, der im Ausland studiere. In den letzten Monaten denke Frau B. viel über ihre berufliche Zukunft nach. Auch sorge sie sich um ihre Beziehung und darum, den ganzen Anforderungen der Selbstständigkeit nicht gewachsen zu sein. Sie fühle sich häufig antriebslos und „sehr nah am Wasser" gebaut. Mittlerweile reiße sie sich sogar die Haare aus, wenn sie sich in Gesellschaft befinde. Obwohl sie sich sehr für ihr Verhalten schäme, müsse sie dem Drang einfach nachgeben, um eine gewisse Entspannung zu erleben. Sie habe die Sorge, ihre Störung nicht mehr loszuwerden. Sie hoffe, dass sie im Rahmen der Therapie einen alternativen Weg findet, mit Druck, Belastung und Stress angemessen umzugehen.

2.2.2 Psychopathologischer Untersuchungsbefund

Bei Frau B. handelt es sich um eine recht kleine, zierliche junge Frau, die sich im Kontakt freundlich zugewandt zeigt. Sie trägt mittellange Haare und es ist sichtbar, dass sie bereits einige kahlen Stellen am Kopf hat, die sie durch entsprechendes Frisieren zu verdecken versucht. Im Rahmen ihrer Beschwerdeschilderung werden starke Schamgefühle sowie ihre überhöhten Anpassungsstandards sehr deutlich. Insgesamt wirkt Frau B. angespannt und es zeigt sich ein hoher Leidensdruck. Gedanklich ist sie zu Behandlungsbeginn auf ihre berufliche Zukunft sowie ihre Paarbeziehung (räumliche Distanz) fixiert.

Ihre affektive Lage ist leicht zum depressiven Pol verschoben, bei leicht herabgesetztem Antrieb. Sie verfügt über eine gute Introspektions- und Reflexionsfähigkeit. Zusammenhänge kann sie differenziert schildern. Der psychopathologische Befund ist ansonsten unauffällig. Eine Psychotherapie habe Frau B. bisher noch nicht gemacht.

2.2.3 Anamnese und Biografie

Frau B. sei als jüngstes von drei Kindern (Schwester + 4 Jahre, Bruder + 1 Jahr) bei den leiblichen Eltern in einer weitestgehend harmonischen und behüteten Familienatmosphäre aufgewachsen. In der Kindheit sei die Beziehung zu ihren Geschwistern von Schuldgefühlen belastet gewesen. Frau B. habe sich von den Eltern bevorzugt gefühlt und dies durch ein stark angepasstes Verhalten zu kompensieren versucht. Heute seien ihre Geschwister ihre engsten Vertrauenspersonen.

Die Mutter (+ 27 Jahre, zunächst Sekretärin, dann Betreuerin von Grundschulkindern) wird als fleißige und fürsorgliche Frau beschrieben, die ein großes Harmoniebedürfnis habe. Sie habe sich um das Wohl ihrer jüngsten Tochter immer ganz besonders gesorgt und versucht, Probleme und Schwierigkeiten von ihr fernzuhalten. Auch heute habe sie noch manchmal das Gefühl, dass ihre Mutter ihr vieles nicht zutraue.

Den Vater (+ 41 Jahre, Maschinenbauingenieur) beschreibt Frau B. als streng, aber dennoch wohlwollend und unterstützend. Bei Schwierigkeiten jeglicher Art sei er immer zur Stelle gewesen und sei es auch heute noch. Er habe viel Wert auf gute Leistungen in der Schule gelegt und auch nach anstrengenden Arbeitstagen noch mit Frau B. für Klassenarbeiten gelernt.

Die schulischen Leistungen von Frau B. seien gut gewesen und sie habe das Gymnasium mit dem Abitur verlassen. Während ihrer Schulzeit habe sie zwar Freunde gehabt, sich jedoch immer eher als Einzelgängerin gefühlt. Sie vermute, vor allem deshalb von anderen gemocht zu werden, weil sie Konflikte vermeide. Im Anschluss an ihr Abitur habe sie ein Schauspielstudium aufgenommen und befinde sich mittlerweile in der Endphase. Da sie sehr hohe Erwartungen an sich stelle, könne sie den Druck, möglicherweise zu scheitern, kaum aushalten. Schon immer sei sie ehrgeizig gewesen, habe aber gleichzeitig stets das Gefühl, nicht gut genug zu sein.

Frau B. führe seit drei Jahren eine feste Fernbeziehung. Ihr Freund studiere seit zwei Jahren im Ausland. Aufgrund der großen räumlichen Trennung fühle sich Frau B. oft traurig und allein gelassen. Sie erlebe sich selbst teilweise als viel zu nachsichtig und geduldig mit ihm, doch scheue sie die offene Auseinandersetzung. Als sehr belastend empfinde sie auch ihre aktuelle Wohnsituation in einer Wohngemeinschaft. So sei die Wohnung oft chaotisch und sie habe nur wenig Privatsphäre, was besonders im Rahmen der Besuche ihres Freundes zum Problem werde.

Schon seit geraumer Zeit gehe sie ihren Hobbies nicht mehr nach. Sie scheue sich davor, anderen zu zeigen, dass es ihr schlecht gehe und ziehe sich immer mehr zurück.

2.2.4 Problem- und Verhaltensanalyse

Frau B. leidet unter einer leichten depressiven sowie der störungsspezifischen Symptomatik einer Trichotillomanie. Die Störung der Impulskontrolle tritt vor allem aufgrund mangelnder Entspannungsfähigkeit bei erhöhter innerer Anspannung in Belastungs-, Stress- bzw. Entscheidungssituationen in unterschiedlichen Lebensbereichen auf. In Situationen, in welchen Frau B. unter Druck und Anspannung gerät, reagiert sie mit einer erhöhten Empfindlichkeit auf Stress. Dies führt dazu, dass sie als Ventil für die täglichen Überforderungen mit Haareausreißen reagiert, um die inneren Anspannungen und das Erregungsniveau zu reduzieren.

Lerngeschichtlich ist dies auf die – zwar als weitestgehend harmonisch, jedoch auch als konfliktvermeidend beschriebene – Familienatmosphäre zurückzuführen. Frau B. hat vor diesem Hintergrund nicht gelernt, adäquat mit schwierigen (stressreichen) Situationen, Belastungen und Konflikten umzugehen. Die Eltern schenkten ihr als „Nesthäkchen“ besonders viel Aufmerksamkeit, was sich in einem überbehütenden und kontrollierenden Verhalten äußerte. Gute schulische Leistungen wurden insbesondere vom Vater eingefordert, sodass die Patientin lernte, ihr Selbstwertgefühl an Leistung und einem angepassten Verhalten zu orientieren. Auf diese Weise bildete sie einerseits hohe Ansprüche an ihr eigenes Leistungsniveau heraus, die sie in Belastungssituationen wie aktuell im Rahmen des Studiums nicht mehr ausreichend bedienen kann. Andererseits konnte sie kein stabiles Selbstwertgefühl und zu wenig Autonomie entwickeln, wodurch sie bspw. in der Beziehung zu ihrem Freund unfähig ist, ihre Bedürfnisse durchzusetzen und Eigenständigkeit zu entwickeln. Konflikte erlebt sie aufgrund ihres überhöhten Harmoniebedürfnisses entsprechend dem Modell der Mutter als bedrohlich. Frau B. fehlen funktionale Copingstrategien, um Stress, Belastungen, Anforderungen und emotionale Probleme angemessen zu bewältigen. Aufrechterhalten wird das Verhalten durch allgemeinen Verstärkerverlust (zunehmender Rückzug, keine positiven Aktivitäten), Defizite im Umgang mit Gefühlen sowie der Entspannungsfähigkeit. Als Verhaltensexzess lassen sich ihre Anspannungen, ihr Rückzugs- und Vermeidungsverhalten sowie ihr selbstverletzendes Verhalten (Haareausreißen) beschreiben. Verhaltensaktiva sind ihre Veränderungsmotivation, ihre grundsätzliche Zufriedenheit mit der Berufswahl sowie ihre Intelligenz.

2.2.5 Konkrete Problemdarstellung

Auslösende Situation (S): Frau B. steht aufgrund einer bevorstehenden Prüfung unter Druck. Aufgrund ihrer Grundannahme, für Anerkennung und Wertschätzung maximale Leistung erbringen und funktionieren zu müssen *(O)*, hat sie Angst, den Anforderungen im Studium nicht gerecht zu werden und die Prüfung nicht zu schaffen.

Aufgrund perfektionistischer Ansprüche reagiert sie mit einer erhöhten Stressreagibilität, die Anspannung steigt immer mehr an *(Rphys)*. Schließlich versucht sie ihre Anspannung mit Haareausreißen zu reduzieren, da ihr alternative Bewältigungsstrategien fehlen, um mit dem Prüfungsdruck umzugehen. Aufgrund der zunehmend kahlen Stellen am Kopf und da ihre Unruhe in der Öffentlichkeit bemerkt wird, zieht sie sich vor lauter Scham *(Remot)* immer weiter zurück *(Rbehav)*. Positive Aktivitäten und Erlebnisse reduzieren sich. Dies führt schließlich in die Depression, auch weil sich Frau B. immer weiter selbst abwertet, z. B.: „Ich bin nur liebenswert, wenn ich funktioniere, meine Bedürfnisse haben keine Berechtigung, es darf niemand sehen, wenn es mir schlecht geht" *(Rkogn)*.

In *kurzfristiger* Konsequenz erreicht sie durch das Ausreißen der Haare eine Spannungsreduktion und Linderung. *Langfristig* gerät Frau B. in einen Teufelskreis. Ihr Haar wird zunehmend dünner, Schamgefühle verstärken sich, ihr Selbstwertgefühl sinkt weiter. Alternative Bewältigungsmöglichkeiten bleiben unerprobt. Die depressive Symptomatik weitet sich aus *(C)*.

Frau B. reagiert auf Stress und Anforderungen durchgängig mit der beschriebenen Symptomatik des Haareausreißens *(K)*.

2.2.6 Diagnostische und differenzialdiagnostische Überlegungen

F63.3 G Trichotillomanie; F32.0 G leichte depressive Episode

2.2.7 Zielanalyse

Frau B. benennt für sich als Ziel, mit dem Haareausreißen aufzuhören und besser mit Belastungen umgehen zu können. Sie wünsche sich mehr Selbstvertrauen und mehr Gelassenheit. Auch wolle sie ihr Studium schaffen und ihre Wohnsituation ändern.

2.2.8 Therapeutische Überlegungen

Aus therapeutischer Sicht ist es wichtig, dass Frau B. lernt, dem Impuls des Haareausreißens nicht nachzugeben, und dass sie alternative Strategien im Umgang mit Stress und Belastungsfaktoren erlernt. Es kann davon ausgegangen werden, dass die depressive Symptomatik sich mit der Reduktion des Haareausreißens reduziert.

2.2.9 Therapieplanung und Verlauf

Frau B. stand unter hohem Leidensdruck und zeigte sich sehr motiviert an ihrer Verhaltensstörung zu arbeiten. Dabei wurde sie von ihrer Familie unterstützt, was sie als sehr erleichternd erlebte. In der Therapie erlernte sie zunächst Entspannungsübungen, die sie dann zunehmend auch eigenständig zu Hause anwenden konnte. Dies ist für sie eine neue Erfahrung der Selbsthilfe und Möglichkeit zur Selbstregulation. Mit ihr wurden die Situationen analysiert und besprochen, die den größten Stress bei ihr hervorrufen, wie bspw. die Endphase des Studiums. Frau B. wurden Problembewältigungsstrategien vermittelt, die sie zunehmend auf ihren Alltag übertragen konnte. Sie lernte, sich mehr Ruhephasen zu gönnen und Zeit für sich zu nehmen. Hierdurch lernte sie, dem Stress aktiv entgegenzuwirken und einen Schritt nach dem anderen zu machen. Dabei zeigte sich im Verlauf, dass sie sehr ungeduldig ist und sich besonders im Rahmen ihrer aktuellen Situation massiv unter Druck setzte. Dies machte es erforderlich, intensiv an ihren überhöhten Leistungs- und Anpassungsstandards zu arbeiten. Hier war es wichtig, Frau B. ihre dysfunktionalen Gedanken, Erlebens- und Verhaltensweisen im Alltag aufzuzeigen. Unzweckmäßige Denkmuster, wie ihre Selbstabwertung, wenn sie nicht alle Aufgaben im Studium bewältigt hat oder es ihr schlecht geht, galt es, entsprechend zu modifizieren. Ihr gelang es so, ihre Bedürfnisse und Gefühle ernster zu nehmen und schrittweise mehr positive, ausgleichende Aktivitäten in ihren Alltag zu integrieren. So machte sie bspw. ausgiebige Spaziergänge, knüpfte neue Kontakte und nahm alte Kontakte wieder auf. Insgesamt konnte Frau B. dazu in die Lage versetzt werden, sich Erholungsphasen zu schaffen und gleichzeitig ihren Pflichten im Studium nachzugehen. Dabei sieht sie inzwischen, wie wichtig Ruhepausen sind, um effektiv arbeiten zu können und sich nicht zu überfordern.

Durch den Einsatz von Unterbrechungs- und Rückmeldestrategien (Selbstbeobachtung) konnte die Eigenwahrnehmung und Selbstkontrolle des ansonsten routiniert ablaufenden Haareausreißens erhöht werden. So lernte Frau B., sich bei vorzeitigem Abbruch des Haareausreißens selbst positiv zu verstärken. Frau B. machte sehr gute Fortschritte, die Symptomatik konnte reduziert werden und es setzte eine Therapiepause ein. Dann kam es zu einem Rückfall nach Trennung von ihrem Freund, was die Fortführung der Behandlung indizierte. Trotz dieses Einbruchs schaffe sie es letztlich, an die Erfolge der bisherigen Therapie anzuknüpfen und die Übungen wieder in den Alltag zu integrieren. Es wurde mit Frau B. besprochen, wie sie Rückfällen entgegenwirken kann und es wurde ein konkreter Handlungsplan für die für sie schwierigen Situationen entwickelt. Sie entschloss sich auch, sich einer Selbsthilfegruppe anzuschließen.

2.3 Ohne Hoffnung

2.3.1 Vorstellungsgrund und Problematik

Der 59-jährige Herr C. kommt in die ambulante Therapie, nachdem sein behandelnder Arzt ihm dringend dazu geraten habe. Er leide unter einer stark resignativen Grundstimmung sowie Antriebs- und Ruhelosigkeit, was auch im Kontakt deutlich wird. Er könne kaum konstruktive Gedanken über seine Situation fassen, grübele viel und finde keine Ruhe. Er leide unter seinen massiven körperlichen Defiziten, die ihm zu Hause im Alltag immer bewusster geworden seien. Er leide unter Schmerzen und Ängsten, könne sich nur schwer konzentrieren, habe Gedächtnisprobleme und könne sich an nichts mehr erfreuen. Er schlafe sehr schlecht, wache morgens schon sehr früh auf und wälze sich im Bett. Am Tage fühle er sich ausgelaugt und erschöpft, er sei permanent angespannt. Manchmal habe er regelrechte Panikattacken mit Atemnot, Zittern und Herzklopfen. Vor knapp einem Jahr sei er „von mehreren lebenseinschneidenden Ereignissen überrollt“ worden, die er bis heute nicht verarbeitet habe. Er wisse einfach nicht mehr weiter. Nachdem er seine Arbeit verloren haben, sei ihm der Lebenssinn genommen worden. Aufgrund von Sparmaßnahmen sei es zu einer Fusion gekommen und man habe ihm gekündigt. Er sehe sich als Mobbing-Opfer und denke, dass man ihn einfach nicht mehr haben wollte. Mit der Kündigung habe er niemals gerechnet. Dann sei eine lebensbedrohliche Erkrankung im kardiovaskulären Bereich gefolgt. Er sehe für sich keine Hoffnung mehr, fühle sich, insbesondere von seiner Frau, missverstanden und komme sich ausrangiert, wertlos und einsam vor. Inzwischen wisse er nicht mehr, wo sein Platz sei. Sein Selbstvertrauen in die eigene Belastbarkeit sei stark reduziert. Er habe sich vor seiner Erkrankung 1000-prozentig für den Umweltschutz eingesetzt und jetzt schaffe er noch nicht einmal eine kleine Aufgabe im privaten Haushalt. Gespräche seien für ihn ebenfalls sehr anstrengend.

2.3.2 Psychopathologischer Untersuchungsbefund

Herr C. ist ein sehr schlanker Mann, der müde und bedrückt wirkt, sehr weitschweifig und umständlich von seinen Problemen berichtet und dabei sehr erschöpft und besorgt wirkt. Sein Leidensdruck ist deutlich spürbar und seine Gedanken kreisen um die negativen Aspekte seines Selbstbildes in Verbindung mit dem Verlust seiner Arbeitstätigkeit, auf die er sehr fixiert ist. Die Stimmung ist zu Beginn der Behandlung depressiv, der Antrieb gemindert und die Schwingungsfähigkeit beeinträchtigt. Herr C. kann sich differenziert mit Problemen auseinandersetzen. Er ist bewusstseinsklar und zu allen Qualitäten orientiert, bei reduzierter Aufmerksamkeits- und Konzentrationsfähigkeit und verlangsamtem formalen Gedankengang. Inhaltliche Denkstörungen zeigen sich nicht, auch sonst keine psychopathologischen Auffälligkeiten.

Die körperliche Entwicklung sei laut den Berichten von Herrn C. durch verschiedene Krankheiten teilweise sehr beeinflusst gewesen. Er sei immer etwas kleiner gewesen als die Kinder in seinem Alter. Er sei am Blinddarm notoperiert worden. Nach operativer Myokard-Revaskularisation mittels Bypass habe er sich vor einiger Zeit in stationärer Rehabilitation (AHB) befunden. Nach Entlassung habe er kurze Zeit später zu Hause einen rechtshirnigen Apoplex mit Hemiparese links (armbetont) erlitten. Darauf sei ein 10-tägiger stationärer Klinikaufenthalt erfolgt und er sei anschließend in einem Klinikum für Gefäßchirurgie behandelt worden. Es sei dann eine direkte Verlegung in die stationäre neurologische Reha-Behandlung erfolgt. Ein Arzt habe ihm gesagt, er sei „dem Tod von der Schippe gesprungen". Einnahme von Medikamenten: Beloc mite (47,5 mg), Ramipril (2,5 mg), Amlodipin (5 mg), Simvabeta (40 mg), Simvastatin (40 mg).

2.3.3 Anamnese und Biografie

Herr C. sei als mittleres Kind mit seinen fünf Geschwistern (zwei Schwestern, drei Brüdern) bei seinen leiblichen Eltern aufgewachsen.

Die Mutter (+ 38 Jahre, Hausfrau) sei eine sehr fürsorgliche, bescheidene, religiöse und sehr arbeitsame Frau gewesen. Die Beziehung zu ihr sei „zeitweise gestört" gewesen. Für persönliche Belange und Wünsche von Herrn C. habe die Mutter keinen Blick gehabt. Sie habe immer nur die Arbeit in den Vordergrund gestellt. Vor ein paar Jahren sei die Mutter verstorben.

Der Vater (+ 4 Jahre, Tischler) sei ein sehr gewissenhafter, fleißiger und hilfsbereiter Mann, der immer sehr stolz auf seine sechs Kinder gewesen sei. Er sei inzwischen ebenfalls verstorben. Für die Eltern habe es nur die Familie gegeben, für die sie sich aufgeopfert hätten. Dennoch sei die Atmosphäre zu Hause nicht immer friedvoll, sondern vielmehr durch Anspannung, Stress und Müdigkeit geprägt gewesen. Herr C. habe die Eltern nie mit seinen Belangen belasten wollen und habe sich daher sehr zurückgehalten. Das Verhältnis zu den Geschwistern sei überwiegend freundschaftlich, mit zunehmendem Altersunterschied aber eher distanziert gewesen.

Herr C. sei immer gerne zur Schule gegangen. Erwachsenen gegenüber habe er sich immer zurückhaltend und distanziert verhalten. Freundschaften zu schließen sei ihm aber nicht schwergefallen. Nach der Volksschule habe er Werkzeugmacher gelernt und seinen Meister in diesem Bereich gemacht. Bis vor zwölf Jahren habe er als Geschäftsführer einer Organisation im Umweltschutz gearbeitet. Diese Stelle habe er zuvor ehrenamtlich aufgebaut. Die Arbeit sei sein Leben gewesen. Seine Familie habe er dabei oft vernachlässigt. Er sei immer sehr leistungs- und arbeitsorientiert sowie perfektionistisch gewesen. Heute sei er sehr enttäuscht und verbittert, dass diese Ämter und seine Arbeit „mit Füßen getreten werden". Aufgrund von „Rufmordkampagnen" und Mobbing von ehemaligen Arbeitskollegen sei sein soziales Netz inzwischen auch nicht mehr sehr zufriedenstellend. Allerdings habe der Stress am Arbeitsplatz bereits vor etwa zehn Jahren begonnen.

Seine Ehefrau kenne er nun seit 38 Jahren. Sie kümmere sich „in anerkennungswürdiger Weise" um ihn, sei aber oft gereizt und beleidigend ihm gegenüber. Sie verlange, dass er sie mehr im Haushalt unterstütze, was ihm aber sehr schwerfalle. Bislang habe seine Frau immer alles alleine geregelt, was den Haushalt und die Kindererziehung betreffe. Das werde ihm zunehmend deutlich. Inzwischen bestehe sie darauf, dass sie getrennt schlafen, was ihn sehr verletze. Früher habe seine Frau ihm immer vorgeworfen, dass er die Arbeit vor die Familie stelle. Die Ehe empfinde er sowohl unterstützend als auch belastend. Mit seiner Frau habe er zwei erwachsene Söhne.

2.3.4 Problem- und Verhaltensanalyse

Herr C. dekompensiert mit depressiven Symptomen und Ängsten in Folge schwerer Krankheit und dem Verlust der Berufstätigkeit. Im Sinne einer persönlichen Vulnerabilität ist lerngeschichtlich sein auf Leistung basierendes Selbstkonzept von Bedeutung. Er wuchs in einem von Arbeit und Selbstaufgabe geprägten Elternhaus auf und lernte bereits früh, eigene Wünsche und Bedürfnisse zurückzustellen. Beide Elternteile dienten ihm dabei als Modell: Herr C. verinnerlichte, durch Leistung und harte Arbeit Anerkennung zu erhalten, anstatt sein Leben nach eigenen Bedürfnissen auszurichten. Er hat sich dabei einem hohen Leistungsdruck ausgesetzt und überhöhte Ansprüche an sich selbst entwickelt, ebenso eine perfektionistische Haltung. Eigene Grenzen wahrzunehmen und zu wahren hat er nicht gelernt. Aufgrund des wenig konstruktiven Umgangs mit Problemen und Konflikten im Elternhaus hat Herr C. auch nicht gelernt, funktionale Konfliktbewältigungs- und Problemlösefertigkeiten auszubilden. Ebenso lernte er nicht, eigene Belange zu kommunizieren und seine Interessen zu vertreten. Der Verlust des Arbeitsplatzes sowie die gesundheitlichen Einschränkungen bedeuten für Herrn C. einen massiven Verstärkerverlust, der mit seinem verminderten Selbstwerterleben einhergeht. Er sieht sich nicht in der Lage, mit seiner neuen Lebenssituation adäquat umzugehen, was bei ihm zusätzlich zu einer Auslösung belastender Denkschemata, Emotionen und Verhaltensweisen führt. Hinzu kommt, dass er die Erwartungen der Ehefrau mit seiner neuen Lebenssituation nicht erfüllen kann und es aufgrund dessen zu Eheproblemen kommt, denen er sich nicht gewachsen sieht. Herr C. sieht sich nicht in der Lage, die neue Situation für sich zu klären oder diese zu akzeptieren. Er kann nicht mit Konflikten umgehen und sich abgrenzen. Es zeigt sich, dass es ihm nicht möglich ist, schwierige Situationen und damit verbundene belastende Emotionen funktional zu bewältigen. Dies äußert sich immer wieder in massiven Selbstzweifeln, depressivem Grübeln und Niedergeschlagenheit. Unter anderem hat er im Zuge der defizitären Ausbildung adäquater Problem- und Konfliktlösestrategien im Laufe seines Lebens einen von Hilflosigkeit geprägten depressogenen Attributionsstil entwickelt. Herr C. hat jahrelang für seine Arbeit gelebt, die ihm Halt und Sicherheit vermittelt hat. Der Verlust seines Lebensinhalts führt zu belastenden Emotionen wie dem Gefühl der Nutz- und Wertlosigkeit sowie zu Existenz- und Zukunftsängsten. Die Probleme in der Ehe rufen bei ihm Verlustängste hervor. Seine körperlichen Erkrankungen und Einschränkungen schüren seine Angst vor körperlichem Versagen und weiteren Krankheiten. In der Folge zieht er sich in die Depression zurück, anstatt konstruktiv auf Belastungsfaktoren und die für ihn problematischen Situationen einzuwirken und Lösungsmöglichkeiten zu suchen.

Ressourcen: Herr C. hat eine Familie, die er auch als stützend erlebt. Er verfügt über soziale Kontakte, die wieder aktiviert werden können und er hat eine hohe Veränderungsmotivation.

2.3.5 Konkrete Problemdarstellung

Auslösende Situation (S): Herr C. verliert seinen Arbeitsplatz und damit seinen Lebensinhalt. Seine Ehe ist problematisch und die Ereignisse summieren sich. Aufgrund der körperlichen Einschränkungen und eines auf Leistung ausgerichteten Selbstkonzepts, überhöhter perfektionistischer Ansprüche sowie der Unfähigkeit, eigene Gefühle und Bedürfnisse bei sich wahrzunehmen *(O)*, reagiert er mit sozialem Rückzug und verhält sich passiv *(Rbehav)*. Der Mangel an positiven Verstärkern aufgrund von Rückzug und fehlenden Selbstwirksamkeitserfahrungen aktiviert depressive Schemata und dysfunktionales Gedankenkreisen um den Verlust des Arbeitsplatzes und den Selbstwert. Auch Sorgenketten nehmen zu. Herr C. fühlt sich wertlos, einsam und unverstanden *(Rkogn)*. Auch hat er Angst, dass ihn seine Frau verlassen wird, fühlt sich niedergeschlagen und hoffnungslos *(Remot)*. Das alles verstärkt seine Schlafstörungen, Anspannungen, Angst und körperlichen Beschwerden. Er gerät so zunehmend in einen Teufelskreis.

Kurzfristig erfährt er Entlastung durch den depressiven Rückzug und der Vermeidung unangenehmer Situationen (bspw. Konflikte mit der Ehefrau) und Gefühlswahrnehmungen. *Langfristig* können dysfunktionale kognitive Schemata nicht korrigiert werden, Ängste, Sorgen und Depressivität bleiben bestehen. Es besteht die Gefahr, dass sich diese verfestigen und ausweiten *(C)*.

Herr C. reagiert insbesondere bei Stress und auf Konflikte sowie alltägliche Probleme durchgängig mit der beschriebenen Symptomatik. Wenn Harmonie herrscht und er eine Perspektive für sich hat (wie sein Ehrenamt in der Vergangenheit) tritt das Verhalten seltener auf *(K)*.

2.3.6 Diagnostische und differenzialdiagnostische Überlegungen

F32.11 G mittelgradige depressive Episode mit somatischem Syndrom; F43.8 G sonstige Reaktionen auf schwere Belastung nach operativer Myokard-Revaskularisation mittels Bypass und rechtshirnigem Apoplex mit Hemiparese links, armbetont; F41.1 V generalisierte Angststörung

2.3.7 Zielanalyse

Herr C. selbst wünscht sich, gelassener zu werden. Er möchte zu mehr Wohlbefinden gelangen und sich weniger Sorgen machen müssen. Auch möchte er mit Problemen besser umgehen können. Er wünscht sich eine Zukunftsperspektive und eine bessere Beziehung zu seiner Ehefrau.

2.3.8 Therapeutische Überlegungen

Im Fokus der Behandlung wird die Reduktion der depressiven Symptomatik und der Ängste stehen. Dafür ist es aus therapeutischer Sicht wichtig, dass Herr C. alternative Strategien im Umgang mit Stress und Belastungsfaktoren erlernt und sich unabhängiger von beruflicher Anerkennung und Leistung macht. Es gilt, sein Selbstwertgefühl und seine Ressourcen zu stärken. Ziel ist, dass er wieder mehr Lebensfreude gewinnt und zuversichtlicher in die Zukunft schauen kann.

2.3.9 Therapieplanung und Verlauf

Zunächst war es wichtig, die Ressourcen von Herrn C. zu aktivieren und ihm im Rahmen der Psychoedukation seine Erkrankung verstehbar zu machen. Dafür wurde mit ihm gemeinsam ein individuell auf ihn ausgerichtetes Störungsmodell auslösender und aufrechterhaltender Faktoren erarbeitet. Stimmungstagebücher halfen ihm dabei. In diesem Zusammenhang wurden seine dysfunktionalen und selbstabwertenden Kognitionen, wie bspw.: „Ich bin zu nichts mehr zu gebrauchen, ich bin nichts mehr wert und meine Frau wird mich sicher auch verlassen", analysiert und an der Realität gemessen. Herr C. lernte, diese zu modifizieren. Ziel war es, dass Herr C. seinen Selbstwert unabhängiger von beruflicher Anerkennung und Leistung macht. Er wurde in die Lage versetzt, seine kognitiven Grundannahmen („Ich bin ein Versager, darf keine Fehler machen") zu identifizieren und überhöhte Perfektionsansprüche an sich, aber auch an andere zu senken. Er konnte zunehmend zwischen dysfunktionalen Gedanken, Erleben und Verhalten im Alltag unterscheiden. Er lernte, seine dysfunktionalen Denkmuster wie Selbstabwertung und Schemata gelernter Hilflosigkeit zu reduzieren und durch funktionalere Strategien zu ersetzen. So gelang es ihm schließlich, seine Situation ohne Arbeit realistisch zu betrachten und dysfunktionale Gedanken diesbezüglich abzubauen. Auch lernte er, mit Belastungsfaktoren und für ihn ungewohnten Situationen besser umzugehen sowie seine körperlichen Einschränkungen akzeptieren zu können. Das ABC-Schema nach Ellis [11] half ihm, negative Gefühle und die damit einhergehenden Konsequenzen auf der Verhaltensebene zu erklären und zu verändern.

Es galt, seine sozialen Fertigkeiten und seine Konfliktbewältigungsfähigkeiten, insbesondere auch vor dem Hintergrund der problematisch erlebten Beziehung zur Ehefrau, zu verbessern. Hier kamen u. a. Rollenspiele zum Einsatz.

Herr C. wurde in der Wahrnehmung eigener Gefühle, Bedürfnisse und Wünsche trainiert, was ihm dabei half, eigene Leistungsgrenzen zu erkennen und zu akzeptieren. So gelang er zu mehr Handlungsfähigkeit, sein Leben nach eigenen Bedürfnissen auszurichten. Zur Linderung der psychovegetativen Symptomatik und zur Verbesserung der Selbstwahrnehmung erlernte Herr C. das autogene Training als psychophysiologische Selbstregulation. Dies konnte er schließlich auch eigenständig zu Hause anwenden. Ergänzend wurde mit Atemübungen und beruhigenden Selbstverbalisationen gearbeitet. Dies verhalf ihm auch zu einem besseren Umgang mit den Folgebeschwerden der Operationen (u. a. Schmerzen im linken Arm und Schmerzen im rechten Arm unklarer Ursache) sowie mit seinen außerordentlichen Belastungsgrenzen. Er lernte, sich zunehmend selbst zu beobachten und zeigte eine große Bereitschaft, eigene Selbstkontrollstrategien zu akzeptieren und Bewältigungstechniken systematisch umzusetzen. Im Verlauf der Therapie zeigte sich, dass Herr C. mit

Schwächen und Unzulänglichkeiten weniger selbstwertschädigend umgeht und sein Minderwertigkeitsempfinden reduziert werden konnte.

Immer wieder fühlte er sich dadurch belastet, dass er im häuslichen Umfeld nicht zurechtkommt und schnell ermüdet. In diesem Zusammenhang sah er auch seine Ehe zunehmend als belastet an. Das Ehepaar hatte sich im Laufe der Jahre auseinandergelebt, da er als leidenschaftlicher Umweltschützer kaum bzw. fast gar nicht zu Hause war. Er fühlte sich aber auf seine Ehefrau angewiesen, die sehr aktiv ist und ihn mit seiner mangelhaften Konzentration und seiner Langsamkeit und Erschöpfung nicht versteht. Seine Frau musste ihn in vielen alltäglichen Dingen unterstützen. Die Stimmung zu Hause war sehr gereizt. Seine Frau reagierte oftmals sehr impulsiv, z. B. wenn er kleine Aufgaben im Haushalt vergaß. So habe sie oft von ihm verlangt, er solle sich zusammenreißen und angedroht, ihm ansonsten nicht mehr zu helfen. Auch die Beziehung zu seinen Söhnen gestaltete sich problematisch. Hier gelang es ihm nur sehr langsam, sich von der Ehefrau und den Söhnen abzugrenzen und mit seiner Lebenssituation und seinen Ängsten und Sorgen umzugehen. Insgesamt war es wichtig, mit ihm immer wieder dysfunktionale Gedanken und Verhaltensweisen herauszuarbeiten, zu hinterfragen und an der Realität zu messen und ihn in seiner Abgrenzungsfähigkeit zu fördern. So konnte er zunehmend Fortschritte machen und diese in den Alltag integrieren.

2.4 Vergangenes aufarbeiten

2.4.1 Vorstellungsgrund und Problematik

Frau D. kommt in die Therapie, da es ihr seit der Geburt ihrer Tochter immer schlechter gehe. Seither werde sie vermehrt von Bildern von Missbrauch und Vernachlässigung gequält. Wenn sie positive Aktivitäten plane, bekomme sie oft vorher Migräne oder Übelkeit, teilweise mit Erbrechen die ganze Nacht hindurch. Sie leide unter Spannungsgefühlen, Konzentrations- und Entscheidungsschwierigkeiten und nehme oft Schmerzmittel. Sie berichtet, sie werde leicht ärgerlich und schnell zu laut. Sie fühle sich dumm, inkompetent, einsam, ungeliebt und missverstanden. An ihr sei nichts schön, sie finde alles an sich hässlich. Ihre größte Angst sei es, ihr Kind zu verlieren und so zu sein bzw. zu werden wie ihre Mutter. Auch leide sie immer noch sehr unter dem Tod des Vaters, sie wünsche ihn sich jeden Tag zurück.

2.4.2 Psychopathologischer Untersuchungsbefund

Es erscheint eine 29-jährige, attraktive, junge und gut gekleidete Frau, die im Kontakt zunächst häufig klagsam, kleinmädchenhaft, sehr verzweifelt und leicht kränkbar ist. Sie berichtet fließend und offen von ihren Problemen, wobei zunächst wiederholt die Erwartung deutlich wird, die Welt müsse sich ändern. Dabei zeigt sie zu Beginn der Therapie eine ausgeprägte Schon- und Rückzugshaltung. Sie ist bewusstseinsklar, voll orientiert und die Konzentration und Mnestik sind unauffällig, abgesehen von Flashbacks. Formalgedanklich besteht eine ausgeprägte Grübelneigung. Inhaltlich ist sie auf negative Aspekte des Selbstbildes, der aktuellen Lebenssituation und der Zukunft eingeengt. Während der Schilderungen des Vaters fällt eine deutliche Idealisierung auf. Psychotische oder Zwangsphänomene bestehen nicht. Schwingungsfähigkeit ist gegeben. Sie ist psychomotorisch sehr unruhig und es besteht eine erhöhte Grundanspannung, mit Tendenz zur Somatisierung. In der Kindheit litt sie unter Ängsten, einem Sprachfehler und einer Lese- und Rechtschreibschwäche. Seit dem 13. Lebensjahr erbricht Frau D. regelmäßig. Sie berichtet von zwei Suizidversuchen im Alter von 16 Jahren. Akute suizidale Tendenzen zeigen sich nicht. Vor sechs Jahren erlitt sie einen Autounfall, zwei Jahre später erkrankte sie an Gebärmutterhalskrebs mit Operation. Auffällig sind dysmorphophobische Tendenzen. So findet sie ihre Hände so hässlich, sie könne diese überhaupt nur ertragen, wenn sie regelmäßig eine aufwendige Maniküre einhalte. Überhaupt sei alles an ihr hässlich. Ein Therapieversuch bei einer Kollegin einer anderen Fachrichtung sei bereits gescheitert.

2.4.3 Anamnese und Biografie

Frau D. sei mit ihrer älteren Schwester beim leiblichen Vater (+ 39 Jahre, Handwerker) aufgewachsen. Er sei alleinerziehend gewesen und habe mit seinen Eltern in deren Haus gelebt. Die Eltern hätten sich getrennt, als Frau D. vier Jahre alt war. Da die Mutter nach der Trennung Geld verlangt habe, habe der Vater sein damaliges selbst gebautes Haus verkaufen und zu seinen Eltern ziehen müssen.

Der Vater habe seine Gefühle nicht gut zeigen können, aber er habe alles für seine Töchter getan. Er sei „viel zu gut" gewesen. Dass es viele Verbote und viele Schläge gegeben habe, erwähnt Frau D. eher beiläufig. Er habe lange Probleme mit der Gesundheit gehabt, sei trotz seines Diabetes und seiner chronischen Niereninsuffizienz ein ungezügelter Esser gewesen. Eine transplantierte Niere habe sein Körper abgestoßen und die Dialyse habe er auch nicht gut vertragen. Trotzdem sei er immer weiter arbeiten gegangen. Er habe auch immer davon geträumt, mit den Töchtern und einer neuen Freundin wieder ein Haus zu bauen, was aufgrund seiner Krankheit jedoch nicht möglich gewesen sei. Vor einigen Jahren sei er verstorben, worüber Frau D. noch immer nicht hinweg sei.

Sie sei nicht sehr religiös, aber der Gedanke sei sehr wichtig für sie, dass sie den Vater irgendwann wiedersehen werde. Ihre Großmutter (väterlicherseits) sei eine „intellektuell eingeschränkte", boshafte und grobe Frau gewesen. Ausdruck von Ärger oder Widerworte seien bei ihr strikt verboten gewesen. Der Großvater habe Frau D. und die Schwester sexuell missbraucht. Als sie den Vater nach dem Tod der Großeltern auf den Missbrauch angesprochen und ihm auch Fotos gezeigt habe, habe dieser alles abgestritten. Die Familie sei ihm heilig gewesen.

Frau D. habe als Kind ein paar Mal bei der Mutter gelebt („weil der neue Freund einen kleinen Hund hatte"), aber nie länger als drei Monate. Dort erinnert sie verschiedene Vernachlässigungen und Misshandlungen durch die Mutter. So habe sie einmal zur Strafe auf der Toilette essen müssen, auch habe die Mutter sie die Treppe runtergeworfen und es habe Andeutungen eines sexuellen Missbrauchs gegeben. Zudem sei sie vom Freund der Mutter abgewertet worden („Du hast aber hässliche Füße!"). Die Mutter von Frau D. habe nie gearbeitet und sei faul und wehleidig. Außerdem denke sie immer nur an sich, halte nichts lange durch und sei nie für ihre Töchter da gewesen. Frau D. habe sich als Kind immer eine richtige Mutter gewünscht. Anders als die Schwester habe sie immer wieder den Kontakt zur Mutter gesucht, doch dies habe immer wieder traumatisch geendet. Auch später habe sich die Mutter immer wieder negativ in ihr Leben eingemischt. Die Beziehung zur Schwester sei früher schlecht gewesen, da Frau D. sie genervt habe. Die Schwester habe immer auf sie aufpassen müssen („Ich war in ihren Augen ein Miststück"). Diese bekomme ihr Leben viel besser hin als Frau D., obwohl sie unter dem Missbrauch durch den Großvater mehr gelitten habe.

Sie habe immer nur wenige Freunde gehabt und sei eine Außenseiterin gewesen. Nach dem Besuch der Hauptschule habe sie eine Ausbildung zur Krankenschwester begonnen. Diesen Wunsch habe sie entwickelt, um den kranken Vater pflegen zu können. Danach sei sie drei Jahre an einer Uniklinik und dann an einer Rehaklinik angestellt gewesen. Aufgrund von Problemen mit der Tochter und der Mutter (siehe unten) habe sie sich zunehmend schlechter konzentrieren können und sei schließlich gekündigt worden. Inzwischen habe sie einen Job als Beraterin in einer Klinik. Dort habe sie ein festes Gehalt und feste Arbeitszeiten.

Die erste Beziehung sei sie mit 15 Jahren eingegangen. Diese Beziehung sei nach fünf Jahren eingeschlafen, das Paar sei danach noch sehr gut befreundet gewesen. Dieser Freund sei immer für sie da gewesen, habe sich gekümmert. Seine spätere Frau habe ihm jedoch den Kontakt zu Frau D. verboten und er fehle ihr heute sehr.

Frau D. sei verheiratet, Sex sei für sie jedoch früher wie heute mit Ekel behaftet. Sie fühle sich dabei unwohl und habe das Gefühl, benutzt zu werden. Ihr Ehemann (33 Jahre, Klempner) habe dafür kein Verständnis, er wolle „mehr Sex, mehr kochen, mehr sparen" von ihr. Er sei sehr klein, aber sehr attraktiv. Er sei verschlossen, unsensibel und habe nur das Geld im Kopf. Frau D. dagegen neige zu Impulskäufen.

Frau D. habe eine 3-jährige Tochter und zunächst nicht gewusst, wer der Vater ihrer Tochter sei, da sie damals innerhalb ihrer Ehe eine Affäre mit ihrer großen Liebe begonnen habe. Diese große Liebe habe Vater werden und eine Familie gründen wollen. Nachdem ein Vaterschaftstest dann jedoch den Ehemann als leiblichen Vater ergeben habe, habe sich der Mann wieder zurückgezogen. Frau D. habe ihrer großen Liebe noch lange nachgetrauert („Er hätte mich genommen, wenn er der Vater gewesen wäre"). Im Gespräch stellt sich diese große Liebe von Frau D. als egozentrischer, narzisstischer Mann dar, dem Frau D. jedoch eine regelrechte Heldenverehrung entgegenbringt („Ich habe ihn gesehen und mein Leben stand wieder Kopf"). Dass eine Beziehung mit diesem Mann für sie jedoch nie möglich gewesen wäre, da er immer wieder im Ausland ist, blendet sie dabei völlig aus. Der Ehemann sei durch eine E-Mail hinter ihre Affäre gekommen. Das Ehepaar sei dennoch zusammengeblieben, allerdings vertraue der Ehemann ihr nicht mehr.

Er kontrolliere sie und verletze sie absichtlich verbal. Sie vermisse das Gefühl des Geschützt- und Unterstütztseins. Sie wisse nicht, warum der Ehemann noch bei ihr sei oder was ihn an ihr anziehe. Jetzt habe das Paar gemeinsam ein Haus gekauft. Die Mutter des Ehemanns hasse Frau D. und sei nicht mal zur Geburt der Enkelin ins Krankenhaus gekommen. Als die gemeinsame Tochter (kurz nach dem Kind der Schwester) auf die Welt gekommen sei, habe die Mutter von Frau D. sich bereit erklärt, je zwei Tage auf die Kinder aufzupassen. Dabei habe sie für die Enkel jedoch nicht mal gekocht und schon nach kurzer Zeit „Zirkus gemacht", sodass Frau D. ihre Tochter nur höchst ungern dort gelassen habe. Dies habe sie so sehr belastet, dass ihre Arbeit darunter gelitten habe und Frau D. schließlich gekündigt worden sei.

Frau D. scheint sich sehr gut und liebevoll um die Tochter zu kümmern, fürchtet aber ständig, eine Rabenmutter zu sein und ihr Kind zu verlassen. Sie habe nur eine gute Freundin, die aber weit entfernt lebe. Außer ihrer Tochter, dem Hund und dem Haus habe sie keine Interessen oder Hobbies.

2.4.4 Problem- und Verhaltensanalyse

Frau D. standen in ihrer Lerngeschichte keinerlei sichere, schützende Bindungen zur Verfügung. Sie war vielfältigen massiven Belastungen (schlechte Mutterbeziehung, boshafte Großmutter, soziale Isoliertheit) sowie sexuellem Missbrauch ausgesetzt, der scheinbar vom Vater gedeckt bzw. verdrängt wurde. Diese Erfahrungen attribuierte sie internal stabil („Wie schlimm war ich…"). So erlebte sie sich konsistent als bedroht, gefährdet und „benutzt" und konnte nicht lernen, sich selbst als grundsätzlich liebenswert wahr- und anzunehmen. Ein Modell adäquater Beziehungsgestaltung, Konfliktlösung oder Emotionsregulation stand nirgendwo zur Verfügung, sodass Frau D. sich konsistent als unfähig erlebte, Erwünschtes herzustellen. Sie verinnerlichte, dass sie sich immerzu intensiv darum bemühen musste, angenommen zu werden. Dabei idealisiert sie jeden, der sie nicht unmittelbar verletzt (Vater, große Liebe, erster Freund), während sie sich selbst im gleichen Maße abwertet und ablehnt. So konnte Frau D. weder ein positives Selbstbild noch eine positive Selbsteffizienz entwickeln. Nur durch Außenorientierung, Überanpassung, Zurückstellung eigener Bedürfnisse und enge Anlehnung an einen anderen konnte sie ein Minimum an Sicherheit herstellen. Abgrenzung, negative Emotionen und Selbstfürsorge sind für sie entsprechend inakzeptabel und bedrohlich. In ihren Beziehungen versucht sie, kompensatorisch einen Mann wie ihren Vater zu finden (groß, „ideal", immer für sie da). Dabei lebt sie die Vorstellungen des Vaters einer heilen Welt. Ist dies nicht möglich, flüchtet sie sich in die idealisierte Vaterbeziehung, was aber die Belastung durch den Tod des Vaters immer weiter verstärkt. Die Geburt der Tochter, aber auch der Tod des Vaters und die Partnerkonflikte bedrohen diese fragile Sicherheit und aktualisieren ihre verschiedenen aber wohl verwobenen Traumata. Sie wird überschwemmt von Bildern und der Vorstellung, auch sie selbst werde das Kind, das sie so sehr liebt, verlassen. Da sie nicht gelernt hat, sich selbst zu steuern oder wahrzunehmen und auch keine soziale Entlastung zur Verfügung steht, bleiben ihr nur Grübeln, Selbstabwertung, hilflose Wut, Scham und Somatisierung (Erbrechen).

Zur konstruktiven Veränderung der Belastungssituation bzw. Bewältigung ausgelöster belastender Emotionen fehlen ihr die notwendigen sozialen und emotionalen Kompetenzen, weshalb sie schließlich depressiv dekompensiert.

2.4.5 Konkrete Problemdarstellung

Auslösende Situation (S): Der Tod des idealisierten Vaters stellt einen schweren Verlust für Frau D. dar. Durch die Geburt der Tochter kommen bei ihr alte traumatische Erinnerungen hoch mit dem Gefühl, keine gute Mutter sein zu können.

Aufgrund der traumatischen und unvorhersehbaren Familienatmosphäre (Traumagedächtnis) entwickelte Frau D. eine erhöhte Stressreagibilität. Ihr Mangel an sicheren Bindungserfahrungen führte zu defizitären Bewältigungskompetenzen und einer gelernten Hilflosigkeit *(O)*.

Aufgrund der fehlenden Bewältigungskompetenzen geriet sie in eine massive Überforderungssituation, mit dem Verlust und den aufkeimenden Erinnerungen umzugehen, diese auszuhalten und Trauerarbeit zu leisen. Die Folgen sind Wutausbrüche, depressiver Rückzug und ständiges Gedankenkreisen *(Rbehav)*. Der Mangel an positiven Verstärkern aufgrund von Rückzug und fehlenden

Selbstwirksamkeitserfahrungen aktiviert depressive Schemata und dysfunktionales Gedankenkreisen („Alles an mir ist hässlich, nichts an mir ist schön. Ich könnte werden wie meine Mutter und auch mein Kind verlassen. Wie schlimm war ich, dass meine Mutter mich verlassen hat. Ich bin eine schlechte Mutter!"), massive Selbstabwertung *(Rkogn)*.

Sie ist voller Schuld, Ekel und Scham, fühlt sich niedergeschlagen, hilflos und minderwertig *(Remot)*. Das alles verstärkt ihre Anspannungen, Unruhegefühle und Kopfschmerzen, die in eine Migräne führen. Auch Wiederhallerinnerungen (Flashbacks) bleiben bestehen.

Kurzfristig erfährt Frau D. Entlastung durch Schonhaltung und Rückzug in die Depression. *Langfristig* bleiben konstruktive Bewältigungsstrategien unerprobt und dysfunktionale Grundannahmen bleiben bestehen. Die Störung wird aufrechterhalten und Frau D. gerät zunehmend in einen Teufelskreis, von Flashbacks, Intrusionen und Gefühlen intensiver Bedrohung, die durch die aktuellen Umstände nur bedingt erklärbar sind und die dem rezidivierenden Verlauf der Erkrankung weiter Vorschub leisten *(C)*.

Frau D. reagiert durchgängig mit der beschriebenen Symptomatik *(K)*.

2.4.6 Diagnostische und differenzialdiagnostische Überlegungen

F33.1 G rezidivierende depressive Störung, gegenwärtig mittelgradige Episode; F43.1 G posttraumatische Belastungsstörung; F60.7 V abhängige Persönlichkeitsstörung; F45.2 V Dysmorphophobie

2.4.7 Zielanalyse

Frau D. benennt für sich als Ziel, mithilfe der Therapie zu lernen, endlich mit der Vergangenheit umgehen zu können, unbeschwerter zu leben und Probleme lösen zu können. Sie wolle „einen Neustart ihres Gefühlslebens".

2.4.8 Therapeutische Überlegungen

Aus therapeutischer Sicht ist es wichtig, dass Frau D. ihre vielfältigen Verletzungen und Traumatisierungen (sexueller Missbrauch, Verletzung durch die Mutter, Tod des Vaters) zu bewältigen lernt. Obgleich sie über therapeutische Vorerfahrungen verfügt, muss das Störungsverständnis weiter differenziert und speziell in Bezug auf die Herkunftsfamilie und Lerngeschichte wie auch bezüglich traumatischer Gedächtnis-Encodierung verbessert werden. Frau D. muss ihr Selbstkonzept vom Modell der Mutter und den Vorstellungen des Vaters lösen und die Idealisierung aufgeben. Positives wird sie lernen zu würdigen, ebenfalls sich selbst anzunehmen (auch ihren Körper) und selbstfürsorglich mit sich umzugehen.

2.4.9 Therapieplanung und Verlauf

Zunächst war bei der traumatisierten Frau D. der Aufbau einer tragfähigen und vertrauensvollen Arbeitsbeziehung notwendig. Sie sagte zunächst viele Termine wegen nächtlichem Erbrechen ab. Es konnte geklärt werden, dass gerade wenn es ihr schlecht geht eine therapeutische Bearbeitung notwendig ist. Dabei konnte sie sowohl dies als auch die verbundene Kränkung („Sie schimpfen mit mir!") verarbeiten und erschien schließlich pünktlich und zuverlässig zu den Terminen. Die therapeutische Beziehung entwickelte sich dann kooperativ und tragfähig. Auch standen die Ressourcenaktivierung und Entlastung der Patientin im Vordergrund. Sie wurde angeleitet, gute Erinnerungen zu suchen, ihre eigenen Stärken besser zu würdigen und imaginative Helfer und Rückzugsorte zu installieren.

Für eine weitere Entlastung wurde ein Paargespräch angesetzt, bei dem sich erhebliche Kommunikationsschwierigkeiten des Paares zeigten. Der Ehemann beklagte in dem Gespräch einen erheblichen Vertrauensverlust. So fühlt er sich oft nicht genug gesehen, während Frau D. sich als minderwertig und verachtet wahrnimmt. Daraufhin wurde dem Paar dringend zu einer Paartherapie geraten. Es zeigte sich, dass Frau D. regelrecht gespalten ist, zwischen Kinderwunsch und selbstbezogenen Katastrophenvorstellungen („wie Mutter"), zwischen dem Wunsch nach Nähe, Anlehnung und ihrer seelischen und auch körperlichen

Verletzlichkeit. Durch traumatherapeutische und imaginative Verfahren konnte hier eine erste Entlastung erarbeitet werden. Traumatisch abgespeicherte Gedächtnisinhalte konnten im Zuge dessen in das normale Gedächtnis überführt werden und Frau D. lernte sukzessive, Vergangenes loszulassen und zu überwinden. Sie erlernte auch einen zielführenden Umgang mit der Mutter und den Tod des Vaters zu überwinden.

Durch die Verbesserung ihrer sozialen Kompetenzen und Rollenspiele lernte sie, sich innerlich besser gegen die Mutter abzugrenzen und auch die Paarbeziehung zu verbessern. Letztere konnte sie zunehmend positiv („Hoffnungsschimmer") sehen, was sie nicht nur entlastete, sondern ihr auch positive Lebensereignisse ermöglichte. Dadurch ist sie auch selbstständiger geworden. Sie bekam zunehmend einen verbesserten Zugang zu den eigenen Bedürfnissen und Grenzen. Auch konnten ihre emotionalen und sozialen Kompetenzen gestärkt werden, sodass es ihr zunehmend auch gelang, mit belastenden Emotionen und beziehungshaltigen Gestaltungsanforderungen besser umzugehen. Hierfür wurden im Rahmen der Maßnahmen zur kognitiven Umstrukturierung begleitend eine differenzierte Selbst- und Fremdwahrnehmung und ein positives Selbstkonzept aufgebaut. Ebenso wurde die Selbstakzeptanz gestärkt (auch Zuneigung zu ihrem Körper). Diesbezüglich lernte sie, irrationale Grundannahmen zu erkennen, zu hinterfragen und mittels dem sokratischen Dialog und der Dreispaltentechnik zu verändern. So konnte sie differenzierter Selbst- und Fremdkonzepte aufbauen und sich mehr wertschätzen. Dass die Tochter im Verlauf der Therapie in eine Kinderkrippe kam und Frau D. eine neue Arbeitsstelle fand, gab ihr (autonomen) Halt. Sie konnte durch die Wiederaufnahme und selbstverstärkende Nutzung positiver Aktivitäten und einem Genusstraining mehr Selbstfürsorge aufbauen, verfiel hier aber wieder in alte Muster zurück. So traten bei ihr immer wieder Migräneattacken und Erbrechen auf. Insbesondere dann, wenn sie etwas nur für sich machen wollte wie bspw. einen Wellnesstag, Entspannung im Solarium oder einfach nur Verantwortung an den Ehemann delegierte. Dann geriet sie schnell wieder in Schuld, Ärger, Hilflosigkeit, Wut und Selbstabwertung.

Schritt für Schritt mussten die gelernten Veränderungen in den Alltag generalisiert werden. Mit ausreichender Stabilität wurde gemeinsam mit Frau D. der Abschluss der Therapie besprochen. Im Sinne der Rückfallprophylaxe wurden wichtige Schritte und Erkenntnisse der Therapie rekonstruiert und die Behandlungsstunden in größeren Abständen durchgeführt.

2.5 Ein komplexes Trauma

2.5.1 Vorstellungsgrund und Problematik

Die 33-jährige Frau E. kommt auf Empfehlung einer Traumaambulanz in die psychotherapeutische Behandlung. Sie berichtet im Erstgespräch, dass sie einen jahrelangen Leidensweg mit massiver Unsicherheit bezüglich ihrer Geschichte hinter sich habe. So sei sie über Jahre hinweg, bei undifferenzierten Ängsten, im Verlauf ihrer Kindheit sexuell missbraucht worden, könne sich jedoch erst seit kurzem wieder bruchstückhaft daran erinnern. Aktuell erlebe sie zudem ihre Wohnsituation (betreute Wohngemeinschaft) sowie die anstehende Entscheidung bezüglich ihrer Arbeitsfähigkeit als große Belastung. Sie wünsche sich sehr, eine betreute Einzelwohnmöglichkeit zu finden und „endlich zur Ruhe" zu kommen, doch fühle sie sich dem freien Wohnungsmarkt noch nicht gewachsen. Insgesamt sei sie in den letzten Monaten zunehmend erschöpft, niedergeschlagen und denke permanent über ihre Vergangenheit und Zukunft nach. Frau E. stehe unter einer permanenten Anspannung, die sie lediglich über sportliche Aktivitäten (Laufen) in den Griff bekomme. Häufig erwische sie sich zudem dabei, wie sie „wie in Trance Pickel ausdrücke", was sie sich ebenfalls vor dem Hintergrund ihrer Nervosität erkläre. Auch ihre Kontrollzwänge, unter denen sie bereits seit ihrer Jugend leide, seien in der letzten Zeit wieder verstärkt aufgetreten. Zwar wisse sie, dass ihr Prüfverhalten „völliger Quatsch" sei, doch könne sie dieses aufgrund ihrer massiven Anspannung nicht unterlassen.

2.5.2 Psychopathologischer Untersuchungsbefund

Frau E. ist eine gepflegte und altersentsprechend gekleidete Frau, die im Kontakt einen sehr angespannten und belasteten Eindruck vermittelt. Sie versucht, ihre Situation und Vergangenheit genau zu schildern, wobei sie zeitliche Zusammenhänge nicht genau zu fassen scheint. Ihre affektive Lage ist zum depressiven Pol verschoben sowie ängstlich getönt. Insgesamt wirkt Frau E. angespannt und misstrauisch. Es zeigt sich ein hoher Leidensdruck. Inhaltlich ist Frau E. auf ihre aktuellen Beschwerden, die anstehenden Belastungen (Prüfung der Arbeitsfähigkeit, Wohnungssuche) sowie ihre Missbrauchserfahrungen fixiert. Die Intelligenz, Differenziertheit und Introspektionsfähigkeit sind als durchschnittlich zu bewerten. Psychotisches Erleben, das beim Berichten der Lebensgeschichte zu vermuten wäre, konnte ausgeschlossen werden.

Zur Anspannungsreduktion führt sie Zwangshandlungen durch (Kontrolle der Türen und des Herdes) bei massiver innerer Anspannung sowie Störung der Impulskontrolle und des Verhaltens (Pickel ausdrücken, Laufen). Es gibt keine akute posttraumatische Symptomatik. Ihre Konzentrationsfähigkeit ist leicht gemindert, bei intakter Aufmerksamkeit. Frau E. ist bewusstseinsklar und zu allen Bewusstseinsinhalten voll orientiert. Kein Medikamenten-, Drogen- oder Alkoholabusus. Von suizidalen Tendenzen kann sie sich glaubhaft distanzieren. Über die körperliche Entwicklung im Verlauf der Kindheit liegen keine Informationen vor. Eine analytische Psychotherapie, die über drei Jahre lief, habe ein wenig geholfen, ebenso ein stationärer Aufenthalt drei Jahre zuvor. Vor Aufnahme der psychotherapeutischen Behandlung habe sich Frau E. in einer Traumaambulanz vorgestellt. Die Ambulanz habe ihr dringend eine Psychotherapie empfohlen.

2.5.3 Anamnese und Biografie

Frau E. sei mit ihrer Zwillingsschwester bei den leiblichen Eltern aufgewachsen. Die Familienatmosphäre beschreibt sie als von den zahlreichen Umzügen der Familie (Deutschland/USA) geprägt. Insgesamt könne sie sich nur noch höchst bruchstückhaft an ihre Kindheit erinnern. Sie habe jedoch bereits seit vielen Jahren den Verdacht, Opfer eines ritualisierten Missbrauchs von Seiten des Vaters, seines Arbeitskollegen sowie des Onkels geworden zu sein. Jetzt kämen aufgrund der intensiven Auseinandersetzung mit diesem Thema langsam auch die Erinnerungen zurück. So habe sie sich stets als Objekt der elterlichen „perversen Fantasien“ erlebt und erinnere sich jetzt nebelartig an Rituale, die bspw. an den Geburtstagen ihrer Eltern zelebriert worden seien. Zu solchen „feierlichen Anlässen“ habe der Vater besondere Dienste von ihr erwartet.

Ihre Mutter (+28 Jahre, Krankenschwester, Hausfrau) beschreibt Frau E. als insgesamt wenig einfühlsame und naive Frau. Sie habe ihr nur wenig Gehör geschenkt („Ach, was du wieder denkst“) und sehr viel Wert auf die Außenwirkung der Familie gelegt. Dabei habe sie versucht, die Fassade nach außen hin aufrechtzuerhalten. Sexuellen Themen sei sie stets ausgewichen, habe aber gleichzeitig ebenfalls die intimen Grenzen von Frau E. nicht geachtet. So sei sie bspw. einfach ins Bad gekommen, wenn Frau E. auf der Toilette gesessen habe.

Ihr Vater (+33 Jahre, Offizier) habe stets die Konkurrenz zwischen den Zwillingsschwestern geschürt und hohe Erwartungen an seine Töchter gestellt. Aufgrund seiner beruflichen Situation habe die Familie mehrmals den Wohnort wechseln müssen. Vor dem Hintergrund ihrer wiederkehrenden Erinnerungen an den ritualisierten Missbrauch von Seiten des Vaters, habe Frau E. vor ca. sechs Jahren den Kontakt zu ihrer Familie abgebrochen und sei in eine andere Stadt gezogen. Die Beziehung zu ihrer Zwillingsschwester beschreibt sie als hoch ambivalent, einerseits durch innige Phasen, anderseits durch massive Konkurrenz geprägt. Insgesamt sei die Zwillingsschwester die „Aufmüpfigere“ der beiden gewesen.

Frau E. sei immer eine sehr gute und ehrgeizige Schülerin gewesen. Sie habe stets versucht, nicht aufzufallen und sich den Forderungen unterzuordnen. Insgesamt habe sie nur begrenzt über soziale Kontakte verfügt, jedoch eine enge Freundin gehabt, die eher eine „Leidensgenossin“ und „ebenso emotional tot“ gewesen sei. Im Anschluss an ihr Abitur habe Frau E. auf Wunsch der Eltern ein Jurastudium aufgenommen, doch habe sie nach einem Semester das Fach gewechselt. Ihr Studium habe sie mit guten Leistungen abgeschlossen und zunächst für einige Jahre in der freien Wirtschaft gearbeitet. Nachdem sie sich eingestanden habe, dass dies nicht das Richtige für sie sei, habe sie eine Psychotherapieausbildung aufgenommen, die sie dann jedoch aufgrund ihrer zunehmenden psychischen Belastung habe abbrechen müssen. Seit einem Jahr sei sie arbeitsunfähig und eine erneute Prüfung ihrer Arbeitsfähigkeit stehe nun an.

Nachdem Frau E. in den vergangenen Jahren immer wieder Hilfe in verschiedenen Beratungsstellen gesucht habe, sei sie nun seit drei Jahren in einer betreuten Wohngemeinschaft für Frauen untergebracht. Aktuell suche sie nach einer betreuten Einzelwohnmöglichkeit, da sie sich dem freien

Wohnungsmarkt noch nicht gewachsen fühle. Eine Paarbeziehung führe sie derzeit nicht. Für positive Aktivitäten oder Treffen mit ihren wenigen aber dafür engen Freunden fehle ihr in der letzten Zeit zunehmend der Antrieb.

2.5.4 Problem- und Verhaltensanalyse

Bei Frau E. liegt vor dem Hintergrund einer anhaltenden Persönlichkeitsveränderung nach ihren traumatischen Kindheitserfahrungen (ritualisierter Missbrauch) eine Zwangssymptomatik vor, die mit Kontrollhandlungen (Türen, Herd) bei massiver innerer Anspannung einhergeht. Es gelingt ihr vor dem Hintergrund fehlender funktionaler Bewältigungsstrategien nicht, ihrer aktuellen Lebenssituation sowie den damit verbundenen Anforderungen aktiv zu begegnen. Dies schürt massive Hilflosigkeit- und Überforderungsgefühle, was zunehmend in depressive Denk- und Verhaltensweisen mündet. Ihr stark erhöhtes Anspannungsniveau versucht sie bei mangelnder Impulssteuerung zudem über dysfunktionale Verhaltensweisen (Pickel ausdrücken, übermäßige sportliche Betätigung) zu regulieren.

Lerngeschichtlich relevant für die Genese der störungsspezifischen Symptomatik ist das Aufwachsen in einer insgesamt sehr unsicheren und wenig Halt bietenden Familienatmosphäre, in der Frau E. bereits früh Opfer massiver sexueller Übergriffe wurde. So berichtet sie von ritualisierten sexuellen Missbrauchserlebnissen, die sie bis heute jedoch noch nicht allumfassend zu erinnern scheint. Es lässt sich jedoch vermuten, dass sie im Verlauf ihrer Kindheit in permanenter Angst lebte, was die Entwicklung einer Hypervigilanz sowie erhöhten Stressreagibilität begünstigte. Die Haltung der Mutter schildert Frau E. als wenig einfühlsam und wertschätzend, sodass sie diese kaum als schützend und Sicherheit spendend erleben konnte. Zudem wird sie die Haltung der Eltern internal attribuiert haben, was den Aufbau eines sehr schwachen Selbstwertgefühls begünstigte sowie ihr mangelndes Vertrauen gegenüber der eigenen Wahrnehmung tief verankerte. Zugleich schürte der Vater bereits früh einen enormen Leistungsdruck sowie die Konkurrenz zwischen den Schwestern. Dies hat den Aufbau einer perfektionistischen Haltung gefördert, die es Frau E. ermöglichte, zumindest ein begrenztes Kontrollempfinden herzustellen. Mit ihren Belastungen blieb sie, in Ermangelung eines empathischen Gegenübers, jedoch vollständig auf sich alleine gestellt, was ihre Bewältigungsfähigkeiten bei Weitem überstieg. Auch machte dies den Aufbau der Fähigkeit zur selbstständigen Emotionsregulation unmöglich. Auch in Anbetracht der sexuellen Übergriffe des Vaters blieb Frau E. lediglich die Möglichkeit, sich anzupassen. So konnte sie sich zwar ein Mindestmaß an Kontrollempfinden sichern, gleichzeitig wurde so jedoch der Aufbau einer ausreichenden Abgrenzungsfähigkeit und Selbstbehauptung verhindert. Insgesamt wird Frau E. ihre Lebenssituation als wenig beeinflussbar erlebt haben. So kam es zu dem Aufbau einer grundlegenden Hilflosigkeitsüberzeugung. Dies macht es Frau E. bis heute unmöglich, im Rahmen von Anforderungs- und Problemsituationen eine aktive Haltung einzunehmen sowie sich in der eigenen Handlungsfähigkeit wahrzunehmen.

2.5.5 Konkrete Problemdarstellung

Auslösende Situation (S): Als auslösende Situation kann die Belastung durch die anstehende Wohnungssuche und Prüfung der Arbeitsfähigkeit gesehen werden. Diese stellen für Frau E. aufgrund der fehlenden Bewältigungskompetenzen, der fehlenden Fähigkeit zur Emotionsregulation sowie ihrer überhöhten Anpassungs- und Leistungsstandards *(O)* eine nicht zu bewältigende Überforderungssituation dar. Zudem kommen vermehrt die traumatischen Erinnerungen an die Missbrauchserfahrungen in der Kindheit zum Vorschein. Die Erinnerungen lösen bei Frau E. Gefühle der Wut, Hilflosigkeit, Angst sowie von Kontrollverlust und Misstrauen aus *(Remot)*. Um ihr Kontrollempfinden wieder herzustellen und ihre erhöhte innere Anspannung, Erschöpfung und Unruhe *(Rphy)* zu regulieren, kommt es zu zwanghaften Kontrollhandlungen (Herd, Türen), zum Pickelausdrücken sowie zur übermäßigen sportlichen Beschäftigung *(Rbehav)* bei gleichzeitigem Rückzug von sozialen Kontakten.

Aufgrund von Rückzug und fehlenden Selbstwirksamkeitserfahrungen werden dysfunktionale Gedankenkreise *(Rkogn)* aktiviert: „Meine Wahrnehmung ist falsch. Ich schaffe das nie. Was ist denn genau passiert? Keiner glaubt mir, wenn ich mich nicht genau erinnern kann."

Kurzfristig erfährt Frau E. Entlastung durch Vermeidungsverhalten und Reduktion innerer Anspannung durch Kontrollhandlungen sowie zwanghafte und dysfunktionale Verhaltensweisen. *Langfristig* verstärkt sich die störungsspezifische Symptomatik, das Selbstwertgefühl sinkt weiter. Frau E. ist nicht in der Lage, ihre aktuelle Lebenssituation zu bewältigen, sodass die Arbeitsunfähigkeit bestehen bleibt *(C)*.

Die beschriebene Symptomatik ist bei Frau E. durchgängig vorhanden und verstärkt sich in Stresssituationen *(K)*.

2.5.6 Diagnostische und differenzialdiagnostische Überlegungen

F32.1 G mittelgradige depressive Episode; F42.0 G Zwangsstörung, vorwiegend Zwangshandlungen; F44.9 G nicht näher bezeichnete dissoziative Störung; F62.0 G andauernde Persönlichkeitsänderung nach Extrembelastung; F63.8 G sonstige abnorme Gewohnheiten und Störungen der Impulskontrolle

2.5.7 Zielanalyse

Frau E. wünscht sich von der psychotherapeutischen Behandlung eine allgemeine Stimmungsaufhellung sowie die notwendige Unterstützung bei der Bewältigung ihrer aktuellen Lebenssituation und Geschichte. Insgesamt möchte sie endlich zur Ruhe finden und lernen, mit ihrer Anspannung angemessen umzugehen und ihre Zwangshandlungen zu unterlassen.

2.5.8 Therapeutische Überlegungen

Aus therapeutischer Sicht ist es wichtig, dass Frau E. ihre vielfältigen Verletzungen und Traumata zu bewältigen lernt. Es gilt, ihre Lebensfreude und ihre Fähigkeit zur selbstständigen Emotionsregulation zu fördern. Ziel ist es, dass ihr alternative Strategien für den Umgang mit belastenden Emotionen und Spannungsgefühlen vermittelt werden, um ihr den Verzicht auf dysfunktionale Verhaltensweisen zu ermöglichen.

2.5.9 Therapieplanung und Verlauf

Zu Beginn der Therapie stand die Informationsvermittlung über die Störung im Vordergrund, insbesondere auch vor dem Hintergrund ihrer traumatischen Lerngeschichte. Dies half Frau E. die Zusammenhänge zu der aktuellen Problematik besser verstehen zu können. Ihr wurde ein Verständnis für die Entstehung, Aufrechterhaltung und Funktionalität ihrer Störung vermittelt und es galt, die traumatischen Erlebnisse und familiären Gegebenheiten der Herkunftsfamilie aufzuarbeiten. Hier zeigte sich, wie sehr Frau E. von der Aufarbeitung traumatischer Erlebnisse und familiärer Gegebenheiten belastet ist. Auch davon, dass sie an die sexuellen Missbrauchserlebnisse in der Kindheit teilweise nur bruchstückhafte Erinnerungen hat. Dabei wurde im Verlauf deutlich, dass sie eine starke Abneigung gegen ihren Körper hat, worunter sie leidet. Die Bearbeitung der traumatischen Erlebnisse war zunächst schwierig. Behutsam konnte jedoch sukzessive eine Rekonstruktion ihrer Lerngeschichte bezüglich ihrer selbstwertundienlichen, dysfunktionalen Kognitionen fortgeführt werden und an der Integration traumatischer Erfahrungen gearbeitet werden. Dabei erkannte sie ihre von Hilflosigkeit geprägten Kognitionen und Schemata. Sie sah, wie verfestigt bei ihr selbstabwertende Kognitionen sind, die sie kaum bei sich wahrnimmt. Sie wurde unter Zuhilfenahme von achtsamkeitsbasierten Übungen und Tagesprotokollen angeleitet, sich diesbezüglich selbst zu beobachten und ihr Verhalten der Selbstabwertung, wenn sie es bemerkt, sofort zu verändern. So konnten ihr Selbstwertgefühl und ihre Selbstsicherheit verbessert werden. Wichtig in Bezug auf das Trauma war die Diskrimination und Analyse von Auslösern für das intrusive Wiedererleben. Die verstärkte Auseinandersetzung mit den Traumainhalten (ritualisiertem Missbrauch) führte zwischenzeitlich immer wieder zu Zukunftsängsten in Bezug auf ihre Arbeitsfähigkeit und zu verstärktem Kontrollverhalten.

Sie lernte, eigene Bedürfnisse und Belange bei sich wahrzunehmen, ihre aversiven Gefühle zu akzeptieren und diese in eine positive Richtung zu lenken. Hierdurch konnte ihre Impulskontrolle verbessert werden. Zunehmend gelang es ihr besser, aversive Emotionen zu regulieren. In diesem Zusammenhang war es auch wichtig, dass Frau E. eigene überhöhte Erwartungen bei sich und anderen erkennt und diese hinterfragte. Darüber hinaus lernte sie, Entspannungsphasen in ihren Alltag einzubauen und ihre Stressempfindlichkeit zu senken. Mittels Reizkonfrontation und Reaktionsmanagement bei einer Hierarchie des symptomatischen Verhaltens wurde ihr Kontrollverhalten (Herd, Türen) bearbeitet.

Sie wurde zu mehr Aktivitäten angeleitet und konnte hierdurch ihr Rückzugsverhalten sukzessive aufgeben. Auch konnte sie ihren Freundschaften wieder mehr Zeit widmen.

Frau E. schloss sich einer Selbsthilfegruppe an und fühlte sich dort empathisch aufgenommen. Hier fühlte sie sich erstmals von anderen (u.a. durch andere traumatisierte Patienten) verstanden und es hilft ihr sehr, dass die Gruppenmitglieder sie verstehen und ihr vor allem Glauben schenken. Im Verlauf ist Frau E. dann aus der betreuten Wohngemeinschaft in eine eigene Wohnung gezogen und bereits selbstständiger und selbstsicherer geworden. Immer wieder fühlte sie sich jedoch durch die fehlende berufliche Beschäftigung und ihre Ängste belastet, sodass mit ihr wiederholt perspektivische Möglichkeiten hinsichtlich ihrer beruflichen Zukunft besprochen werden mussten.

Trotz der Dauer und Komplexität der Störung konnte Frau E. gute Erfolge für sich erzielen. Sie setzte sich damit auseinander, wie sie in Zukunft mit ihren belastenden Erinnerungen umgehen kann und wie sie langfristig auch schwierige Situationen ohne therapeutische Hilfe bewältigen kann (Rückfallprophylaxe).

2.6 Ein Zeitreisender

2.6.1 Vorstellungsgrund und Problematik

Herr F. kommt auf Anraten seiner behandelnden Ärzte und auf eigenen Wunsch in die psychotherapeutische Behandlung. Zuvor habe er sich Anfang des Jahres aufgrund einer schizoaffektiven Störung in stationärer Behandlung befunden. Er habe unter Schlafstörungen gelitten, schneller und durcheinander geredet und ihm sei alles „bewusster" geworden. Er habe sein Zeitgefühl verloren, unter starker innerer Unruhe und Anspannung gelitten („hatte einen heißen Kopf und kalte Füße"). Auch berichtet er von Derealisationserleben, er habe ständig Uhren beobachtet, da er gedacht habe, ein Zeitreisender zu sein. Er habe das ganze Elend der Welt auf sich bezogen und habe geglaubt, dass er Jesus sei. Auch habe er den Eindruck gehabt, per Telefon und Internet überwacht zu werden. Er sei mit Zyprexa behandelt worden. Seine psychotischen Symptome seien unter der Medikation wieder abgeklungen. Er leide zurzeit unter Gefühlsschwankungen, Unruhe, Lustlosigkeit, Antriebslosigkeit, Konzentrationsproblemen, Misstrauen und beziehe noch viele Dinge auf sich. Zudem begleitete ihn auch schon vor der Exazerbation seiner Erkrankung das ständige Gefühl von Minderwertigkeit. So fühle er sich dumm, traue sich nichts zu, habe Angst vor Leistungssituationen und den Eindruck, dass alle anderen besser seien. Eine grundlegende Ängstlichkeit kenne er bereits seit seiner Pubertät. Er habe soziale und andere Situationen mit vielen Menschen seither immer vermieden.

2.6.2 Psychopathologischer Untersuchungsbefund

Bei Herrn F. handelt es sich um einen gepflegten Mann Ende 30 mit starkem Dialekt. Er ist freundlich und sympathisch im Kontakt und erscheint sehr bemüht, alles richtig zu machen. Bei Erzählungen ist er impulsiv und wird schnell laut. Er verfügt über eine ausreichende affektive Schwingungsfähigkeit. Im Gedankengang ist er teilweise noch etwas beschleunigt und etwas weitschweifig. Eine Grübelneigung wird deutlich. Zerfahrenheit ist nicht mehr feststellbar. Seine mnestischen Funktionen erscheinen ungestört. Größen-, Beziehungs- bzw. Beeinträchtigungs-, Verfolgungsideen, Ich-Störungen mit Derealisationserleben und Fremdbeeinflussungserleben sind weitestgehend abgeklungen. Es bestehen keine Halluzinationen. Derzeit gibt es auch keinen Anhalt für eine akute psychotische Symptomatik. Er ist wach, bewusstseinsklar und zu allen vier Qualitäten orientiert. Der Patient ist glaubhaft drogenfrei. Keine akute Suizidalität erkennbar.

Diagnosen im Vorfeld: schizophrenieforme Störung vor 15 Jahren, ebenso wurde die Diagnose einer Drogenpsychose gestellt. Vor drei Jahren die Diagnose paranoid-wahnhaftes und manisch desorganisiertes Syndrom bei schizoaffektiver Störung. Nach 18 Jahren sei es Anfang des Jahres zu einer Exazerbation seiner Erkrankung gekommen. Er habe sich in letzter Zeit beruflich stark unter Druck gesetzt.

2.6.3 Anamnese und Biografie

Herr F. sei bei seinen Adoptiveltern, die er als seine richtigen Eltern erlebt habe, aufgewachsen. Zu seinen leiblichen Eltern habe er keinen Kontakt, er habe sie nie kennengelernt. Seine Mutter (+ 34 Jahre) sei Hausfrau gewesen, sein Vater (+ 40 Jahre) Beamter. Er habe eine drei Jahre ältere Schwester, die ebenfalls adoptiert worden sei.

Die Familienatmosphäre sei durch viel Streit geprägt gewesen. Er habe sich in der Kindheit noch geborgen gefühlt, sich aber dann zunehmend alleine gefühlt. Der Erziehungsstil seiner Mutter sei durch Lob aber auch viel Kritik, Strafen und Regeln geprägt gewesen. Die Beziehung zu seinem Vater sei mit vielen Auseinandersetzungen einhergegangen. Sein Vater habe die Liebe für seine Kinder nicht zeigen können. Er habe viel gearbeitet und wenig Zeit für die Familie gehabt. Die Ehe seiner Eltern habe er als Zwang erlebt.

Nach dem Hauptschulabschluss habe er erfolgreich eine Lehre absolviert und arbeite seither als Facharbeiter bei einem namhaften Automobilhersteller in einer Vollzeitstelle. Seine Arbeit mache ihm Spaß. Er sei stets bemüht, alles besonders gut zu machen und seinen Chef zu beeindrucken. Er wolle immer der Beste sein.

Herr F. sei mit einer zehn Jahre älteren Frau verheiratet und zufrieden in seiner Ehe. Kinder habe das Paar keine. Er lebe mit ihr in einer kleinen Eigentumswohnung in einer schönen Lage. Seine Frau versorge zusammen mit der Schwester ihre demenzkranke Mutter. Finanzielle Probleme habe das Paar keine. Die Beziehung zu seiner Ehefrau empfinde er als stabil. Er habe wenige weitere soziale Kontakte.

2.6.4 Problem- und Verhaltensanalyse

Die Genese der störungsspezifischen Symptomatik ist, neben genetischen Dispositionen, vor dem Hintergrund der Lerngeschichte zu verstehen: Herr F. wuchs in einem angespannten Familienklima auf, indem er sich nicht ausreichend angenommen fühlte. Zwar erlebte er durch seine Adoptivmutter Zuwendung und Lob, zugleich sah er sich durch diese aber auch oft Kritik und Bestrafung ausgesetzt. Besonders erlebte er durch seinen Adoptivvater einen Mangel an positiver Aufmerksamkeit, Zuwendung und Geborgenheit.

Vor dem Hintergrund dieser Mangelerfahrungen und der erfahrenden Ablehnung (erst durch die leibliche Mutter, die ihn zur Adoption freigab, dann durch die Adoptiveltern) haben sich dysfunktionale kognitive Schemata gelernter Hilflosigkeit, Minderwertigkeitsgefühle und Unsicherheiten gebildet. So konnte Herr F. kein ausreichend positives Selbstwertgefühl entwickeln. Im Umgang mit seinen ausgeprägten Insuffizienzgefühlen, Versagensängsten und seinem großen Bedürfnis nach Anerkennung, entwickelten sich zunehmend kompensierende Schemata, z. B.: „Ich muss alles geben, um akzeptiert zu werden.“ Aufgrund seiner überhöhten Anspruchshaltung und Engagements verhindert er korrigierende Erfahrungen. Gleichzeitig setzt er sich permanent einem massiven Druck aus, sodass die Wahrscheinlichkeit für die Exazerbation seiner Erkrankung erhöht wird und er schließlich nach langer Symptomfreiheit bei hoher beruflicher Belastung dekompensiert.

2.6.5 Konkrete Problemdarstellung

Auslösende Situation (S): Ein Kollege und Herr F. führen zusammen eine Wartung durch. Sein Kollege findet als erster einen Fehler. Aufgrund seines negativen Selbstbildes, seiner Unsicherheit und dem starken Bedürfnis nach Anerkennung, begleitet von einem starken Perfektionsanspruch mit einer Grundüberzeugung *(O)*, sich permanent mehr anstrengen zu müssen, werden selbstabwertende Kognitionen beim Patienten aktiviert *(Rkogn)*. Es *kommt zu* Gedanken wie z. B.: „Ich bin zu dumm, die anderen sind viel gescheiter.“ Er fühlt sich hilflos, unsicher und minderwertig *(Remot)*. Er beginnt zu schwitzen, wird rot, zittrig und hat Magenkribbeln *(Rphys)*. Auf der Verhaltensebene *(Rbehav)* strengt er sich dann noch mehr an, seine Aufgaben als Bester zu erledigen, übernimmt Sonderschichten, um es sich und seinem Chef zu beweisen.

In der Konsequenz *(C)* führt sein Verhalten *kurzfristig* zur Abnahme der Anspannung und der Versagensgefühle. So erhält er zum Teil sogar Anerkennung durch seinen Chef. *Langfristig* fühlt er sich zunehmend unter Druck, überlastet und erschöpft und er kann keine alternativen Strategien erproben, sodass sein Befinden weiterhin stark an Leistung und Anerkennung von außen gekoppelt bleibt. Hierdurch überschreitet er zunehmend seine Belastungsgrenzen und seine Minderwertigkeitsgefühle, Selbstabwertungen und Überbeanspruchung nehmen zu, sodass die Wahrscheinlichkeit für eine Exazerbation seiner Symptomatik erhöht wird *(C)*.

Die beschriebene Symptomatik ist bei Herrn F. vor allem in Situationen vorhanden, in denen seine Grundannahme und seine überhöhte Anspruchshaltung getriggert werden. Wenn er Anerkennung erhält, nimmt die Symptomatik kurzfristig ab *(K)*.

2.6.6 Diagnostische und differenzialdiagnostische Überlegungen

F25.1 G schizoaffektive Störung, gegenwärtig depressiv

2.6.7 Zielanalyse

Herr F. wünscht sich dringend therapeutische Unterstützung, um zu verstehen, weshalb er erneut erkrankt ist und um eine Wiedererkrankung zu vermeiden. Er möchte einen besseren Umgang mit Stress erlernen.

2.6.8 Therapeutische Überlegungen

Aus therapeutischer Sicht werden folgende Problembereiche zum Zeitpunkt der Behandlungsübernahme als therapiebedürftig angesehen: Zum einen der Zustand nach der schizoaffektiven Episode, zum anderen die perfektionistisch orientierten Ansprüche von Herrn F. bei einer deutlichen Selbstwertproblematik und ausgeprägten Versagensängsten.

2.6.9 Therapieplanung und Verlauf

Das Gesamtziel der Therapie bestand darin, Herrn F. in seiner Krankheitsbewältigung mit der schizoaffektiven Störung zu begleiten und zu unterstützen. Ziel war es, dem erneuten Auftreten schwerer Rezidive bzw. manischer oder psychotischer Episoden, in enger Zusammenarbeit mit seinem Psychiater, vorzubeugen. Hierfür erhielt Herr F. eine Einführung in das Vulnerabilitätsmodell und wurde in Bezug auf die eigene Verletzbarkeit gegenüber Stressoren sensibilisiert. Seine Krankheitseinsicht bzw. sein Verständnis für seine Erkrankung wurde ihm vertieft verstehbar gemacht und er gelang zu einem verbesserten Umgang mit seiner Erkrankung. Auch wurde er zur Rückfallprophylaxe in die Lage versetzt. Ihm wurden Informationen über die verordnete Medikation vermittelt und am Aufbau einer langfristigen Medikamenten-Compliance, unter Berücksichtigung seiner bisherigen Erfahrungen, gearbeitet.

Kritische Situationen und Lebensereignisse wurden beleuchtet, die bisher zu einer Verschlechterung seines Zustands bzw. zu einer erneuten Klinikeinweisung geführt haben. Darüber hinaus konnten die biografischen Aspekte zum besseren Verständnis der allgemeinen Labilisierung als Grundlage für die Entstehung der Störung beleuchtet werden (Vulnerabilitäts-Modell). Neben dem Aufbau und der Aufrechterhaltung einer stabilen Tagesstruktur und der Ausübung von Selbstfürsorge, bei gleichzeitiger Akzentuierung angenehmer Aktivitäten, wurde der Behandlungsplan überwiegend nach dem SET (sozial-emotionales Training für schizophrene Patienten) ausgerichtet. Dieses zielte auf die Erkennung rückfallrelevanter Situationen im Alltag und der Optimierung von Bewältigungsmöglichkeiten ab und regte außerdem die integrierende Krankheitsbewältigung an. Weitere wichtige Punkte waren Wahrnehmung und Ausdruck von körpersprachlichen, paraverbalen und situationsbezogenen emotionalen Botschaften sowie die problemlösungsorientierte Vermittlung sozialkommunikativer Handlungsstrategien. In einzelnen kritischen Situationen ging es um den Umgang mit depressiven Symptomen (wie Antriebsschwäche, Grübeln, Selbstwertverlust) mithilfe von Gedankenstopp. Auch wurden aktivierende und kognitive Verfahren sowie die Vermittlung von Strategien im Umgang mit Stress eingesetzt.

2.7 Ich will tot sein

2.7.1 Vorstellungsgrund und Problematik

Frau G. kommt im Zuge eines stationären bzw. teilstationären Aufenthalts in die ambulante psychotherapeutische Behandlung. Sie klagt, dass es ein stetes „Auf und Ab" sei. Sie fühle sich mal lebensfroh, fast euphorisch, aktuell aber stark minderwertig und niedergeschlagen. Seit drei Monaten sei sie unter besonders starkem Leistungsdruck. Sie sei leicht erschöpfbar, habe Angst vor der Zukunft und mache sich Vorwürfe. Anderen Menschen gegenüber reagiere sie unter Stress verbal aggressiv, was zu zwei Kündigungen geführt habe. Sie mache sich so viele negative Gedanken, dass sie auch nachts keine Ruhe mehr finde. Entspannen könne sie gar nicht, sie sei stets unruhig. Sie habe an nichts mehr Freude und stattdessen Suizidgedanken gehabt. Nun sei auch noch ihre Beziehung in einer Krise und ihre Darmbeschwerden hätten wieder angefangen. Im Zuge der Reflexion über ihre sadomasochistische Affäre sei auch „alles von damals" wieder hochgekommen. Sie fühle sich bedroht, stark erregt und habe erneut „diese Albträume".

2.7.2 Psychopathologischer Untersuchungsbefund

Es erscheint eine durchschnittlich große, normalgewichtige Frau mittleren Alters, die im Kontakt einen verzweifelt gereizten Eindruck hinterlässt. Sie berichtet offen und reflektiert von ihren Problemen, wobei ihre Therapieerfahrung deutlich wird. Sie verfügt über hohen Leidensdruck und ist bewusstseinsklar, allseits orientiert. Es liegt eine leichte Störung der Konzentration vor, die mnestischen Funktionen sind intakt. Es zeigen sich keine formalen Denkstörungen, abgesehen von einer ausgeprägten Grübelneigung. Inhaltlich ist Frau G. eingeengt auf negative Aspekte des Selbstbildes, der Umwelt und der Zukunft. Auch sind keine psychotischen oder Zwangsphänomene vorhanden. Phasenweise wechselnd zeigt sich eine niedergeschlagene, ängstliche bzw. gehobene Stimmung. Deutlich sind eine erhöhte Grundanspannung und innere Unruhe. Störung der Vitalgefühle, Darmbeschwerden und Schlafstörungen sind vorhanden. Gelegentliche Suizidgedanken, jedoch klar absprachefähig.

Frau G. leidet seit Jahren an einem Reizdarmsyndrom. Bisherige psychotherapeutische Behandlungen: vor zwölf Jahren eine ambulante tiefenpsychologische Behandlung, vor neun Jahren Gruppentherapie, vor fünf Jahren ein stationärer Aufenthalt in einer Tagesklinik. Aktuell suche Frau G. erstmals eine ambulante verhaltenstherapeutische Behandlung auf, nach Therapeutenwechsel wegen Praxisübernahme und erneutem Klinikaufenthalt. Medikation: Valproinsäure, Bupropion.

2.7.3 Anamnese und Biografie

Frau G. sei gemeinsam mit einem zehn Jahre jüngeren Bruder bei den leiblichen Eltern in einer von Streit geprägten Familienatmosphäre aufgewachsen. Die Mutter (+20 Jahre, gelernte Verkäuferin) sei eine kühle, emotionslos wirkende, in Wirklichkeit aber ängstliche Frau. Sie habe sich dem dominanten, übergriffigen Vater vollkommen untergeordnet, suche noch heute, nachdem sie sich von ihm getrennt habe, beim jüngeren Bruder von Frau G. Schutz vor ihrem Mann. Der Vater (+28 Jahre, leitende Position) sei ein dominanter, destruktiver, aggressiver Mann, zu dem Frau G. lange in einer „ungesund symbiotischen" Beziehung gestanden habe. Er habe Frau G. oft gedemütigt und geschlagen, hohe Ansprüche an sie gestellt und ihr gleichzeitig immer wieder deutlich gemacht, dass sie nichts wert sei („Das schaffst du nie!"). Frau G. sei vom Vater stark unter Leistungsdruck gesetzt worden. Schlussendlich habe er sie sogar nach all seinen Demütigungen vergewaltigt. Seitdem bestehe zum Vater kein Kontakt mehr. Der Kontakt zur Mutter und dem Bruder sei gut. Der Bruder sei homosexuell und habe sich seit dem neunten Lebensjahr vom Vater distanziert. Als Kind habe sie nichts von ihm mitbekommen, da der Altersunterschied groß und sie mit 16 Jahren ausgezogen sei.

Nach dem Realschulabschluss habe Frau G. eine Ausbildung zur Krankenschwester absolviert. Im Sozialkontakt habe sie aggressiv agiert und wenige Freunde gehabt. Während des Krankenschwesternexamens habe sie erstmals unter depressiven Symptomen gelitten. Zuletzt sei sie von Kollegen und der Pflegedienstleitung wegen ihres autoritären Führungsstils und ihres aggressiven Verhaltens unter Stress, aber auch für Entscheidungen, die sie getroffen habe, stark kritisiert worden. Schließlich sei ihr gekündigt worden, nachdem auch ein Stationswechsel nichts gebracht habe. An einer neuen Arbeitsstelle habe sie die Probezeit nicht überstanden. Nun habe sie sich aus der Klinik heraus erfolgreich um eine neue Stelle im ambulanten Intensivbereich beworben und werde diese antreten.

Seit elf Jahren sei sie mit ihrem aktuellen Lebenspartner zusammen. Sie sei unzufrieden in der Beziehung, da der Partner wenig lebendig, aber gleichzeitig dominant sei und sich von ihr, auch finanziell, versorgen lasse. Eine Trennung bereite ihr aber Angst, sodass sie seit zwei Jahren eine außereheliche Affäre unterhalte, in der sie ihre in den letzten Jahren immer stärker gewordenen sadomasochistischen Fantasien auslebe. Während des Klinikaufenthalts habe sie beschlossen, die selbstzerstörerische Affäre zu beenden und sich auch von ihrem Lebensgefährten zunächst räumlich zu trennen.

2.7.4 Problem- und Verhaltensanalyse

Lerngeschichtlich betrachtet konnte Frau G. in der Kindheit aufgrund des übergriffigen, gewalttätigen Vaters kein hinreichendes Sicherheitsgefühl ausbilden. Stattdessen erlebte sie ihre Umwelt als unkontrollierbar. Sie bildete die Tendenz heraus, angesichts von Konflikten und Problemsituationen die Perspektive der Hilflosigkeit einzunehmen, was auch durch das Modellverhalten der Mutter vorgelebt wurde. Das widersprüchliche Verhalten der emotionslosen und gleichzeitig ängstlichen Mutter sowie der ambivalente Erziehungsstil des Vaters (hohe Leistung fordern, seiner Tochter aber gleichzeitig wenig zutrauen) führten zur Entwicklung eines instabilen Selbstbildes. Auch wurden so Minderwertigkeitsgefühle parallel zu hohen Ansprüchen an sich selbst bis zur phasenweisen Selbstüberschätzung ohne Gefühl für die eigenen Grenzen gefördert. Die unterwürfige Haltung der Mutter übernahm Frau G. modellhaft für sich in Beziehungen. Aufgrund der kühlen Familienatmosphäre, in der Konflikte mit Gewalt und Unterordnung einer Konfliktpartei gelöst wurden, konnte Frau G. nicht lernen, belastende Emotionen und Konflikte funktional zu lösen (Verhaltensdefizit). In Stresssituationen reagiert sie wie der Vater autoritär-aggressiv.

Als es nun zunächst zu Konflikten am Arbeitsplatz und in der Partnerschaft und dann zu einem zweimaligen Arbeitsplatzverlust kommt, wird die Selbstwertproblematik von Frau G. akut. Die ausgelösten belastenden Emotionen können nicht bewältigt werden. Sie dekompensiert zunächst depressiv und seither mit erneut wechselnden depressiven und hypomanischen Symptomen. Zusätzlich besteht in Folge traumatischer Erlebnisse in der Kindheit die Symptomatik einer posttraumatischen Belastungsstörung.

2.7.5 Konkrete Problemdarstellung

Auslösende Situation (S): Frau G. wird von einem Vorgesetzten und/oder Kollegen kritisiert, nicht wertgeschätzt. Aufgrund ihrer mangelnden Stressbewältigungs- und Emotionsregulationsfähigkeit stellt dies eine nicht zu bewältigende Überforderungssituation dar *(O)*. Es kommt zu Unruhe, Anspannung, Darmbeschwerden, Schlafstörungen, Albträumen, vegetativer Übererregung *(Rphys)* mit in der Folge aggressivem und verbal verletzendem Verhalten *(Rbehav)*, da Frau G. dem Druck nicht mehr standhält. Dies hat negative Konsequenzen (Kündigungen) zur Folge, worauf Frau G. mit Gedanken wie „immer werde ich gemobbt“, „ich schaffe das nie“, „ich bin emotional unfähig“, „ich will tot sein“ reagiert *(Rkogn)*. Auch werden Erinnerungen an ihre Kindheit (Traumagedächtnis) wach, Frau G. fühlt sich niedergeschlagen, hilflos und ängstlich. Es zeigen sich Ängste zu Versagen, vor dem Alleinsein und vor der Zukunft *(Remot)*.

In der Konsequenz *(C)* führt ihr Verhalten *kurzfristig* zur Abnahme der Anspannung und der Versagensgefühle. Frau G. kann ihr Kontrollempfinden kurzfristig herstellen, indem sie Druck ablässt.

Langfristig verstärkt sich die störungsspezifische Symptomatik, das Selbstwertgefühl sinkt weiter. Frau G. ist nicht in der Lage, ihre aktuelle Lebenssituation zu bewältigen und angemessen mit Konflikten und Stress umzugehen, was ihre Arbeitsfähigkeit erneut gefährdet.

Die beschriebene Symptomatik ist bei Frau G. vor allem in Situationen vorhanden, in denen sie Stress hat und in denen sie getriggert wird. Wenn sie Anerkennung erhält, nimmt die Symptomatik kurzfristig ab *(K)*.

2.7.6 Diagnostische und differenzialdiagnostische Überlegungen

F31.6 G bipolare affektive Störung; F43.1 G posttraumatische Belastungsstörung

2.7.7 Zielanalyse

Frau G. möchte ihre traumatischen Erlebnisse aufarbeiten und selbstsicherer werden. Zudem ist es ihr wichtig, dass sie gelassener mit schwierigen Situationen umzugehen lernt und besser mit anderen Menschen, insbesondere am Arbeitsplatz, zurechtkommt. Sie wünscht sich, sozial kompetenter zu werden. Auch hofft sie darauf, „keine Phasen“ mehr zu bekommen.

2.7.8 Therapeutische Überlegungen

Aus therapeutischer Sicht ist es wichtig, dass Frau G. ihre vielfältigen Verletzungen und Traumata zu bewältigen lernt. Es gilt, ihre Lebensfreude und ihre Fähigkeit zur selbstständigen Emotionsregulation zu fördern. Ziel ist es, ihr alternative Strategien für den Umgang mit belastenden Emotionen und Spannungsgefühlen zu vermitteln. Dies soll ihr den Verzicht auf dysfunktionale Verhaltensweisen (aggressives Ausagieren) ermöglichen und somit ihre berufliche Situation stabilisieren (Erhalt des Arbeitsplatzes).

2.7.9 Therapieplanung und Verlauf

Zunächst wurde mit Frau G. ein Therapievertrag und Notfallplan zur Regelung des Umgangs mit eventuell auftretenden suizidalen Gedanken und Krisen geschlossen. Frau G. erschien gewissenhaft zu den Terminen und arbeitete motiviert mit, musste aber immer wieder akut stabilisiert werden, was den Therapieprozess erschwerte. Dies gelang insoweit durch die Verbesserung sozialer Kompetenzen, der Entspannungs- und Genussfähigkeit sowie Erhöhung der Verstärkerrate, sodass es nicht mehr zu Suizidgedanken bzw. einer akuten suizidalen Krise kam. Im Verlauf haben sich dann die depressiven Symptome vollständig aufgelöst. Die Einsicht in die Krankheitsentstehung hat sich ebenfalls im Verlauf verbessert und sie lernte, frühe Anzeichen des phasenhaften Verlaufs besser zu erkennen. Die Aufklärung über eine genetische Komponente wirkte sich entlastend aus, verhinderte aber nicht die konstruktive Auseinandersetzung mit der eigenen Lerngeschichte und dem aktuellen Verhalten.

Frau G. zeigte sich compliant, was die Medikamenteneinnahme betrifft, allerdings musste vor dem Hintergrund aufkommender hypomanischer Symptome die Compliance immer wieder gestärkt werden. So ist Frau G. insgesamt konstruktiver angesichts von Problemsituationen und es wurde an der Umsetzung von in der Klinik getroffenen Entscheidungen gearbeitet. Sie hat die selbstzerstörerische sadomasochistische Affäre beendet und ihre Rolle in Beziehungen reflektiert. Die Entscheidung einer räumlichen Trennung vom Lebensgefährten, dem Frau G. die Affäre inzwischen gebeichtet hat, wurde ebenfalls umgesetzt. Die partnerschaftliche Perspektive hat sie jedoch nicht direkt für sich klären können. Mit Konflikten in der Partnerschaft kann Frau G. aber besser umgehen. Angesichts von Belastungssituationen am Arbeitsplatz reagierte Frau G. jedoch weiterhin unangemessen. Hier fiel ihr der Transfer der neu gelernten sozialen Fertigkeiten schwer, sodass die Möglichkeit eines erneuten Arbeitsplatzverlustes in Folge unangemessen aggressiven Verhaltens bestand. Dies machte den verstärkten Ausbau selbstsicheren Verhaltens und die Förderung einer realistischeren Selbst- und Fremdwahrnehmung notwendig. Mit Rollenspielen lernte sie, aggressives Verhalten durch selbstsicheres Verhalten zu ersetzen und dies dann in ihren Arbeitsalltag zu transferieren. Sie lernte, mit Kritik und Fehlern am Arbeitsplatz umzugehen und ihre Wahrnehmung in sozialen Situationen zu schärfen. Mithilfe der kognitiven Umstrukturierung und des ABC-Schemas lernte sie, verstärkt ihre dysfunktionalen Gedanken ihren Arbeitsplatz betreffend („Ich werde gemobbt, nicht wertgeschätzt“) zu identifizieren und zu hinterfragen. Anstelle ihres Schwarz-weiß-Denkens lernte sie zunehmend negative Gedanken in positive umzustrukturieren („Ich mache zwar Fehler und bin nicht perfekt, aber deswegen noch lange nicht unfähig. Andere machen auch Fehler. Kritisiert zu werden bedeutet nicht, dass ich ein schlechter Mensch bin“).

Frau G. konnte sich schließlich zunehmend stabilisieren, sodass auch die Konfrontation mit dem Trauma fortgeführt werden konnte. Eine vollständige Bewältigung der traumatischen Erfahrungen erschien notwendig, um Frau G. langfristig ein stabiles Selbstbild und v. a. eine emotionale Stabilisierung möglich zu machen.

2.8 Der Schwächling

2.8.1 Vorstellungsgrund und Problematik

Der 35-jährige Herr H. kommt nach langer Überlegung aus eigenem Antrieb in die psychotherapeutische Behandlung. Er berichtet, dass es ihm bereits seit zwei Jahren immer schlechter gehe, er zunächst aber Angst gehabt habe, psychiatrische oder psychotherapeutische Hilfe in Anspruch zu nehmen. Begonnen habe alles mit einem Aufstieg seines Vereins und längeren Fahrten zu Auswärtsspielen mit noch unbekanntem Ziel. Er sei verunsichert gewesen, habe stetigen, schlimmen Urindruck entwickelt. Kein Arzt habe eine Ursache hierfür feststellen können. Auf einer Fahrt schließlich, als er nicht sofort auf die Toilette gekonnt habe, habe er sich dann „total reingesteigert". Er habe furchtbare Angst bekommen, begleitet von Schweißausbrüchen (Hände, Rücken), Übelkeit, Schwindel, Kribbeln im Kopf, Herzrasen und Blutdruckbeschwerden, sodass er gedacht habe, dass jetzt „alles aus" sei. So sei es ihm noch öfter ergangen, v.a. in Situationen, die er nicht sofort habe verlassen können, aber auch urplötzlich. Seitdem vermeide er zahlreiche Situationen (Menschenansammlungen, Autofahrten, v.a. mit unbekanntem Ziel, öffentliche Verkehrsmittel) und habe auch das Hockeyspielen aufgegeben. Er beobachte seinen Körper genau. Bei der kleinsten Veränderung befürchte er gleich „das Schlimmste". Dann flüchte er sich in sein sicheres Zuhause, in dem er sich nach einem Umzug nun aber gar nicht mehr so sicher fühle. Er brauche von jeher viel Sicherheit, könne schlecht mit Neuem, Unbekanntem umgehen. Er sei ständig besorgt, traue sich wenig zu, habe immer das Gefühl, im Gegensatz zu anderen „schwach und unattraktiv" zu sein („Sport bringt bei mir auch nichts mehr").

2.8.2 Psychopathologischer Untersuchungsbefund

Es erscheint ein äußerlich ruhig und souverän wirkender, eher kleiner, molliger Mann in legerer, sportlicher Kleidung. Lediglich seine feuchten Hände verraten zunächst seine Anspannung. In seinen Schilderungen ist er auf Erwartungsangst, körperliche Beschwerden, die er katastrophisierend interpretiert, und negative Aspekte des eigenen Selbst eingeengt. Er ist wach, bewusstseinsklar und zu allen Qualitäten orientiert. Er verfügt über durchschnittliche intellektuelle Fähigkeiten, die mnestischen Funktionen scheinen intakt, die Aufmerksamkeits- und Konzentrationsfähigkeit sind nicht beeinträchtigt. Im Affekt ist er unsicher-ängstlich, bei situationsgebundenen und -ungebundenen Panikattacken. Es zeigen sich ein erhöhtes Anspannungsniveau, Urindruck ohne somatischen Befund, vegetative Begleitsymptome der Angst und ein ausgeprägtes Rückzugs- und Vermeidungsverhalten. Es gibt keine Hinweise auf Wahn, psychotisches Erleben oder Suizidalität.

2.8.3 Anamnese und Biografie

Herr H. sei das älteste von insgesamt vier Kindern. Er sei sechs Wochen zu früh geboren und erst ab dem zweiten Lebensjahr mehr oder weniger durchgängig bei seinen leiblichen Eltern aufgewachsen. Die Mutter (+21 Jahre, Bürokauffrau) sei mit der Schwangerschaft überfordert gewesen, da sie sich noch in der Ausbildung befunden habe. Daher sei er in seinen ersten beiden Lebensjahren meist von der Großmutter, mal von der Tante oder Großtante versorgt worden, habe auch später noch alle Schulferien bei ihr verbracht. Die Mutter sei bestimmend, konservativ und streng gewesen. Herr H. habe oft das Gefühl gehabt, unerwünscht zu sein. Die Mutter habe sich nicht für seine Belange interessiert, ihn nicht einmal begrüßt, wenn er nach Hause gekommen sei, ihm wenig zugetraut. Sie sei stark von den jüngeren Geschwistern eingenommen und mit den Kindern überfordert gewesen. Das Verhältnis zu ihr sei immer distanziert gewesen.

Sein Vater (+22 Jahre, Psychologe) sei ein harmoniebedürftiger Mann, der wenig zu bestimmen gehabt und sich der Mutter gefügt habe. So habe er es vermeiden wollen, sich aufzuregen. Zu ihm bestehe ein gutes Verhältnis. Herr H. habe sich gegenüber seinen Geschwistern häufig zurückgesetzt gefühlt. Der ältere der beiden jüngeren Brüder sei sein „Vorbild", lebe aber leider in erheblicher räumlicher Entfernung. Zu den Geschwistern sei der Kontakt heute insgesamt unauffällig. Herr H. sei bereits im Alter von 17 Jahren aus dem Elternhaus ausgezogen, habe sich „abgestoßen" gefühlt.

Im Umgang mit Gleichaltrigen sei Herr H. stets sehr zurückhaltend, schüchtern und ängstlich gewesen. Er habe sich immer in der sicheren Nähe zu Erwachsenen aufgehalten und sei Auseinandersetzungen aus dem Weg gegangen. Er habe den Kindergarten besucht, habe hier und später in der Schule versucht, sich unauffällig zu verhalten. Er sei kleiner gewesen als seine Altersgenossen und deswegen gehänselt worden. Davon abgesehen sei seine körperliche Entwicklung unauffällig verlaufen. Seine Schulleistungen seien durchschnittlich gewesen. Nach dem Schulabschluss habe er eine Ausbildung zum Krankenpfleger absolviert, sei in Vollzeit im Schichtdienst tätig. Er fühle sich zunehmend unter Leistungsdruck, es habe zuletzt viele Entlassungen aufgrund von Umstrukturierungen gegeben.

Im Alter von 18 Jahren sei er bei einer Unternehmung mit einem Freund von 3 Männern überfallen worden. Er habe sich im Gegensatz zum Freund geweigert, das geforderte Geld herauszugeben, und sei daraufhin zusammengeschlagen worden. Vor fünf Jahren sei er bei einem Hockeyspiel von einem Gegenspieler von hinten angesprungen und vor allen Zuschauern in einen Dornenbusch gestoßen worden. Dies seien „Beweise" dafür, dass er „ein Schwächling" sei. Aktuell sei er durch seine Beschwerden so eingeschränkt, dass er „kein soziales Leben" mehr habe. Er führe aktuell seine vierte längere Partnerschaft. Vor zehn Jahren sei eine Partnerschaft nach vier Jahren gescheitert, weil seine Freundin ihn betrogen und verlassen habe. In seiner Partnerschaft nehme seine 27-jährige Freundin, eine Arzthelferin, die Chefrolle ein.

2.8.4 Problem- und Verhaltensanalyse

Lerngeschichtlich betrachtet erlebte Herr H. seine Umwelt früh als wenig kontrollierbar, da er aufgrund der Überforderung der Mutter bei wechselnden Bezugspersonen aufwuchs. Er konnte kein ausreichendes Sicherheitsgefühl aus sich selbst heraus entwickeln, bildete aber ein hohes Sicherheitsbedürfnis aus. Von der desinteressierten überforderten Mutter erhielt er keine positive Verstärkung. Die anderen Bezugspersonen (Großmutter, Tante, Vater) standen als Korrektiv nicht ausreichend zur Verfügung und konnten diesen Mangel offenbar nicht ausreichend kompensieren. Herr H. konnte kein positives Selbstbild aufbauen, erlebte sich in der Familie als unerwünscht und den jüngeren Geschwistern gegenüber zurückgesetzt. In der Peer-Gruppe erlebte er sich wegen seiner im Vergleich zu Altersgenossen geringeren Körpergröße zunächst Hänseleien ausgesetzt. So blieben auch hier korrektive Erfahrungen aus und erste ängstliche Grundannahmen bildeten sich heraus. Im Zuge eines gewaltsamen Überfalls wird das ohnehin fragile Sicherheitsgefühl weiter erschüttert. Ängstliche Grundannahmen verfestigen sich. Sowohl der Überfall als auch das Verhalten der Familie nach seinem frühen Auszug, ein Misserfolgserlebnis im Sportverein und eine gescheiterte Partnerschaft werden weiter selbstwertschwächend interpretiert. Das Sicherheitsbedürfnis erhöht sich und dysfunktionale Kognitionen und belastende Emotionen werden aktiviert. Diese kann Herr H. nicht angemessen regulieren, da weder die überforderte Mutter noch der harmoniebedürftige, emotionsvermeidende Vater einen funktionalen Umgang mit Emotionen modellierten. Herr H. ist verunsichert, entwickelt psychosomatische Beschwerden in Form stetigen Urindrucks, interpretiert diese ängstlich-katastrophisierend und verschiebt seinen Aufmerksamkeitsfokus dysfunktional nach innen, was wiederum die körperlichen Beschwerden verstärkt. Im Zuge psychophysiologischer Aufschaukelungsprozesse kommt es so auf einer Autofahrt zu einer ersten Panikattacke, die er ebenfalls katastrophisierend verarbeitet und der er nur mit Flucht- und Vermeidungsverhalten begegnen kann. Er zieht sich immer weiter zurück. Dies führt zu einer Zunahme seiner Ängste, da er sich u. a. in Belastungssituationen zunehmend überfordert fühlt, auf die er mit starker Anspannung, innerer Unruhe und Affektlabilität und schließlich mit Vermeidungsverhalten reagiert. Er lernt, Situationen, in denen keine sofortige Flucht oder kein Toilettengang möglich ist oder in denen bereits starker Urindruck oder eine Panikattacke auftreten, immer mehr zu vermeiden, weil ihn dies kurzfristig erleichtert. Er steht unter großem körperlichen und psychischen Stress. Hierdurch entwickelt er erneut verstärkt Symptome wie starken Harndrang, was ihn in seiner Mobilität eingeschränkt. So geriet er zunehmend in einen Teufelskreis aus Angst und Vermeidungsverhalten.

2.8.5 Konkrete Problemdarstellung

Auslösende Situation (S): Herr H. muss Autofahren oder befindet sich auf öffentlichen Plätzen, ohne Fluchtmöglichkeit zu sanitären Anlagen. Hierauf reagiert er aufgrund seiner ängstlich vermeidenden Persönlichkeitsdisposition mit einer erhöhten Angstbereitschaft, Hypervigilanz, bei erhöhter Stressreagibilität. Seine Aufmerksamkeit richtet er dabei verstärkt nach innen. Dabei zeigt sich eine hohe Sensitivität für Köpersensationen wie Urindruck *(O)*. Er fühlt sich unsicher, hilflos, minderwertig und überfordert und gerät in Angst und Panik *(Remot)*. Sein Anspannungs- und Erregungsniveau erhöht sich. Der Urindruck verschlimmert sich und er reagiert mit vegetativen Begleitsymptomen der Angst wie Schweißausbrüche, Übelkeit,

Schwindel, Kribbeln im Kopf, Herzrasen und Blutdruckbeschwerden *(Rphys)*. Schließlich reagiert er mit Flucht und Vermeidungsverhalten. Er bleibt zu Hause, zieht sich immer mehr zurück und vermeidet das Autofahren oder öffentliche Plätze *(Rbehav)*. Selbstabwertende, dysfunktionale Kognitionen („ich bin ein unattraktiver Schwächling") sowie ängstliche Interpretationen externer agoraphobischer Reize („jetzt ist alles aus") und interner Körpersensationen sind die Folge *(Rkogn)*.

In der Konsequenz *(C)* führt sein Vermeidungsverhalten *kurzfristig* zur Abnahme der Anspannung, Ängste und Panikgefühle. *Langfristig* fühlt er sich zunehmend minderwertig, da er keine korrektiven Selbstwirksamkeitserfahrungen machen kann und sich die Ängste verstärken. Auch die psychosomatischen Beschwerden verschlimmern sich. Der Teufelskreis der Angst eskaliert. Der Bewegungsradius von Herrn H. schränkt sich weiter ein und er ist nicht in der Lage, seine aktuelle Lebenssituation zu bewältigen.

Die beschriebene Symptomatik ist bei Herrn H. durchgängig vorhanden, bei angstauslösenden Situationen, die er vermeiden kann, nimmt die Symptomatik kurzfristig ab *(K)*.

2.8.6 Diagnostische und differenzialdiagnostische Überlegungen

F45.34 G somatoforme autonome Funktionsstörung (urogenitales System); F40.01 G Agoraphobie mit Panikstörung; F60.6 G selbstunsicher-vermeidende Persönlichkeitsstörung

2.8.7 Zielanalyse

Mithilfe der Therapie wolle Herr H. „freier" werden. Er möchte seine Ängste überwinden, autonomer werden und sich besser durchsetzen und behaupten lernen, insbesondere innerhalb seiner Partnerschaft.

2.8.8 Therapeutische Überlegungen

Das Ziel der Therapie besteht insgesamt darin, die Ängste von Herrn H. zu reduzieren und das ausgeprägte Vermeidungsverhalten zu verringern sowie dysfunktionale, mit der Persönlichkeitsauffälligkeit einhergehende Schemata zu flexibilisieren. Aus therapeutischer Sicht ist es wichtig, dass Herr H. den Teufelskreis der Angst durchbricht, autonomer und sein Bewegungsradius erweitert wird. Auch gilt es, sein Selbstwertgefühl zu steigern.

2.8.9 Therapieplanung und Verlauf

Zunächst wurde der Fokus auf den Aufbau einer tragfähigen und vertrauensvollen Beziehung gelegt. So wurde Herrn H. ein Rahmen zur Verfügung gestellt, in dem er sich sicher fühlen und korrektive Erfahrungen machen kann. Dann galt es, sein Störungsverständnis zu verbessern. Ihm wurden insbesondere die Zusammenhänge zwischen Denken, Erleben und Verhalten sowie die enge Verknüpfung psychologischer und somatischer Faktoren vermittelt. Er wurde mit dem Teufelskreis der Angst und die damit einhergehenden Bewertungen physiologischer Veränderungen als Bedrohung vertraut gemacht. Ihm wurden Strategien vermittelt, wie er sich bei aufkommender Angst verhalten kann. Er lernte, wie er seine psychosomatischen Beschwerden willentlich beeinflussen kann, um eine Reduktion des erhöhten Anspannungs- und Erregungsniveaus zu erreichen, anstelle den Aufmerksamkeitsfokus dysfunktional nach innen zu richten.

Schwerpunkte der Behandlung bildeten zudem Expositionsübungen mit angstauslösenden internen (Körpersensationen) und externen (agoraphobischen) Reizen. Die Übungen fanden zunächst in therapeutischer Begleitung statt, später dann auch im Selbstmanagement, was im Rahmen von Therapiehausaufgaben durchgeführt wurde. Herrn H. konnte demonstriert werden, dass körperliche Symptome harmlose Ursachen und Folgen haben können. Gemeinsam mit Herrn H. wurde eine Angsthierarchie aufgestellt. Durch die Konfrontation mit angstauslösenden internen Reizen in Verhaltensexperimenten (Urin absichtlich halten, Treppensteigen) sowie In-vivo-Expositionsübungen mit externen, agoraphobischen Reizen (Menschenmengen, öffentliche Verkehrsmittel, Autofahren) bis zur Habituation, konnte seine Toleranz für Angst gesteigert werden. Sein Lebensradius konnte so sukzessive im Zuge korrektiver Erfahrungen erweitert werden.

Indem an seinen sozialen Kompetenzen und Problemlösekompetenzen gearbeitet wurde, u. a. in Rollenspielen und Verhaltensübungen, konnte seine Unsicherheit im Umgang mit neuen bzw. selbstwertbedrohlichen Situationen abgebaut und mehr Selbstsicherheit ermöglicht werden.

Kognitive Interventionen galten der Veränderung ängstlicher und katastrophisierender Grundannahmen und dem Aufbau von Selbstakzeptanz. Sowohl die psychosomatischen Beschwerden des urogenitalen Systems als auch die Frequenz der Panikanfälle konnten so reduziert und der Lebensradius etwas erweitert werden. Herr H. nahm Aktivitäten außerhalb seiner Wohnung auf, besuchte Theateraufführungen, Kinos und Cafés. Auch Einkaufen und längere Autofahrten (auch allein und bei Nacht) waren ihm wieder möglich. Dabei ist er insgesamt ruhiger und entspannter geworden, hat soziale Kontakte wieder aufgenommen und geht offener mit seinen Beschwerden um. Zwischenzeitlich fühlte er sich durch das Drängen der Partnerin auf eine baldige Heirat belastet, diese hatte einen latenten Kinderwunsch. Herr H. machte die Vorstellung der Erziehungsverantwortung und die Veränderung seiner Lebenssituation Angst, auch beruflich (er sollte eine Weiterbildung absolvieren) fühlte er sich stark verunsichert. Dies führte dazu, dass er einen Rückfall mit einer erneuten Verstärkung der Symptomatik und des Vermeidungsverhaltens erlitt.

In diesem Zuge konnte er eine kurzfristige medikamentöse Mitbehandlung, die er zu Beginn der Therapie strikt ablehnte, für sich erstmals annehmen (Opipramol). Die Medikation erlebte er eindeutig als entlastend und unterstützend und er begann vorsichtig, sich mit neuen Perspektiven auseinanderzusetzen.

Die Flexibilisierung rigider mit der Persönlichkeitsauffälligkeit einhergehenden Schemata gelang nur langsam, ebenso der Transfer neu gelernter Verhaltensweisen in den Alltag. Das hohe Sicherheitsbedürfnis bestand lange Zeit weiterhin. Der Umgang mit kritischen Situationen konnte jedoch weiter verbessert werden, sodass Herr H. beruflich und privat gewisse Risiken, die zum Leben gehören, besser aushalten konnte. Er konnte noch flexibler und selbstsicherer werden und seinen Umgang mit eigenen Schwächen verbessern sowie diese als Chance begreifen. Angst und psychosomatische Beschwerden konnten weiter reduziert, das Vertrauen in den eigenen Körper gestärkt und der Lebensradius weiter vergrößert werden.

Schließlich wurden Maßnahmen zur Rückfallprophylaxe erarbeitet und Herr H. lernte, depressive und ängstliche Symptome rechtzeitig zu erkennen und gegenzusteuern. Zum Abschluss der Therapie war er schließlich in der Lage, auch schwierige Situationen selbstständig und ohne therapeutische Hilfe zu bewältigen.

2.9 Der Einzelgänger

2.9.1 Vorstellungsgrund und Problematik

Herr I. kommt aus eigener Initiative in die psychotherapeutische Behandlung, nachdem sich seine erste „richtige" Freundin nach zwei Jahren wegen seiner Ängste von ihm getrennt habe. Er berichtet im Erstgespräch von einer Vielzahl von Ängsten und zukunftsbezogenen Sorgen. Im Zentrum stünden Ängste in Bezug auf Krankheit (AIDS, Hepatitis, MS, Elektrosmog) oder Unfälle, die er oder ihm nahestehende Personen haben könnten. Er habe Angst, sich durch bspw. abgelaufene Lebensmittel, Schimmel etc. anzustecken und zu kontaminieren, aber auch große Besorgnis und viele Katastrophenvorstellungen bezüglich seiner beruflichen Zukunft. Er befürchte mögliche finanzielle Schwierigkeiten und mache sich Sorgen um den Gesundheitszustand des Vaters. Auch beschreibt er leichte Kontrollzwänge (Razzia gegen abgelaufene Lebensmittel im Kühlschrank) und Grübelzwänge. Er leide unter großer innerer Unruhe und Anspannung, Übelkeit, Magen-Darm-Beschwerden und Schlafstörungen. Er sei zudem ein Einzelgänger, habe Angst vor Menschen, mit denen es „eh nur Konflikte" gebe und er fühle sich oft als Sonderling. Er meide meist soziale Situationen, weil er schlechte Erfahrungen gemacht habe, fühle sich unsicher und befürchte, abgelehnt zu werden. Er mache sich große Sorgen um seinen weiteren Lebensweg, so könne „es ja nicht weitergehen" und stehe unter großen Leidensdruck, weshalb er jetzt in die Therapie komme.

2.9.2 Psychopathologischer Untersuchungsbefund

Herr I. ist ein sehr höflicher, sehr intellektueller, aber distanziert und kühl wirkender Mann, mit einem auffällig kraftlosen und unangenehm weichen, haltenden Händedruck. Im Kontakt wirkt er oft unpersönlich, abwesend, starr, wie ferngesteuert. Er quittiert Vorschläge und Feststellungen häufig mit einem fast teilnahmslosen „Okay“. Er macht den Eindruck eines sehr fleißigen, sehr guten Mediziners, wobei er sehr unsicher und unbeholfen wirkt. Er ist sehr intelligent, ein deutlicher Leidensdruck und eine verzweifelte, ängstliche Grundhaltung sind klar zu erkennen. Zusammenhänge werden differenziert geschildert. Es zeigen sich keine intellektuellen Auffälligkeiten und er erscheint ausreichend schwingungsfähig. Es sind keine mnestischen Einschränkungen, Bewusstseinsstörungen, Wahnsymptome oder suizidalen Tendenzen erkennbar.

2.9.3 Anamnese und Biografie

Herr I. sei zusammen mit einem älteren Bruder bei den leiblichen Eltern aufgewachsen. Die Mutter (+25 Jahre, Erzieherin) sei eine sehr aktive Frau gewesen, die viel unternommen habe und immer beschäftigt gewesen sei. Ihr Berufsalltag mit den „schwierigen Kindern“ habe sie jedoch sehr mitgenommen, und diese Probleme habe sie immer mit nach Hause gebracht. Auch habe die Mutter ihre psychischen Probleme und das schwierige Verhältnis zur Großmutter oft thematisiert. Es habe eine große Konkurrenz zur Tante von Herrn I. bestanden, gegenüber dieser die Mutter sich von der Großmutter immer zurückgesetzt gefühlt habe. Darüber sei die Mutter ständig unter Druck gewesen und habe akribisch Buch darüber geführt, welche der Schwestern wie oft zur Großmutter nach Hause gefahren sei.

Der Vater (Hochschullehrer) sei ein heimatvertriebener Sudetendeutscher und eher passiver, zurückgezogener Mann gewesen. Er habe sich meist mit dem Garten beschäftigt, oder sei vor dem Fernseher eingeschlafen. Das Verhältnis zu ihm sei gut gewesen, er und der Vater seien sich sehr ähnlich. Herr I. berichtet, selbst auch immer sehr ruhig und zurückgenommen gewesen zu sein. Das Verhältnis zum Bruder sei schon immer unterkühlt gewesen, da die beiden Brüder sehr unterschiedlich gewesen seien und ganz andere Hobbys gehabt hätten. Dabei sei der große Bruder der aktivere, beliebtere und umtriebigere. Er habe mit dem Vater am Haus gebaut, Holz gehackt, der Mutter in der Küche geholfen, sei im Fußballverein gewesen. Herr I. sei eher der stille, zurückgezogene und unbeliebte Typ gewesen.

Herr I. sei nicht gern in den Kindergarten gegangen und auch in der Schule sei er eher ein Einzelgänger und viel allein gewesen, auch in den Pausen. Er habe keine Freunde gehabt. Später habe er als arrogant gegolten. Im Alter von sieben Jahren sei er dabei gewesen, wie ein Freund im Schwimmbad ums Leben gekommen sei. Er habe darüber aber nie gesprochen, dieses Ereignis nie aufgearbeitet.

Er sei ein guter Schüler und früh sehr leistungsorientiert gewesen. Ab der dritten Klasse habe er mit dem Vater jeden Tag Hausaufgaben gemacht. Kurz nachdem er auf das Gymnasium gekommen sei, habe die Ehe der Eltern eine schwere Krise erlitten. Die Mutter habe eine Außenbeziehung unterhalten, die sich über zwei Jahre in oft lauten Streits ausgedrückt habe. Dies sei sehr schlimm für ihn gewesen und er habe in dieser Zeit zunächst deutliche Probleme mit den Leistungen gehabt, bis er sich wieder gefangen habe.

Ab dem siebten Schuljahr sei er heftigen, zum Teil boshaften Hänseleien, Mobbing und körperlichen Übergriffen ausgesetzt gewesen. In der Oberstufe hätten ihn sogar jüngere Schüler „gepiesackt“ und seien ihm bedrohlich nachgelaufen („Ich war wohl sonderbar…“). So habe er eine andauernde Angst vor der Schule entwickelt und bei einem Klassenwechsel vor den Mitschülern Angst gehabt. Ab der elften Klasse habe er gefürchtet, er könne an Multiple Sklerose leiden („Kribbeln in den Beinen“), weswegen er nach langer Sorge einen Neurologen aufgesucht habe. Diese Befürchtung habe sich zunächst gelegt, sei dann aber noch stärker zurückgekehrt. Er habe dann eine kleine Odyssee mit mehreren Neurologen absolviert, bis sich diese Angst wieder gelegt habe. Nach einem guten Abitur und einem erfolgreichen Medizinertest habe er 2001 sein Medizinstudium begonnen. In dieser Zeit habe er sich zum ersten Mal einen Freundeskreis aufgebaut und sei heute nicht mehr so einsam wie in der Schule, aber immer noch oft alleine. Er habe immer wieder versucht, mehr soziale Kontakte und Aktivitäten aufzubauen, doch sei dies durch soziale Konflikte, „dumme Entscheidungen“ von ihm oder Umzüge immer wieder gestört worden. So habe er zwischenzeitlich den „Spleen“ entwickelt, in der Öffentlichkeit aufzutreten. Die Atmosphäre habe ihn interessiert und er habe „über seinen Schatten springen“ wollen.

Diese Auftritte (Fernsehsender) hätten für ihn unter den Kommilitonen zu einer unangenehmen Bekanntheit geführt und sehr negative Reaktionen ausgelöst. Heute mache er das nicht mehr. Dann seien wieder Krankheitsbefürchtungen aufgetreten (AIDS, Hepatitis). Nach dem 3. Staatsexamen sei sein Leben mit vielen Wohnort- und Stellenwechseln sehr chaotisch verlaufen, auch weil er z. T. nicht übernommen worden sei. Nachdem er in einer verschimmelten Wohnung gelebt habe, habe er heftige Befürchtungen über mögliche Nachwirkungen gehabt (ärztlicher Rundumcheck). Die folgenden zwei Jahre sei er in einem netten Klinikum gewesen und habe in dieser Zeit erste „Damen-Kontakte" geknüpft. Dann seien aber seine Fernsehauftritte wiederholt worden und die Krankenschwestern hätten ein Video gemacht und verteilt. Er habe zu dieser Zeit Ängste wegen „Elektrosmog und solchen Sachen" gehabt. In der Folge sei es wieder zu einigen, z. T. überstürzten Stellen- und Wohnortwechseln gekommen, wobei er immer wieder über Probleme mit den Kollegen berichtet.

Er sei dann später in sein aktuelles Krankenhaus gewechselt und habe seine erste richtige Freundin kennengelernt. Das sei sehr schön und harmonisch gewesen. Seine Freundin sei mehrfach durch ihre Prüfungen gefallen und habe ihr Examen „gerade noch so" im dritten Anlauf bestanden (Lernschwierigkeiten, Prüfungsängste). Er habe das alles mitgetragen und sie aufgebaut. In dieser Zeit habe er wieder vermehrt Ängste entwickelt. So habe er befürchtet, dass der lockere Lebenswandel des Bruders zu Hepatitis oder HIV führen könne. Er sorgte sich, seine Freundin könne sich als pharmazeutische Assistentin anstecken. Auch machte er sich über Müll oder abgelaufene Lebensmittel in der Wohnung Sorgen. Seine Ängste zeigten sich bis hin zu Katastrophenvorstellungen über finanzielle Verluste (z. B. im Internet, durch Schadprogramme etc.).

Ein Jahr später sei der Vater an Prostatakrebs erkrankt, was bei ihm ebenfalls heftige Ängste und Besorgnis ausgelöst habe. Er habe dann versucht, dem Vater und dem Bruder mit Zeitungsartikeln und ärztlichen Berichten zu helfen. Dabei habe er diese immer wieder auf gesundheitliche Problembereiche aufmerksam gemacht. Dies ignoriere jedoch besonders der große Bruder, was Herr I. als tiefe Kränkungen empfinde: „Der nimmt mich als Mediziner nicht ernst". Als er seinen Vater in der Reha besucht habe, habe ihn abends seine Partnerin angerufen und ihm mitgeteilt, dass sie sich eine eigene Wohnung suchen und trennen werde. Er habe ihr mit seinen Ängsten und Zwängen alle Lebensfreude genommen. Anders als Herr I. habe sie die zwei Jahre „nicht so gut" bewertet.

2.9.4 Problem- und Verhaltensanalyse

Bei Herrn I. dominieren ängstliche und phobische Verhaltensweisen. Sein Erleben ist bestimmt von mangelndem Selbstwert, sozialen Insuffizienzvorstellungen und generalisierten Ängsten, welche zwar nicht ausschließlich aber in großen Teilen und auf mannigfaltige Weise mit seiner Gesundheit assoziiert sind. Die exzessive Beschäftigung mit dem Thema Gesundheit scheint dabei weniger eine somatoforme Symptomatik zu sein als eine generalisierte Besorgnis auf dem einzigen Gebiet, auf dem er sich als kompetent erlebt.

Es ist davon auszugehen, dass für die Bedürfnisse und Interessen von Herrn I. in seiner Herkunftsfamilie kein Platz war. Vermutlich machte er nur mangelhafte Erfahrungen von Angenommensein und Geborgenheit. Das Familienklima war dominiert von den Aktivitäten, Sorgen und Problemen der Mutter. Die Orte, an denen Nähe und Aufmerksamkeit zu erlangen waren, waren vom größeren Bruder besetzt (Arbeiten mit dem Vater draußen, Arbeiten mit der Mutter in der Küche, Anerkennung in der Peer-Gruppe). Der Patient konnte nicht lernen, eigene Gefühle, Meinungen und Bedürfnisse angemessen sowie flexibel zu erleben und zu äußern. Nur über den Leistungsbereich konnte er seine Nische und Zuwendung bekommen (Lernen mit dem Vater). Entsprechend des Vatermodells entwickelte er sich so zu einem zurückgenommenen, ruhigen Musterschüler. Dies behinderte nicht nur die Entwicklung einer angemessenen Regulation, sondern führte auch zu massiven Defiziten in der sozialen Kompetenz. Er weist eine Kontaktstörung auf, da er keine positiven und verstärkenden Erfahrungen innerhalb zwischenmenschlicher Bereiche machen konnte. So nahm er eine Außenseiterposition ein und entwickelte ein überwiegend auf Leistung ausgerichtetes Selbstbild und auf ängstliche Vorsicht, Hemmung und nötigenfalls Rückzug basierende Bewältigungsstrategien. Die frühen und lang anhaltenden Erfahrungen als Sonderling und das Mobbing in der Schule führten dazu, dass er soziale Interaktionen als unkontrollierbar und bedrohlich versteht. Hierdurch verfestigten sich kognitive Schemata „gelernter Hilflosigkeit". Er konnte insgesamt kein gesundes Selbstwertgefühl und keine Selbstwirksamkeitsüberzeugung entwickeln.

Die exzessive Beschäftigung mit sich selbst („Ich bin wohl sonderbar") und die anhaltende Wachsamkeit gegenüber anderen bewirkt eine ständige Erwartungsangst und selektive Aufmerksamkeit. Bedrohliche Kognitionen und negative Emotionen, die er weder aushalten noch regulieren kann, sind so besonders leicht auslösbar. Da ihm keine angemessenen Strategien zur Verfügung stehen, um die gewünschte Nähe zu anderen Menschen herzustellen bzw. bedrohliche Situationen und Konflikte angemessen zu bewältigen, bleibt ihm nur der Rückzug auf die Leistungsebene. Durch seine außergewöhnliche soziale Ungeschicktheit und Hemmung kommt es auch in wechselnden Umfeldern immer wieder zu Spannungen und Konflikten. Dann verfällt er in Sorgen- und Zwangsverhalten (Modell der Mutter) sowie in Ängste und Grübeln. Diese Verhaltensweisen dämpfen seine negative Gefühlslage und er kann hierdurch seine Probleme auf Bereiche verschieben, die er vermeintlich überschauen kann (z. B. Gesundheit). Dies ist jedoch ein dysfunktionaler Bewältigungsversuch (positive Metakognitionen bezüglich des Sorgen- und Zwangsverhaltens, „vorbereitet sein“, „informiert sein“, „Gefahren abwehren“). Aufrechterhalten wird die Störung durch massive Defizite in der sozialen Kompetenz und Ausdrucksfähigkeit, durch Defizite in der Selbst- und Fremdwahrnehmung und in der Problemlösefähigkeit. Auch durch Defizite in der Entspannungsfähigkeit und Selbstwertregulation wird die Störung fixiert.

2.9.5 Konkrete Problemdarstellung

Auslösende Situation (S): Herr I. ist im Kontakt mit anderen Menschen, z. B. auf der Arbeit in der Klinik. Aufgrund seiner fehlenden sozialen Kompetenz und defizitären Selbst- und Fremdwahrnehmung sowie seiner schizoiden Persönlichkeitsdisposition *(O)* fühlt er sich im Kontakt mit anderen überfordert, unsicher, leicht gekränkt und ängstlich *(Remot)*. Deshalb vermeidet er diese Situationen aktiv und passiv und agiert sehr gehemmt. In der Folge versucht er, sich weiter verstärkt über Leistung zu stabilisieren oder seine Anspannung über Zwänge zu regulieren *(Rbehav)*.

Auf kognitiver Ebene *(Rkogn)* reagiert er mit überhöhter Verantwortlichkeit und Minderwertigkeitsvorstellungen sowie übermäßigen Sorgen. Er steigert sich in Grübeleien, Katastrophenszenarien und kann nicht die Gewissheit gewinnen, dass nichts Schlimmes passieren wird. Dies führt insgesamt zu erhöhter innerer Unruhe, Anspannung, Übelkeit, Schlafstörungen, bei hoher Stressreagibilität *(Rphys)*.

In der Konsequenz *(C)* führt sein Vermeidungsverhalten *kurzfristig* zur Abnahme der Anspannung, Ängste und Sorgen. Durch Scheinlösungen wie exzessive Leistungsorientierung, phobisches Sicherheitsverhalten und Rückzug kann er unangenehme Situationen und Gedanken vermeiden. *Langfristig* fühlt er sich zunehmend minderwertig, da er keine korrektiven Selbstwirksamkeitserfahrungen machen kann und sich die Ängste und Zwänge verstärken. Es ist keine vollständige Bearbeitung oder Habituation der Angst möglich und Herr I. gerät zunehmend in eine Überlastungssituation, dysfunktionale Muster bleiben bestehen und seine Arbeitsfähigkeit ist gefährdet. Auch gerät er zunehmend in die Isolation.

Die beschriebene Symptomatik ist bei Herrn I. durchgängig vorhanden und verstärkt sich in belastenden Situationen, wie bspw. Konflikten in zwischenmenschlichen Beziehungen *(K)*.

2.9.6 Diagnostische und differenzialdiagnostische Überlegungen

F40.1 G soziale Phobien; F41.1 G generalisierte Angststörung; F42.0 G vorwiegend Zwangsgedanken oder Grübelzwang vor dem Hintergrund einer schizoiden Persönlichkeitsdisposition

2.9.7 Zielanalyse

Gesamtziel ist es, die ängstlich-zwanghafte Symptomatik deutlich zu reduzieren und die sozialen Kompetenzen des Patienten zu fördern. Er wünscht sich, sorgenfreier und insgesamt „freier“ leben zu können und besser mit anderen Menschen zurechtzukommen.

2.9.8 Therapeutische Überlegungen

Aus therapeutischer Sicht ist es wichtig, dass Herr I. angstfreier und in seinem Selbstwertgefühl gefördert wird. Seine soziale Kompetenz ist zu fördern und Herr I. soll zu einem besseren Umgang mit zwischenmenschlichen Beziehungen gelangen und diese befriedigend für sich gestalten können.

2.9.9 Therapieplanung und Verlauf

Zentrales Therapieziel waren dabei eine Verbesserung seiner sozialen Kompetenzen und die Entwicklung angemessener Bewältigungsstrategien in den Bereichen Problemlösung und Emotionsregulation. Wichtig war, seine Selbstwirksamkeitsüberzeugung zu verbessern und der Aufbau eines differenzierten, weniger von Leistungsorientierung bestimmten Selbstkonzepts. Herr I. bekam eine Einsicht in die Funktionalität seiner Symptome sowie deren Entstehung durch Einbeziehung seiner Lebensgeschichte und verstand, wie seine sozialen Probleme entstehen. Die zugrunde liegenden irrationalen Belief-Systeme (Leistungsanspruch, soziale Verletzbarkeit, Hilflosigkeit) konnten mittels kognitiver Umstrukturierung nach Beck identifiziert, modifiziert und an der Realität gemessen werden. Ziel war es, dass Herr I. weniger abhängig von dichotomen Denk- und Erlebensweisen wurde. Er wurde in die Lage versetzt, angemessen, flexibel und zielführend mit anderen Menschen zu interagieren, Nähe herzustellen und seine Aufmerksamkeit offen anderen Menschen zuwenden zu können.

Er gelang zunehmend zu einer realistischen Selbst- und Fremdwahrnehmung und entwickelte angemessene realistische Ziele im Hinblick auf sich selbst, aber auch auf seine zwischenmenschlichen Beziehungen. Gleichzeitig konnte er so in die Lage versetzt werden, sich eine zufriedenstellende berufliche Perspektive zu erarbeiten, ohne ununterbrochen an der Grenze seiner Leistungsfähigkeit zu agieren. Durch den Aufbau sozialer Kompetenzen, wie das angemessene Kommunizieren und Lesen anderer Menschen, die Herstellung von Nähe und Sympathie, die Vermittlung eigener Interessen und Bedürfnisse, lernte er, sich kompetent und konfliktfähig im sozialen Kontext zu bewegen. So gelang er zu mehr Selbstsicherheit und entwickelte eine positive Selbstwirksamkeitsüberzeugung. Durch ein Schritt-für-Schritt-Vorgehen, zunächst in Rollenspielen, dann in vivo) wurde er langsam an das beschriebene Ziel herangeführt. Gleichzeitig musste das dysfunktionale Bewältigungsverhalten (Ängste, Sorgen, Zwänge) abgebaut und durch angemessene Problemlöse- und Emotionsregulationsstrategien ersetzt werden.

Herr I. bekam eine Vorstellung davon, wann Ängste, Sorgen und Zwänge in seinem Tagesablauf eine Rolle spielen und er lernte, mit seinen Befürchtungen differenziert umzugehen. Katastrophenvorstellungen und Sorgenverhalten konnte er so sukzessive aufgeben. Er lernte, seine Ohnmachts-, Hilflosigkeits- und Insuffizienzvorstellungen immer wieder robusten Kompetenz- und Erfolgserfahrungen gegenüberzustellen. Zufriedenheits- und Erfolgserlebnisse konnten dadurch vermehrt werden, dass Herr I. zunehmend positiven Aktivitäten nachging, auch, indem seine Selbstfürsorge und seine Entspannungs- und Genussfähigkeit gefördert wurden. Er erreichte zunehmend eine positivere Sicht von sich selbst und seiner Zukunft.

Aufgrund der sehr komplexen Symptomatik, der Persistenz von Zwangsstörungen und dem bereits sehr langen Bestehen der Störung, nahm die Therapie viel Zeit in Anspruch. Gegen Ende des zweiten Therapieabschnitts erreichte Herr I. schon eine deutliche Reduktion seiner Symptomatik.

2.10 Muttersöhnchen

2.10.1 Vorstellungsgrund und Problematik

Herr J. kommt nach einem stationären Aufenthalt in die psychotherapeutische Behandlung. Er klagt im Erstgespräch, dass er ein „hässlicher, unfähiger Versager“ sei. Er sei arbeitslos, lebe noch beim Vater, werde bevormundet und von anderen abgelehnt. Er könne sich zu nichts aufraffen, verbringe seine gesamte Zeit zu Hause. Er fühle sich nur noch wohl, wenn er alleine sei. Er treffe sich selten mit seinen beiden verbliebenen Kontakten und habe dann Angst, was die anderen von ihm denken könnten, fühle sich beobachtet. Als er bei seinem Praktikum telefonieren oder mit Mitarbeitern und Vorgesetzten habe sprechen müssen, habe er schon im Vorfeld „die schlimmsten Befürchtungen“ gehabt. Er habe dann Panik, Herzrasen und Schweißausbrüche bekommen. Auch habe er nicht mehr richtig sprechen können und gestottert. Seine Konzentration habe darunter gelitten und er habe Fehler gemacht, weshalb das Praktikum schließlich gescheitert und der stationäre Aufenthalt notwendig geworden sei. Kleingruppen, der Kontakt mit Fremden und im Mittelpunkt der Aufmerksamkeit stehen, das alles vermeide er, wann immer es gehe. Nur essend vor dem PC könne er sich noch ein bisschen entspannen. Wenn er besonders frustriert sei, habe er regelrechte Heißhungerattacken. Er werde „immer fetter“ und könne sein Spiegelbild nicht mehr ertragen. Immer öfter sei er traurig und leicht ermüdbar. So werde er „nie eine Arbeit“ finden oder eine Freundin. Alles mache keinen Sinn mehr, manchmal denke er, dass es besser wäre, tot zu sein. Er brauche eben im Kontakt die Sicherheit, gemocht zu werden, und sei generell ein angespannter, besorgter Mensch, der sich stets mit anderen vergleiche und dabei „schlecht“ wegkomme.

2.10.2 Psychopathologischer Untersuchungsbefund

Herr J. ist ein großer (1,90 m), stark adipöser (156 kg, BMI 44,3), 24-jähriger Mann. Im Erstkontakt wirkt er unbeholfen, traurig und unsicher. Er berichtet klagsam und verzweifelt von seinen Problemen. Dabei ist er bewusstseinsklar und uneingeschränkt orientiert. Er macht einen durchschnittlich intelligenten Eindruck. Die Konzentration ist stark gestört bei leicht eingeschränkten mnestischen Funktionen. Es zeigen sich keine formalen Denkstörungen abgesehen von einer ausgeprägten Grübelneigung. Inhaltlich ist er auf negative Aspekte des Selbstbildes, der Umwelt und der Zukunft und die Interpretation sozialer Stimuli als potenziell selbstwertbedrohlich eingeengt. Es zeigen sich keine psychotischen oder Zwangsphänomene. Die Stimmung ist niedergeschlagen und ängstlich, z. T. zur Panik gesteigert bei insgesamt reduzierter affektiver Schwingungsfähigkeit. Es zeigt sich zudem eine leichte Antriebsminderung bei starker Anspannung, ebenso vegetative Begleitsymptome der Angst (z. B. Herzrasen, Schwitzen), Störung der Vitalgefühle, sozialer Rückzug, Vermeidungsverhalten und Essanfälle. Gelegentlich neigt Herr J. zu Suizidgedanken, ist diesbezüglich jedoch klar absprachefähig. Herr J. hat hohen Leidensdruck.

Die Grob- und feinmotorische Entwicklung ist leicht verzögert. Die Gewichtsprobleme bestünden seit der Einschulung. Vor fünf Jahren befand sich Herr J. wegen depressiver Symptome in stationärer Behandlung, Er befindet sich in begleitender hausärztlicher und psychiatrischer Mitbehandlung.

2.10.3 Anamnese und Biografie

Herr J. sei gemeinsam mit zwei wesentlich älteren Brüdern (+ 15 und + 10 Jahren) zunächst bei beiden Elternteilen, deren Ehe konflikthaft gewesen sei, aufgewachsen. Die Mutter (+ 36 Jahre, Hausfrau) sei eine vorwurfsvolle, dominante, überbehütende Frau gewesen, die Herrn J. stets „gegängelt“ habe. Sie habe ihm wenig zugetraut, häufig geäußert, dass er ihr „Muttersöhnchen“ sei und ihn vor seinen Klassenkameraden blamiert, indem sie z. B. in die Klasse gekommen sei. Sie habe versucht, ihn zu manipulieren, indem sie ihm Schuldgefühle gemacht habe. Sie sei an einem Herzinfarkt verstorben, als Herr J. 14 Jahre alt war. Der Vater (+ 41 Jahre, Verkäufer) sei ein nörgeliger Mann, der ihn ständig mit den Brüdern vergleiche und ihn bevormunde. Der Vater sei ihm wegen seines auffälligen, unbeholfenen Verhaltens oft peinlich. Nach dem Tod der Mutter habe der Vater wenig Zeit für Herrn J. gehabt. Herr J. habe sich alleingelassen gefühlt. Er lebe zwar aktuell beim Vater von dessen Taschengeld, versuche dem Vater aber „aus dem Weg zu gehen“. Die Brüder hätten beide ein „normales Leben“ und würden ihm Vorträge halten.

Mit der Einschulung sei Herr J. zunehmend unsicherer geworden. Er habe den Hauptschulabschluss gemacht und im Klassenverband eine Außenseiterrolle eingenommen. Er sei zurückhaltend gewesen und oft wegen seines Übergewichts gehänselt worden. Auf einer Berufsfachschule habe er sich zum Wirtschaftsassistenten weitergebildet. Das zweite Jahr habe er wiederholen müssen. Alle seine Versuche, einen Arbeitsplatz zu finden, seien danach gescheitert. Ein Praktikum habe ihn dermaßen überfordert, dass er ängstlich-depressiv dekompensiert sei.

Freunde habe Herr J. fast keine, er fühle sich im privaten Kontakt „wie das fünfte Rad“ und lebe sehr zurückgezogen. Eine Partnerschaft habe er noch nie gehabt.

2.10.4 Problem- und Verhaltensanalyse

Lerngeschichtlich betrachtet konnte Herr J. durch den überfürsorglichen und autonomieverneinenden Erziehungsstil der Mutter, die ihm wenig zutraute, weder ein ausreichendes Selbstwertgefühl noch soziale und Problemlösekompetenzen ausbilden. Durch die Mutter, aber auch durch den Vater, der nicht für ihn da war und dem er nichts recht machen konnte, erlebte er einen deutlichen Mangel an nährender Zuwendung und Geborgenheit. Insgesamt konnte er sich von seinen Eltern nicht um seiner selbst willen angenommen und geliebt fühlen. Dies und die Außenseiterposition in der Peer-Gruppe schwächten sein Selbstwertgefühl erheblich, mit in der Folge Minderwertigkeits- und Hilflosigkeitserleben.

Selbstwirksamkeitserfahrungen konnte er vor dem Hintergrund seiner Lerngeschichte nicht machen und er blieb in seiner autonomen Entwicklung eingeschränkt. Er entwickelte ein hohes Bedürfnis nach Sicherheit. Das unbeholfene Sozialverhalten des Vaters und die Außenseiterrolle in der Peer-Gruppe wirkten sich ungünstig auf seine sozialen Kompetenzen aus. Auch konnte er am Modell der Eltern keine hinreichenden Fertigkeiten zur Emotionsregulation erlernen. Dadurch, dass er sich häufig vor anderen bloßgestellt fühlte (von den Eltern, von Peers), entwickelte er die Neigung, soziale Situationen als potenziell gefährlich zu interpretieren, weshalb er diese zunehmend vermied.

Da dem Patienten die notwendigen sozialen und emotionalen Fertigkeiten fehlten, um beziehungshaltige Gestaltungsanforderungen ohne die Hilfe der Mutter zu bewältigen, wird deren früher Tod für den Patienten ein Verstärkerverlust dargestellt haben. So blieb er vor allem nach dem Tod der Mutter auf sich alleine gestellt und lernte, emotionale Zustände und Anspannung durch vermehrtes Essen zu regulieren. Eine konstruktive Konfliktlösung gelang nicht. Er lernte nicht, auf Bedürfnisse seines Körpers zu achten. Bei gleichzeitigem Bewegungsmangel und aufgrund seiner sozialen Randrolle entstand so ein ausgeprägtes Übergewicht. Dies schwächte sein schon erniedrigtes Selbstwertgefühl. Es entstand ein Teufelskreis aus vermehrtem Essen zur Stress- und Emotionsregulation, Selbstablehnung und Isolation.

Infolge von Misserfolgserlebnissen in der Berufsfachschule dekompensiert er erstmals depressiv. Im Bewerbungsprozess und im Praktikum ist er mit sozialen und Problemsituationen konfrontiert, die seine Bewältigungskompetenzen übersteigen, weshalb es erneut zur Dekompensation kommt. Angst und körperliche Reaktion steigern sich wechselseitig zur Panik. Zudem fällt er durch sein Übergewicht unangenehm auf. Durch den Leistungsdruck und durch weitere Misserfolgserlebnisse sowie durch reale oder vermeintliche Ablehnung werden depressogene und sozialphobische Strukturen verstärkt. Dysfunktionale Selbstschemata werden immer mehr verfestigt.

2.10.5 Konkrete Problemdarstellung

Auslösende Situation (S): Herr J. ist im Kontakt mit anderen Menschen oder erlebt einen Rückschlag im Bewerbungsprozess. Aufgrund des negativen Selbstbildes, der geringen Selbstwirksamkeitsüberzeugungen, der erlernten Hilflosigkeit und der Unsicherheiten, auch bzgl. der Adipositas *(O)*, reagiert er mit erhöhter Anspannung und vegetativen Symptomen der Angst. Ebenfalls steigt bei ihm die Angst vor weiterer Gewichtszunahme *(Rphys)*. Er zieht sich immer mehr zurück, vermeidet soziale Situationen und lenkt sich mit PC-Spielen oder Essen ab. Dabei reguliert er seine innere Leere mit Essen und findet Befriedigung und Trost durch Essen *(Rbehav)*. Auf kognitiver Ebene reagierte er mit Gedanken, z. B.: „Ich bin nichts wert", „Ich schaffe nichts", „Die anderen lehnen mich ab, beurteilen mich negativ", „Ich bin fett und abstoßend", „Soziale Situationen sind potenziell gefährlich" *(Rkogn)*. Er fühlt sich traurig, hilflos, ängstlich, unsicher und minderwertig *(Remot)*.

In der Konsequenz *(C)* führt sein Vermeidungsverhalten kurzfristig zur Abnahme der Anspannung, Ängste und Unsicherheiten. Durch Scheinlösungen wie Essanfälle und Ablenkung durch Computerspiele kann er angstbesetzte und unangenehme Situationen und Gedanken vermeiden. Langfristig fühlt er sich zunehmend minderwertig, da er keine korrektiven Selbstwirksamkeitserfahrungen machen kann und sich die Ängste und sein Übergewicht verstärken. Dysfunktionale Muster bleiben bestehen und Herr J. gerät zunehmend in die Isolation.

Die beschriebene Symptomatik ist durchgängig vorhanden und verstärkt sich in belastenden und angstauslösenden Situationen. Die Symptomatik nimmt bei Vermeidungsverhalten kurzfristig ab *(K)*.

2.10.6 Diagnostische und differenzialdiagnostische Überlegungen

F33.1 G rezidivierende depressive Störung gegenwärtig mittelgradige depressive Episode; F40.1 G soziale Phobien; F50.4 G Essattacken bei sonstigen psychischen Störungen; F60.6 G ängstlich-vermeidende Persönlichkeitsstörung; E66 G Adipositas

2.10.7 Zielanalyse

Herr J. wünscht sich mithilfe der Therapie, selbstsicherer und weniger ängstlich und traurig zu werden. Er möchte lernen, mit Belastungen und Misserfolgserlebnissen besser umzugehen, und hat für sich auch das Ziel, abzunehmen. Auch wünscht er sich eine berufliche Perspektive.

2.10.8 Therapeutische Überlegungen

Aus therapeutischer Sicht ist es wichtig, dass Herr J. angstfreier und in seinem Selbstwertgefühl gefördert wird. Seine Autonomie und soziale Kompetenz sind zu fördern und Herr J. soll zu einem besseren Umgang mit zwischenmenschlichen Beziehungen gelangen und diese befriedigend für sich gestalten können. Er muss lernen, auf seine Bedürfnisse zu achten und mit Frustrationen umzugehen, anders als bisher über das Essen und Rückzugsverhalten. Es soll eine Flexibilisierung mit der Persönlichkeitsauffälligkeit einhergehender dysfunktionaler Denk- und Verhaltensmuster sowie eine Veränderung des Essverhaltens stattfinden.

2.10.9 Therapieplanung und Verlauf

Aufgrund der Persönlichkeitsauffälligkeit musste zunächst äußerst behutsam vorgegangen werden und der Aufbau einer tragfähigen Therapiebeziehung nahm viel Zeit in Anspruch. Es musste ein Rahmen geschaffen werden, in dem Herr J. sich öffnen, Vertrauen aufbauen und korrektive Erfahrungen sammeln kann. Dabei war es zunächst wichtig, mit Herrn I. ein individuelles Störungsmodell seiner Symptomatik unter Berücksichtigung der auslösenden und aufrechterhaltenden Bedingungen zu erarbeiten. Ihm konnten die Zusammenhänge zur eigenen Biografie und den internalisierten Schemata vermittelt werden. Negative Selbstschemata wurden mithilfe kognitiver Umstrukturierung und des ABC-Schemas identifiziert, im sokratischen Dialog kritisch hinterfragt und Mithilfe von positiven Selbstverbalisationen sukzessive modifiziert. Glaubenssätze wie „Ich bin ein Versager, ich schaffe nichts“ lernte Herr J. zu relativieren: „Manches ist mir bisher gelungen, manches nicht. Keiner ist perfekt, ich darf Fehler machen“. Negative Erwartungen in Bezug auf soziale Situationen („Die anderen lehnen mich ab, beurteilen mich negativ“) konnten ebenfalls reduziert werden. Herr J. lernte, sich selbst mehr anzunehmen und eine positivere Sicht seiner Umwelt aufzubauen („Einige mögen mich, einige nicht. Ich muss nicht von jedem gemocht werden“). Insgesamt konnte Herr J. an Selbstvertrauen und Selbstwirksamkeitserleben gewinnen. Selbstabwertende Grübeleien, die immer wieder auftraten, lernte er, mithilfe des Gedankenstopps zu unterbrechen und dann wieder positive selbstwertstärkende Selbstverbalisationen einzusetzen.

In geschütztem Rahmen konnten seine sozialen Fertigkeiten verbessert werden und er lernte einen angemesseneren Umgang mit beziehungshaltigen Gestaltungsanforderungen, sowohl im Kontext des Berufseinstiegs als auch privat.

Nach Erreichung ausreichender Stabilität konnte eine behutsame Konfrontation mit angstauslösenden, sozialen Reizen erfolgen. Mittels graduierter Konfrontation mit angstauslösenden, sozialen Situationen (z. B. Telefonate führen, Amtsgänge, Kontaktanbahnung und -pflege) konnte eine Verbesserung der sozialen Kompetenzen erreicht werden. Zunächst durch Beobachtungslernen in Rollenspielen, dann in vivo wurden Selbstsicherheit, Unabhängigkeit, Kommunikations-, Konflikt- und Abgrenzungsfertigkeiten von Herrn J. verbessert. Anfänglich fiel ihm der Transfer in den Alltag nicht leicht, zunehmend lernte er jedoch, Konflikte auszuhalten und funktional zu lösen (bspw. mit dem Vater oder im Kontext Arbeit). Er entwickelte immer mehr eine altersgerechte Autonomie und lernte, sich von seiner Ursprungsfamilie abzugrenzen. Er erreichte hierdurch ein höheres Maß an Selbstständigkeit und Verantwortungsübernahme im Alltag, sodass es ihm möglich wurde, Kontakt mit Fremden aufzunehmen und Dinge alleine zu bewältigen. (Smalltalk, Behördengänge, Telefonate). Auch wurde immer wieder der Bereich „Berufseinstieg“ durchgespielt.

Wichtig war vor diesem Hintergrund auch, die biografischen Entbehrungen und belastenden Erfahrungen zu bearbeiten. Er lernte, eigene Gefühle, Wünsche und Bedürfnisse besser bei sich wahrzunehmen. Dies half ihm, mit seinen Gefühlen in Kontakt zu kommen und diese ausdrücken zu können, statt diese als Hunger wahrzunehmen und vermehrt zu essen. Durch Achtsamkeitsübungen lernte er, zu körperlichem Wohlbefinden zu gelangen, ohne essen zu müssen. Er konnte dabei unterstützt werden, seine Stimmung durch Aktivitäten und Ressourcen selbstständig zu verbessern und funktionaler zu handeln. Allerdings zeigte sich im Verlauf auch eine übersteigerte Erwartung an eine Gewichtsabnahme. Hier war es wichtig, seine Erwartungen realistisch zu beleuchten und ihm eine realistische Gewichtsabnahme zugänglich zu machen, im Einklang mit seinen Körperbedürfnissen. Über das Erlernen eines Entspannungsverfahrens wurde er in die Lage versetzt, aufkommende Anspannung, die mit erhöhtem Heißhunger einherging, zu vermindern und es erfolgte eine gezielte Edukation zu Ernährung und Gewicht. Zunehmend konnte Herr I. ein gesundes Essverhalten aufbauen, durch strukturierte Esstage und eine exakte Protokollierung seiner Ernährung, unter Einbezug von Hunger, Sättigung sowie Gedanken, Emotionen und Verhaltensweisen.

Ein wichtiger Erfolg der Therapie war, dass Herr J. dazu motiviert werden konnte, sportlich aktiver zu werden. So begann er, regelmäßig Fahrrad zu fahren. Er baute sein Freizeitverhalten aus, nahm einige Kontakte auf und wurde in seinem Selbstwertgefühl unabhängiger von seinem Gewicht. Hier half ihm, dass er es im Verlauf der Therapie schaffte, einige Kilogramm abzunehmen.

Er war insgesamt deutlich aktiver geworden und gegen Ende der Therapie kam bei ihm immer mehr der Wunsch auf, sich eine eigene Wohnung zu suchen. Beruflich konnte er zunächst zu mehr Stabilität und Zufriedenheit gelangen und sich hier eine Perspektive aufbauen. Er fand schließlich eine Stelle in einem namhaften Unternehmen in der Finanzabteilung.

Leider erwiesen sich die Fortschritte jedoch gegen Ende als noch nicht weitreichend genug. Insbesondere Schemata, die mit der Persönlichkeitsauffälligkeit einhergehen, waren äußerst rigide. So kam es schließlich zu beziehungshaltigen Gestaltungsanforderungen und Arbeitsaufgaben, welche die Bewältigungskompetenzen von Herrn J. überstiegen und ihn überforderten (bspw. Konflikte mit den Mitarbeitern, Telefonate). Hierdurch wurde ein Rückfall in depressogene Strukturen und Angstanfälle ausgelöst. Die in diesem Zusammenhang herabgesetzte Konzentrationsfähigkeit von Herrn J. führte dann zu Fehlern. Dies wiederum führte dazu, dass er durch eine für seine Position eigentlich angemessene Aufgabenzuteilung so unter Druck geriet, dass es zu einer krisenhaften Zuspitzung mit suizidalen Gedanken kam. Die Notfallkette griff, es kam zu einer stationären bzw. teilstationären Behandlung, aus welcher Herr J. stabilisiert entlassen werden konnte. Im Anschluss wurde an der Klärung der beruflichen Perspektive weitergearbeitet, auch unter Einbezug des Vaters, der sich zunehmend als unterstützend erwies. Herr J. selbst kann erstmals über die Möglichkeit einer Arbeit in geschütztem Rahmen sprechen und dies als Alternative für sich zunehmend akzeptieren. So wurde geplant, dass er zunächst eine kleinere Aushilfstätigkeit annimmt, um ihn zu fordern, ohne ihn zu überfordern. Auch war es wichtig, dass er mehr finanzielle Unabhängigkeit und Autonomie erreicht, bevor dann eine auf seine Bedürfnisse und Grenzen zugeschnittene berufliche Perspektive gearbeitet wurde.

2.11 Völlig am Ende

2.11.1 Vorstellungsgrund und Problematik

Der 47-jährige Herr K. berichtet im Erstgespräch, dass er zum einen unter massiven Schmerzen leide und zum anderen durch seinen Kampf mit den Behörden (Krankenkasse, Arbeitsamt) „völlig am Ende“ sei. Er wisse einfach nicht mehr weiter. Er habe vor zwei Jahren seinen Arbeitsplatz verloren und kein eigenes Einkommen mehr, da seine Frau berufstätig sei und er kein Hartz IV bekomme. Ein Rentenantrag sei abgelehnt worden. Er habe vor dem Arbeitsplatzverlust bereits unter vielfältigen Schmerzen gelitten, diese seien aber „gerade noch erträglich“ gewesen. Seit dem Verlust seiner Arbeitsstelle habe sich jedoch alles zugespitzt und verstärkt. Zudem kommt es immer wieder zu Konflikten mit seinem Schwager, was ihn zusätzlich belaste. Er leide unter permanenten Schmerzen und Verspannungen in den Gelenken, im Nacken und den Beinen sowie unter Kreuz- und Kopfschmerzen, verbunden mit immer schwerer werdenden Depressionen bis hin zu Suizidgedanken. Zudem leide er unter Zukunftsangst und Perspektivlosigkeit. Er fühle sich nur noch ohnmächtig und hilflos, wobei er sich inzwischen „völlig aufgegeben“ habe. Er übe keine Hobbies mehr aus und schlafe viel, fühle sich „nichts mehr wert“. In seinem Leben sei er immer ausgegrenzt und abgelehnt worden.

2.11.2 Psychopathologischer Untersuchungsbefund

Bei Herrn K. handelt es sich um einen großen und stark übergewichtigen Mann. Er macht einen sehr verunsicherten und sehr ängstlichen Eindruck. Er wirkt sehr misstrauisch und vorsichtig. Bei der Begrüßung hat er einen feuchten Händedruck. Die gesamte Erscheinung ist sehr kraftlos und erschöpft, die Stimmung ist deutlich depressiv gedrückt bei eingeschränkter Schwingungsfähigkeit. Es fällt ihm sehr schwer, über persönliche und unangenehme Themen zu sprechen. Deutlich wird seine Scham dafür, dass er Hilfe in Anspruch nehmen muss. Gedanklich überwiegen Selbstabwertung und Minderwertigkeitserleben. Allerdings besteht auch eine passiv-aggressive Tendenz. Herr K. ist wach, bewusstseinsklar und allseits orientiert. Die intellektuelle Leistungsfähigkeit ist im unteren Durchschnittsbereich einzuschätzen. Es bestehen Konzentrations- und Merkstörungen. Die Aufmerksamkeit und Wahrnehmung sind intakt. Es zeigen sich keine Hinweise auf Wahn, psychotisches Erleben oder Zwangsphänomene. Herr K. berichtet von sehr regelmäßig vorhandenen Suizidgedanken, von denen er sich jedoch glaubhaft distanzieren kann und die er bekämpfen wolle.

Neben einem massiven Übergewicht liegen eine arterielle Hypertonie und ein Diabetes mellitus vor. Seit der Kindheit bestehe eine Neurodermitis. Herr K. befand sich zwei Mal in Folge in einer psychiatrischen, tagesklinischen Behandlung wegen seiner Schmerzen und der Depressionen mit Suizidgedanken nach Arbeitsplatzverlust und Ablehnung des Rentenantrags. In der Tagesklinik sei eine ambulante Schmerztherapie durchgeführt worden.

2.11.3 Anamnese und Biografie

Herr K. sei mit seinen drei jüngeren Brüdern zunächst bei beiden Elternteilen aufgewachsen. In seinem siebten Lebensjahr sei der Vater verstorben. Im zwölften Lebensjahr habe er einen Stiefvater bekommen. Seine Mutter (+19 Jahre, Näherin) habe ihn nie geliebt und ihn als „Last“ empfunden. Er habe sich von ihr immer abgelehnt gefühlt. Er sei viel zu den Großeltern abgeschoben worden, die seine Ersatzeltern geworden seien. Von ihnen habe er viel Liebe und Verständnis erhalten, sie haben ihn gut versorgt und seien für ihn da gewesen. Der leibliche Vater (+ 30 Jahre, Arbeiter) sei Trinker und Spieler gewesen, er wird als sehr streng und gewalttätig geschildert. Herr K. habe immer Schläge dafür bekommen, wenn seine jüngeren Geschwister etwas angestellt hatten. Nach dem Tod des Vaters hätten seine schulischen Leistungen „extrem“ nachgelassen, er habe allein getrauert und viele Albträume gehabt. Der Stiefvater habe zwei Kinder aus erster Ehe mit in die Familie gebracht. Diese habe er stets bevorzugt, während er Herrn K. regelmäßig mit einem Knüppel geschlagen habe. Die jüngeren Brüder hätten alle die Sonderschule besucht. Sie werden als „Spieler, Säufer und Macho-Typen“ beschrieben, zu ihnen bestehe kein Kontakt. Die Mutter lehne seit zehn Jahren jeglichen Kontakt zu Herrn K. ab, worunter er sehr leide.

In die Hauptschule sei Herr K. nur ungern gegangen. Er sei ein zurückhaltendes und ängstliches Kind gewesen und wegen seines Übergewichts immer gehänselt worden. Aufgrund einer Lernschwäche habe er schlechte Noten gehabt und die erste und fünfte Klasse wiederholen müssen.

Seine berufliche Tätigkeit als Maurer und Metallarbeiter habe ihm zunächst gut gefallen, später habe er sich ausgenutzt und gemobbt gefühlt. Zudem habe er unter sehr schlechten Bedingungen arbeiten müssen. Er habe wenig Urlaub, kein Weihnachtsgeld und keinen Überstundenausgleich bekommen. Zuletzt sei er dazu gezwungen worden, einen schlechteren Vertrag zu unterschreiben.

Herr K. sei mit seiner „Traumfrau“, einer 40-jährigen Akademikerin (Technikerin) verheiratet. Die Beziehung sei sehr gut und harmonisch. Seine Ehefrau sei allerdings selbst beruflich und gesundheitlich sehr belastet, leide unter Asthma und Weichteilrheuma sowie unter massiven Rückenschmerzen und einer Herzerkrankung. Das Paar habe lange versucht, Kinder zu bekommen. Er selbst sei unfruchtbar gewesen und die wiederholten Befruchtungsversuche durch eine Samenbank seien erfolglos gewesen. Eine Adoption sei nicht bewilligt worden.

Als belastend erlebe Herr K. zudem die Konflikte mit einem Schwager. Soziale Außenkontakte fänden nur noch zweimal im Jahr statt. Herr K. habe bis heute den Tod der Großeltern vor 22 Jahren nicht verkraftet. In den letzten Jahren habe er zudem zwei gute Freunde durch Tod verloren.

2.11.4 Problem- und Verhaltensanalyse

Herr K. leidet unter einer anhaltenden somatoformen Schmerzstörung mit Erschöpfungsdepression. Die Symptomatik hat sich aufgrund langjähriger Arbeitslosigkeit und dem damit verbundenen Kampf mit den Behörden und der Krankenkasse entwickelt. Im Hintergrund steht eine abhängige Persönlichkeit, wodurch sowohl Selbstwertgefühl als auch Selbstwirksamkeitserleben von Herrn K. erheblich beeinträchtigt sind. Die Verluste nahestehender Bezugspersonen und die jahrelange vergebliche Bemühung, mit seiner Frau Kinder zu bekommen, ist als Verstärkerverlust zu werten.

Als Erklärung für die Entstehung der Störung sind die lerngeschichtlichen Erfahrungen in einer lieblosen und von Gewalt geprägten Herkunftsfamilie zu sehen. Die Mutter, wie auch der Stiefvater, werden als sehr hart und lieblos beschrieben und zeigten kein Modellverhalten für Liebe, Geborgenheit und Selbstfürsorge. Herr K. hat fast ausschließlich, mit Ausnahme der Großeltern und seiner späteren Ehe, abwertende und ablehnende Beziehungserfahrungen gemacht, die mit viel Gewalt verbunden waren. Dies hat früh den Boden der Angst und Unsicherheit bereitet und Schemata gelernter Hilflosigkeit aktiviert. So machte er früh die Erfahrung, in allen Qualitäten auf sich allein gestellt zu sein, und musste den Tod des Vaters alleine bewältigen. Vor diesem Hintergrund konnte er kein positives Selbstwertgefühl entwickeln. Auch konnte er nicht lernen, für seine Bedürfnisse einzustehen, negative Gefühle und Schwächen in ein positives Selbstbild zu integrieren und Konflikte auszutragen. Eine angemessene Selbstwirksamkeitserwartung sowie Konfliktbewältigungskompetenz konnten sich nicht ausbilden. Er erlebt seine Umwelt schon in der Kindheit und Jugend als unkontrollierbar. Er konnte kein Sicherheitsgefühl aus sich selbst heraus entwickeln und bildete eine passiv-aggressive Haltung angesichts von Problemsituationen heraus. Die als Kind erlebte Diskontinuität in Bindungen setzt sich im Lebenslauf und den Stimmungen des Patienten fort. Die mangelnde positive Verstärkung und das Gefühl, gegenüber den Stiefbrüdern zurückgesetzt zu werden, führte zur Etablierung von starken Minderwertigkeitsgefühlen. Insgesamt konnte er in seinem Familienklima keinen angemessenen Umgang mit belastenden Emotionen erlernen. Herr K. stellt eigene Bedürfnisse zurück, unterdrückt aversive Gefühle und ist nicht in der Lage, auftretende Probleme und Konflikte konstruktiv zu lösen, sodass er diese somatisch beantwortet. Da Herr K. den offenen und direkten Ausdruck seiner Gefühle und Bedürfnisse sowie die Durchsetzung seiner Grenzen nicht gelernt hat, spielen körperliche Prozesse beim Emotionsausdruck und der Emotionsregulation eine große Rolle. Die Belastungen in der Vergangenheit stellten für ihn eine massive Überforderung dar. Diesen war er nicht gewachsen, was zu einer Verstärkung physiologischer Beschwerden führte. Belastende lebensgeschichtliche Ereignisse, wie beispielsweise die Probleme mit den Behörden, die Konflikte mit dem Schwager etc. aktualisierten und verfestigten dysfunktionale Denkmuster. Seine negative Haltung gegenüber sich selbst generalisierte sich auf die Umwelt und die Zukunft. Die darüber immer wieder entstehenden Frustrationen führten schließlich in einen Teufelskreis von Selbstabwertung und Erschöpfung. Wobei sich die Schmerzsymptomatik bei wiederholten Anstrengungen und Bemühungen, doch noch etwas zu erreichen, verstärkte.

2.11.5 Konkrete Problemdarstellung

Auslösende Situation (S): Herr K. ist arbeitsunfähig und durch familiäre Todesfälle und Konflikte belastet. Er ist durch chronische Schmerzen körperlich eingeschränkt. Aufgrund der selbstunsicheren und dependenten Persönlichkeitszüge, seiner defizitären Problem- und Konfliktbewältigungsstrategien sowie seiner hohen Erwartung von Annahme und Verständnis bzgl. seiner Person *(O)* reagiert er auf der Verhaltensebene mit deutlichem Verweigerungs- und Konfliktvermeidungsverhalten. In der Folge kommt es zu Rückzugsverhalten und Selbstabwertung. Auch resigniert er *(Rbehav)*. Er fühlt sich ohnmächtig, hilfslos, traurig und ist voller Schamgefühle und unterdrückter Wut *(Remot)*. Selbstabwertende und dysfunktionale Kognitionen wie „ich bin nicht liebenswert", „keiner nimmt mich ernst", „mein Leben ist nichts wert, ich muss mich umbringen" sind die Auswirkung *(Rkogn)*. Dieser dysfunktionale Gedankenkreis verstärkt die Symptomatik und das Schmerzerleben bis hin zur Erschöpfung *(Rphys)*.

In der Konsequenz führt sein Vermeidungsverhalten kurzfristig zur emotionalen Entlastung sowie zur Reduktion der inneren Anspannung. Durch Rückzug in depressive Verhaltensweisen stellt sich ein Schonverhalten ein *(C)*. Langfristig bleiben alternative Bewältigungsstrategien unerprobt. Herr K. fühlt sich zunehmend minderwertig, da er keine korrektiven Selbstwirksamkeitserfahrungen machen kann. Dysfunktionale Verhaltensweisen bleiben bestehen und die Schmerzen, Versagensgefühle und Scham verstärken sich. Herr K. blockiert sich selbst in seiner Handlungsfähigkeit. Durch seine Resignation bleiben Ressourcen ungenutzt und er zieht sich immer mehr aus dem Leben zurück.

Die beschriebene Symptomatik ist durchgängig vorhanden und verstärkt sich in belastenden und konfliktreichen Situationen *(K)*.

2.11.6 Diagnostische und differenzialdiagnostische Überlegungen

F45.4 G anhaltende somatoforme Schmerzstörung; F48.0 G Erschöpfungsdepression vor dem Hintergrund einer abhängigen Persönlichkeitsstörung mit passiv-aggressiven Tendenzen; E66 G Adipositas

2.11.7 Zielanalyse

Herr K. erhoffe sich von der Therapie, Halt und Unterstützung zu finden, um sich wieder zu stabilisieren und seinem Leben einen neuen Sinn zu geben. Er wolle alte Verletzungen aufarbeiten und mehr Selbstvertrauen gewinnen. Außerdem brauche er Kraft, um sich gegenüber den Behörden weiter für sich einzusetzen. Insgesamt wünscht er sich wieder mehr Lebensfreude und einen unbeschwerteren Alltag. Er wolle sich zudem eine Perspektive schaffen und wieder aktiver werden. Auch wünscht er sich, dass er es schafft, sich emotional von seiner Mutter zu lösen, da seine Kontaktversuche zu ihr immer wieder scheitern.

2.11.8 Therapeutische Überlegungen

Aus therapeutischer Sicht ist es wichtig, dass Herr K. einen angemessenen Umgang mit seinen Schmerzen erlernt. Er soll wieder mehr Freude erlangen und in die Lage versetzt werden, seinen Alltag schmerzfreier zu bewältigen. Die aktuelle Problematik mit den damit verbundenen Beschwerden gilt es reduzieren und langfristig ist es wichtig, die negative Grundeinstellungen und selbstunsicheren, abhängigen Persönlichkeitszüge abzubauen.

2.11.9 Therapieplanung und Verlauf

Herr K. nahm trotz anfänglichen Misstrauens die Therapie sehr motiviert und gewissenhaft wahr. Im Verlauf erlebte er die therapeutischen Sitzungen zunehmend als entlastend und stützend. Insbesondere die Tatsache, dass er sich (abgesehen von seiner Ehefrau) erstmals richtig angenommen und wertgeschätzt fühlte, entlastete ihn spürbar.

Er gewann zunehmend eine Einsicht in die Ursache und Aufrechterhaltung seiner Symptome und konnte den Zusammenhang zwischen körperlichen und psychischen Prozessen realisieren. Auch konnte ihm die Wechselwirkung zwischen seiner Schmerzsymptomatik und der depressiven Störung verstehbar gemacht werden. Er lernte, welchen Einfluss sein Verhalten und seine Überzeugungen auf die wahrgenommenen Symptome haben. Im Rahmen einer ambulanten Schmerztherapie hatte Herr K. bereits viel Wissen im Umgang mit der Symptomatik erworben. Es galt allerdings, dieses Wissen „aufzufrischen" und vor allem eine bessere Akzeptanz der Erkrankung herzustellen und gleichzeitig das Gefühl von Selbstwirksamkeit zu verstärken.

In der Behandlung wurde besonderer Wert darauf gelegt, dass Herr K. lernte, seine depressiven Grundannahmen zu hinterfragen und zu modifizieren. So gelang es ihm zunehmend besser, sich mit positiven Selbstaussagen zu verstärken und Erwartungen zu formulieren. Diese neuen Verhaltensweisen gingen immer wieder mit starken Unsicherheiten einher. So kam es zu starken Schuldgefühlen, wenn er sich für seine Belange einsetzte. Auch fiel es ihm schwer, seine Schmerzen und körperlichen Einschränkungen zu akzeptieren. Hier wurde die kognitive Umstrukturierung verstärkt eingesetzt und er lernte, seine körperlichen Einschränkungen zu akzeptieren, anstatt diese als Schwäche zu interpretieren. Die Fähigkeiten zur Selbstfürsorge wurden in diesem Zusammenhang weiter ausgebaut und generalisiert.

Die gute Beziehung zu seiner Ehefrau konnte Herr K. nutzen, um sich in seiner Fähigkeit zur Abgrenzung und im Eingehen von Konflikten zu üben. Hierdurch konnte er auch erleben, dass es entlastend ist, die Sorgen über die bspw. finanzielle Lage offen anzusprechen und zu teilen. Die gute Beziehung zu seiner Ehefrau ist einerseits als Ressource zu erachten, gleichzeitig auch ein „Risikofaktor", da sich Herr K. sehr abhängig von ihr macht. Er sucht wenig andere Kontakte und sorgt sich über seine eigene Problematik hinaus sehr um seine Frau. Diese wurde schließlich in die Therapie mit einbezogen und zeigte sich bereit, ihren Mann in der aktiven Gestaltung seines Lebens und seines Alltags zu unterstützen. Dazu zählten der Aufbau eines geregelten Tagesrhythmus und die Verstärkung sozialer Kontakte und positiver Aktivitäten außerhalb der Partnerschaft.

Die depressive Symptomatik konnte so im Verlauf sukzessive vermindert werden und Herr K. erlebte sich wieder motivierter und weniger niedergeschlagen. Er nahm wieder wesentlich mehr am sozialen Geschehen teil und hat bspw. alte Kontakte intensiviert, ist nicht mehr so sehr nur auf seine Partnerin fixiert. Dies gab ihm sehr viel Selbstvertrauen. Mithilfe der Achtsamkeitsübungen konnte er außerdem bereits in großem Maße seine Fähigkeiten verbessern, seine eigenen Gefühle und Bedürfnisse wahrzunehmen. Insgesamt gelang es ihm, Anspannung gezielt abzubauen und damit auch die Schmerzsymptomatik zu reduzieren.

Im Hinblick auf den Schwager konnte nur vorsichtig eine Konfliktklärung erfolgen, da dieser mit Unverständnis reagierte, was Herrn K. stark belastete. In Belastungssituationen und bei Misserfolgen zeigte sich immer wieder, wie verfestigt seine Symptomatik doch ist. Sukzessive wurde am Aufbau von Selbstfürsorge, Selbstakzeptanz und Selbstsicherheit gearbeitet. In diesem Zusammenhang wurde auch seine Konfliktbereitschaft verbessert. Herr K. wurde zunehmend mutiger, zu sich selbst zu stehen.

Durch die Therapie erfuhr er Unterstützung dabei, den Widerspruch gegen die Ablehnung des Rentenantrags auf den Weg zu bringen und sich weiter in seiner schwierigen Situation für sich einzusetzen. Herr K. zeigte wieder Mut zu „kämpfen“ und mehr zu seiner Meinung zu stehen, unabhängig davon, was andere von ihm halten.

Zunehmend war er in der Lage, seine Krankheit zu akzeptieren und sich aus der emotionalen Bindung zu seiner Mutter zu lösen. So unternahm er keine Versuche mehr, Kontakt zu und Anerkennung von ihr zu bekommen. Er selbst bemerkte, dass er weniger „vertrauensselig“ geworden ist und sich nicht mehr von „anderen ausnutzen“ lässt. Er hat sich von einigen falschen Bekannten distanziert, was er im Rahmen von Übungen zur sozialen Kompetenz erzielte.

Zudem wurde mit Herrn K. eine gesündere Lebensweise thematisiert in Hinblick auf einen selbstfürsorglichen Umgang mit sich. Mit seinem starken Übergewicht hatte er sich bisher zwar „abgefunden“, es stellte sich im Verlauf jedoch heraus, dass er bereits seit seiner Kindheit erheblich darunter leidet und etwas verändern möchte, sich aber hilflos fühlt. Er konnte für eine Gewichtsabnahme motiviert werden, was im letzten Abschnitt der Therapie dann in den Fokus rückte.

2.12 Keine Bodenhaftung

2.12.1 Vorstellungsgrund und Problematik

Die zum Zeitpunkt des Erstgespräches 50-jährige Frau L. kommt auf Empfehlung ihres behandelnden Neurologen in die psychotherapeutische Behandlung. Sie berichtet, dass sie seit ca. drei Jahren unter Gangstörungen, Gleichgewichtsstörungen und Schwindel leide. Damals sei sie „aus heiterem Himmel“ nachts mit Unwohlsein aufgewacht und dann im Bad ohnmächtig geworden. Zudem seien Übelkeit, Erbrechen, Beklemmungsgefühle sowie Hitze- und Kältewallungen aufgetreten. Seitdem habe sie viele Untersuchungen über sich ergehen lassen. Sie müsse sich permanent festhalten, habe einen torkelnden Gang und falle zwischendurch immer wieder um. Beim Geradeausgehen habe sie oft einen Drall nach links, was insbesondere bei Beobachtung durch andere Menschen immer wieder zu neuen beleidigenden Äußerungen führe. Sie schäme sich, wolle nicht für eine Alkoholikerin gehalten werden und sei vollkommen ratlos im Umgang mit den Gleichgewichtsstörungen. Frau L. fühle sich ihren körperlichen Symptomen gegenüber hilflos und ausgeliefert. Sie ziehe sich immer mehr zurück. Jegliche Aktivitäten habe sie aufgegeben, auch da die durch die Gangstörung aufgetretenen orthopädischen Beeinträchtigungen zu erheblichen Schmerzzuständen führen würden. Sie kenne eine Reihe weiterer körperlicher Missempfindungen, bspw. unterschiedlichste Allergien, diverse wechselnde Nahrungsmittelunverträglichkeiten, Ohrgeräusche (in Form von Klingeln oder Rauschen), Migräne und Verspannungen. Diese hätten sich über die Jahre hinweg immer wieder verändert. Der Antrieb sei reduziert und sie klage über Grübeln, Freudverlust sowie Konzentrations- und Gedächtnisstörungen.

Vor Beginn der Symptomatik habe sie sich in einer massiven Belastungssituation befunden. So sei eine gute Freundin verstorben („meine beste

Ansprechpartnerin") und zeitgleich habe es Veränderungen in ihrem Friseurbetrieb gegeben. Mithilfe einer Therapie wolle sie insbesondere ihr Gesundheitsbild positiv verändern und wieder gesund und arbeitsfähig werden.

2.12.2 Psychopathologischer Untersuchungsbefund

Frau L. ist eine Frau mit androgynen Gesichtszügen, die schwankend die Praxis betritt. Dabei zeigt sich eine deutliche Neigung, ihr Gleichgewicht linksseitig zu verlieren. Sie wirkt misstrauisch zugewandt, etwas exaltiert und im sprachlichen sowie nonverbalen Ausdruck schwingt Verteidigungsbereitschaft und Empörung mit. Die Stimmungslage ist dysphorisch und ambivalent. Dabei sind fast immer Schwierigkeiten bei der Äußerung von Gefühlen im emotionalen Bereich festzustellen. Ein phobisches Vermeidungsverhalten in Bezug auf die Auffälligkeit der Symptomatik zeigt sich jedoch nicht. Sie könne sich diesbezüglich in der Öffentlichkeit gut abgrenzen, auch wenn es ihr schwerfalle, weil sie nicht den Eindruck erwecken möchte, dass ihr Schwanken vom Alkohol oder ähnlichem her komme.

Mit ihrer Situation bzw. Symptomatik wirkt sie nicht unzufrieden, jedoch lässt sich eine Betroffenheit bezüglich der Ursprungsfamilie erkennen. Bei diesem Thema fängt Frau L. an zu weinen. Die Intelligenz erscheint nach klinischem Eindruck im durchschnittlichen Bereich zu liegen. Konzentrations- und Gedächtnisstörungen werden berichtet. Der Antrieb erscheint gemindert bei deutlich überhöhter psychomotorischer Anspannung. Es werden zahlreiche und seit vielen Jahren bestehende wechselnde körperliche Missempfindungen berichtet. Frau L. ist zu allen Bewusstseinsinhalten voll orientiert. Es zeigt sich kein Anhalt für inhaltliche Denkstörungen. Das formale Denken ist durch Grübeln geprägt. Es zeigen sich keine Zwangssymptome, ebenso keine psychotischen Symptome. Kein Medikamenten-, Drogen- oder Alkoholabusus. Frau L. ist nicht suizidal.

In der bisherigen Krankheitsanamnese gab es keine ernsthaften Erkrankungen; zwei nicht näher zu erwähnende Operationen in der Vergangenheit. Frau L. leidet unter einem paroxysmalen Lagerungsschwindel, der umfangreich organmedizinisch abgeklärt wurde. Sie leide des Weiteren unter verschiedenen Allergien (Pflaster, Pollen, Hausstaub, Milben, Duftstoffe). Aufgrund ihrer Erkrankung war sie zweimal in Folge in einer psychosomatischen Klinik. Es findet eine begleitende psychiatrische Behandlung statt. Frau L. macht eine Ergotherapie zur Verbesserung der Körperwahrnehmung. Aktuelle Medikation: Atarax, Kliogest.

2.12.3 Anamnese und Biografie

Frau L. sei als zweitältestes Kind gemeinsam mit vier leiblichen Geschwistern zunächst bei beiden Elternteilen und nach deren Scheidung bei der Mutter aufgewachsen. Die Atmosphäre sei immer sehr angespannt und kühl und in der Kindheit vom Alkoholkonsum des Vaters (+ 20 Jahre, Maler) geprägt gewesen. Wenn er getrunken habe, sei er gewalttätig geworden. Er sei vor 20 Jahren an einem Herzinfarkt verstorben. Das Verhältnis zur aufopferungsvollen und kühlen Mutter (+ 21 Jahre, Hausfrau) sei heute wie damals gut. Die Mutter sei stets für ihre Kinder da gewesen. Dennoch seien die Großeltern väterlicherseits die Hauptbezugspersonen für Frau L. gewesen. Bei ihnen habe sie die körperliche Nähe bekommen, die sie von den Eltern nie erfahren habe. Drei Jahre nachdem sich ihre Eltern getrennt haben (im Alter von 14 Jahren), habe die Mutter erneut geheiratet. Aus dieser Ehe seien zwei Halbgeschwister (– 14 Jahre, – 18 Jahre) hervorgegangen. Mit den Geschwistern habe sich Frau L. immer gut verstanden. Als älteste Tochter habe sie schon früh im Haushalt mithelfen müssen und viel Verantwortung übernommen.

Als Kind sei Frau L. schüchtern und sensibel sowie stets „auf der Suche nach Liebe" gewesen. Nach ihrem Hauptschulabschluss habe sie eine Lehre zur Friseurin gemacht. Seitdem habe sie durchgängig in diesem Beruf gearbeitet. Seit ca. drei Jahren sei Frau L. arbeitsunfähig. Seit einem Jahr sei sie zeitlich berentet.

Frau L. sei in zweiter Ehe verheiratet, Kinder habe sie keine. Ihr jetziger Ehemann (56 Jahre, Schlosser) sei ihr Traummann und die Partnerschaft verlaufe insgesamt sehr liebevoll. Sie habe ihn vor 15 Jahren in einem Krankenhaus kennengelernt. Gemeinsame Aktivitäten gebe es jedoch kaum. Er sei aber sehr um sie besorgt.

In Ihrer Freizeit habe sie früher viel unternommen (u. a. Spazierengehen, Zoo, Theater, Kino, Shopping). Sie habe ihre Aktivitäten aufgrund der erlebten Beeinträchtigungen jedoch zunehmend vernachlässigt. Meist lese sie oder sie kümmere sich um ihre Mutter und Geschwister.

2.12.4 Problem- und Verhaltensanalyse

Frau L. weist vor dem Hintergrund einer für sie nicht zu bewältigenden Belastungssituation eine dissoziative Bewegungsstörung, eine undifferenzierte Somatisierungsstörung sowie depressive Symptome im Rahmen einer Anpassungsstörung auf.

Die körperlichen Beschwerden können als Ausdruck ihrer erheblichen emotionalen Belastung und Überforderung gewertet werden, da sie zunächst versucht, weiter zu funktionieren und sich ihre aversiven Gefühle immer mehr aufstauen. Sie kann die ausgelösten negativen Emotionen weder differenziert wahrnehmen oder ausdrücken noch erfolgreich regulieren. Dies erhöhte ihre Stressreagibilität, mit daraus resultierenden Anspannungen, was zur beschriebenen Symptomatik führte. Frau L. ist in einem angespannten, wenig Halt gebenden und von wenig emotionaler Zuwendung, Wertschätzung und Wohlwollen geprägten Erziehungsmilieu aufgewachsen. Durch den Alkoholismus des Vaters erfährt sie nur wenig Stabilität und wird von den Eltern emotional nicht ausreichend versorgt. Schon früh musste sie als älteste Tochter Verantwortung übernehmen. Für die Gefühle und Bedürfnisse von Frau L. scheint dabei kein Raum gewesen zu sein. Vor diesem Hintergrund lernte sie bereits früh, eigene Belange zurückzunehmen und sich an die an sie gestellten Anforderungen anzupassen, um Konflikte zu vermeiden und die Zuwendung der Mutter nicht zu verlieren. Am Modell der kühlen Mutter, die alles für die Familie aufgegeben hat, hat sie zudem nicht gelernt, eigene Bedürfnisse, Wünsche, Gefühle und Grenzen wahrzunehmen und adäquat zu äußern. Auch lernte sie nicht, sich ein gutes Selbstmanagement, auch im Sinne der Selbstfürsorge, anzueignen.

Das kindliche Bedürfnis nach Anerkennung, Nähe, Akzeptanz, liebevoller Aufmerksamkeit sowie einer engen, vertrauensvollen Bindung an die primären Bezugspersonen wurde nicht ausreichend befriedigt. Dies dürfte bereits früh den Boden der Angst und Unsicherheiten genährt haben. Im Kontext fehlender Hilfen durch erwachsene Bezugspersonen und adäquate Modelle erwarb Frau L. defizitäre Konfliktbewältigungs-, Problemlöse- und Emotionsregulationsstrategien. Es fanden kaum Gefühlsverbalisationen innerhalb der Familie statt, sodass sich entsprechende Kompetenzen nicht entfalten konnten. Frau L. attribuierte die belastenden Familienumstände internal, was zu dysfunktionalen Überzeugungen führte. Zudem konnte sie vor dem Hintergrund ihrer Familiengeschichte ein nur fragiles Sicherheitsgefühl entwickeln.

Zur Stabilisierung des Selbstwertgefühls entwickelte sie erhöhte Leistungs- und Anpassungsstandards und ausufernde Verantwortungsübernahme bei fehlender Berücksichtigung eigener Grenzen und Bedürfnisse. Sowohl im beruflichen als auch im privaten Bereich versucht sie, es allen recht zu machen und die an sie gestellten Erwartungen ohne Rücksicht auf die eigene Belastungsgrenze zu erfüllen. So geriet sie zunehmend in eine Überforderungssituation bis hin zur Dekompensation mit der beschriebenen Symptomatik. Der Tod der Freundin als beste Ansprechpartnerin und die beruflichen Probleme stellten einen wichtigen Verstärkerverlust dar, ebenso ihr Rückzug in Folge. Ihr Sicherheitsgefühl wurde erschüttert und Schemata gelernter Hilflosigkeit wurden aktualisiert. Zur angemessenen Grenzziehung und funktionalen Bewältigung belastender Emotionen fehlen Frau L. die notwendigen Fertigkeiten. Sie kann ihre Belastung deshalb nur indirekt über körperliche Symptome ausdrücken. Indem die Patientin sich auf die körperlichen Schmerzsymptome fokussiert bzw. dissoziiert, kann sie eine Auseinandersetzung mit belastenden emotionalen Inhalten vermeiden.

2.12.5 Konkrete Problemdarstellung

Auslösende Situation (S): Frau L. befindet sich in einer beruflichen und privaten Belastungssituation. Aufgrund ihrer geringen Stressbewältigungsfähigkeit, Dissoziationsneigung, mangelnder Selbstfürsorge und Emotionsregulation *(O)* ist sie nicht in der Lage, die Situation emotional zu bewältigen und gerät zudem in die Selbstüberforderung durch Hilfeverpflichtung. Positive Aktivitäten und Erlebnisse reduzieren sich aufgrund der permanenten Überforderung *(Rbehav)*, worauf Frau L. mit Hilflosigkeit, Ratlosigkeit und Freudverlust reagiert *(Remot)*. Dies mündet schließlich in die Depression. Selbstabwertende und dysfunktionale Kognitionen sowie ständiges Grübeln *(Rkogn)* verstärken die Anspannung, Unruhe und Antriebsminderung. Frau L. neigt zu Schwindel und wechselnden körperlichen Missempfindungen *(Rphys)*.

In der Konsequenz führt ihr Rückzugsverhalten kurzfristig zur emotionalen Entlastung durch die

Schonhaltung. Auch erfährt Frau L. Zuwendung durch Ausdruck von Schmerzen durch den Ehemann – sekundärer Krankheitsgewinn *(C)*. Langfristig wird das dysfunktionale Bewältigungsverhalten negativ verstärkt und Überforderungs- und Hilflosigkeitsgefühle verstärken sich. Frau L. konzentriert sich weiterhin auf die körperlichen Symptome und versinkt in besorgten Grübelschleifen, die physiologische Anspannung bleibt bestehen.

Die beschriebene Symptomatik ist durchgängig vorhanden und verstärkt sich in belastenden und konfliktreichen Situationen *(K)*.

2.12.6 Diagnostische und differenzialdiagnostische Überlegungen

F43.2 G Anpassungsstörungen; F44.4 G dissoziative Bewegungsstörungen; F45.1 G undifferenzierte Somatisierungsstörung

2.12.7 Zielanalyse

Frau L. wünscht sich wieder mehr Lebensfreude und einen Alltag, den sie unbeschwert genießen kann. Sie möchte wieder arbeitsfähig werden und lernen, mit ihrem Schwindel bzw. ihrer Gangunsicherheit besser umzugehen.

2.12.8 Therapeutische Überlegungen

Gesamtziel der Therapie wird es sein, die depressiven Verhaltensweisen und die dissoziative Bewegungsstörung zu reduzieren sowie die körperliche- bzw. die Schwindelsymptomatik zu verbessern. Frau L. soll sich wieder Perspektiven erarbeiten, beruflich wie privat.

2.12.9 Therapieplanung und Verlauf

Frau L. konnte sich anfänglich nur schwer auf einen therapeutischen Prozess einlassen und war eher misstrauisch zugewandt und auf Körperliches eingeengt. Sie konnte sich nur schwer öffnen, weshalb zunächst der Aufbau und die Entwicklung einer therapeutischen Basis im Vordergrund standen, um überhaupt problemorientiert und lösungsfokussiert arbeiten zu können. Erst im Laufe der Zeit konnte sie über das volle Ausmaß ihrer Probleme sprechen.

Die Therapie erforderte somit einen längeren Prozess, um eine Umstrukturierung von Basiskognitionen und Verhaltensmustern erarbeiten zu können.

Wichtig war, dass Frau L. mittels Psychoedukation zu einer verbesserten Krankheitseinsicht sowie zu einem umfassenden Verständnis der Entstehung und Aufrechterhaltung ihrer Symptomatik befähigt wurde. Indem mit ihr die Zusammenhänge zwischen somatischen und psychosozialen Faktoren herausgestellt wurden, konnten konstruktive eigene Beeinflussungsmöglichkeiten in Bezug auf die körperlichen Beschwerden betont werden. Sie konnte langsam die Reaktionen ihres Körpers verstehen lernen und erfahren, dass viele körperliche Symptome Reaktionen ihres Körpers auf Stress und emotionale Probleme zurückzuführen sind. Die Auslöser für die Bewegungsstörung konnte und wollte sie zunächst nicht sehen. Sie war dann aber zunehmend in der Lage, diese zu erkennen und dementsprechende Bewältigungsstrategien zu entwickeln. Die in diesem Zusammenhang auftretenden dysfunktionalen Kognitionen galt es, abzubauen. Die Tendenz von Frau L., eigene Leistungsgrenzen einfach zu ignorieren und sich selbst mit ihrer Hilfeverpflichtung zu überfordern, wurde eingehend disputiert. Es wurde eine, mehr an ihren Bedürfnissen und Grenzen orientierte, selbstfürsorgliche und selbstverstärkende Erlebens- und Verhaltensweise etabliert. Frau L. lernte, ihre Bedürfnisse als legitim und wichtig anzunehmen.

In diesem Rahmen wurden ihre sozialen Fertigkeiten in den Bereichen Selbstsicherheit, Abgrenzung und Konfliktlösung durch Elemente des Assertiveness-Training-Programms (ATP) [36] und mithilfe von Rollenspielen verbessert. Sie wurde dabei unterstützt, eigene Grenzen angemessen zu berücksichtigen und für eigene Belange einzutreten. So lernte sie, sich gegenüber der Mutter und den Geschwistern besser abzugrenzen und ihre Gefühle auszudrücken, anstelle ihnen durch somatische Beschwerden Ausdruck zu verleihen.

Innerhalb der Ehe nahm sie eine autonomere Rolle ein und begann, eigene Interessen aufzunehmen und zu verfolgen. Der Umgang mit Stress und Anforderungen konnte verbessert werden und ihre Fähigkeit, sich zu erholen und Anspannungen abzubauen, wurde ausgeweitet.

Wichtig war auch eine Veränderung ihrer Alltagsstruktur dahingehend, dass Frau L. eine Balance von Pflichten, Erholungsphasen und angenehmen Aktivitäten erreichte, die sie unabhängiger von Gedanken an die körperlichen Einschränkungen wieder stärker genießen kann.

Insgesamt konnte Frau L. gegen Ende des letzten Therapieabschnitts schon gute Erfolge erzielen und die depressive Symptomatik war insgesamt rückläufig. Ein weiterer stationärer psychosomatischer Aufenthalt konnte ebenfalls zu einer weiteren Verbesserung im Umgang mit dem Schwindelerleben und der Gangstörung beitragen. Obwohl die Schwindelsymptomatik nur leicht verbessert werden konnte, hat sie ihre Bewegungsaktivitäten wieder aufgenommen und ihr Einschränkungserleben zeigte sich rückläufig.

Frau L. versteht die Entstehung und Aufrechterhaltung der Symptomatik inzwischen besser und kann sich konstruktiv mit dem eigenen Denken, Erleben und Verhalten auseinandersetzen. Die frühen lebensgeschichtlichen Erfahrungen und deren Bedeutung für sie konnten bearbeitet werden. Sie schafft es mittlerweile ganz gut, sich ihrer Familie gegenüber abzugrenzen, und hat ihre diesbezügliche Hilfeverpflichtung aufgegeben. Sie lernte, Grenzen zu setzen, die Verantwortung abzugeben und sie hat den Fokus auf sich selbst gesetzt. Zum Ende der Therapie befindet sie sich weiterhin in Rente. Sie ist sehr motiviert, ins Erwerbsleben zurückzukehren, sieht aber in Anbetracht ihres Alters, dass kaum Aussicht darauf besteht, kann sich aber mittlerweile damit gut arrangieren.

2.13 Alles macht mir Angst

2.13.1 Vorstellungsgrund und Problematik

Herr M., ein 59-jähriger Versicherungsmakler, kommt aus eigener Initiative und mit Überweisung seines Hausarztes zur Behandlung. Er leide seit drei Jahren unter Angstzuständen mit Schwindel, Herzrasen, Schwitzen und einem Kloßgefühl im Hals. Auch verspüre er häufiger Druck auf der Blase und in der Brust. Die Symptome bekomme er mehrmals die Woche „eher zufällig“, sowohl in der Öffentlichkeit als auch „zu Hause auf dem Sofa“. Herr M. habe dies zunächst internistisch interpretiert. Nach einer umfassenden somatischen Abklärung, die ohne Befund geblieben sei, habe er seine Beschwerden als Panikattacken akzeptiert. Er müsse seither nicht mehr den Notarzt rufen, gehe aber noch zum Hausarzt und melde sich manchmal 1 bis 3 Tage krank. Er berichtet, dass er sehr belastet sei und großen Druck aufgrund von beruflichen Konflikten verspüre. Er mache sich auch große Sorgen um seine Gesundheit, da er vor acht Jahren an Hautkrebs gelitten habe (ohne Rezidiv). Auch seine Ehefrau sei psychisch erkrankt. Er gerate zunehmend in Niedergeschlagenheit, Lustlosigkeit und Abgespanntheit, fühle sich „ausgebrannt“ und könne sich nicht mehr freuen. Weniger zentral im Beschwerdevortrag, aber im Kontakt und seinen Schilderungen deutlich sichtbar, sind seine Unsicherheit, erhöhte soziale Kränkbarkeit und Verkrampftheit. Er berichtet, dass er über ärgerliche Dinge lange Zeit nicht wegkomme. Darum ziehe er sich viel zurück.

2.13.2 Psychopathologischer Untersuchungsbefund

Die körperliche Entwicklung von Herrn M. sei normal verlaufen, mit Ausnahme einer gutartigen Fehlbildung der Haut seit der Jugend, für die er auch gehänselt worden sei. Vor 16 Jahren habe er einen Sportunfall erlitten, seit ca. zehn Jahren habe er Arthrose im Knie. Nach einer Schilddrüsenoperation im Jahr 2005 habe er eine Hautkrebsdiagnose erhalten mit anschließender Operation. Seitdem gehe er regelmäßig zur Nachuntersuchung, bisher ohne Befund. Seit acht Jahren trage Herr M. ein Hörgerät. Erstmalig wurde er vor drei Jahren wegen Vorhofflimmern eingewiesen, ohne Befund. Auch andere fachärztliche Untersuchungen seien ohne Befund. Es besteht eine arterielle Hypertonie. Bisher habe es keine stationären oder ambulanten psychotherapeutischen Behandlungen gegeben.

Herr M. ist ein schlanker und deutlich jünger wirkender Mann. Er wirkt in seiner äußeren Erscheinung gepflegt und ist altersentsprechend modisch gekleidet. In der Interaktion ist er freundlich und zugewandt, aber auch nervös, unsicher gehemmt und zurückhaltend. Über seine Beschwerden berichtet er zunächst zögerlich, dann offen und vertrauensvoll. Auffällig ist, wie stark er sich um Objektivität bemüht. Im Gespräch reagiert er verbal und auch in Mimik und Gestik adäquat, aber verkrampft und unbeholfen. Auf nonverbaler Ebene kommen bei der Schilderung der Symptomatik Anspannung, innere Unruhe, Erschöpfung, Hilflosigkeit und Gefühle der Unsicherheit und Überforderung zum Ausdruck. Nach außen hin ist er um Kontrolle bemüht.

In der Beziehungsgestaltung erscheint Herr M. vertrauensvoll und abwartend. Sowohl das Problembewusstsein als auch der Leidensdruck sind als hoch einzuschätzen. Er erscheint voll orientiert und bewusstseinsklar und verfügt über durchschnittliche intellektuelle Fähigkeiten bei gegebener Selbstreflexion und Krankheitseinsicht. Die Stimmungslage erscheint niedergedrückt, deprimiert, innerlich unruhig, ängstlich, hoffnungslos und ratlos. Die Psychomotorik ist sehr unruhig. Formale oder inhaltliche Denkstörungen liegen nicht vor, es ergaben sich in den Anamnesegesprächen keine Hinweise auf mnestische oder konzentrative Störungen. Suizidale Tendenzen werden glaubhaft verneint. Kein Alkohol-, Drogen- oder Medikamentenabusus. Die testpsychologischen Befunde zeigen sich deckungsgleich mit den oben genannten Beschwerden und sprechen für eine Panikstörung und eine depressive Symptomatik, vor dem Hintergrund einer selbstunsicheren Persönlichkeitsstörung.

2.13.3 Anamnese und Biografie

Die Atmosphäre im Elternhaus wird vom Patienten als angespannt, angstvoll und zurückgezogen beschrieben. Die Familie habe in einer 2-Zimmer-Wohnung gewohnt. Es habe nichts nach außen dringen dürfen. Die Mutter (+ 25 Jahre, Hausfrau) sei eine zurückgezogene, unsichere, strenge und jähzornige Frau, die alles in der Familie bestimmt habe. Er habe stets Angst gehabt, die Mutter zu verlieren, da sie nachts regelmäßig Herzschmerzen gehabt habe. Dann sei Herr M. immer gefragt gewesen (Arzt holen, kein Telefon, Vater im Schichtdienst). Die Beziehung zu ihr sei heute distanziert, er habe keine Gefühle für sie. Sein Vater (+28 Jahre, Arbeiter) sei durch den Schichtdienst und einen Nebenjob wenig zuhause gewesen. Er sei arbeitsam, ruhig, zurückhaltend, aber auch ein Dickkopf und dann jähzornig gewesen. Ansonsten habe er keine Gefühle gezeigt. Zwischen den Eltern habe es meist Streit gegeben, da seien „auch schon mal Gegenstände geflogen“. Auch sei dann tagelang nicht gesprochen worden. So sei Herr M. Erwachsenen gegenüber immer freundlich und ruhig gewesen, habe aber immer Angst gehabt, etwas Falsches zu sagen. Zum zwei Jahre jüngeren Bruder habe ein normales Verhältnis bestanden.

In sozialen Gruppen sei Herr M. immer der Außenseiter gewesen, der im Pausenhof im Abseits gestanden habe und als letzter in die Sportgruppen gewählt worden sei. Er habe nicht in den Kindergarten, in Sportvereine oder Jugendgruppen gehen dürfen. Auf entsprechende Wünsche habe er von den Eltern die Anweisung bekommen, er solle lieber lernen. Erst in der Handelsschule habe er durch gute Noten versucht, Kontakt zu bekommen. Heute könne er sich abhängig vom Thema „schon in der Gruppe behaupten“, ziehe sich aber zeitweise zurück und bleibe ruhig. Seine Freundschaften würden alle von der Ehefrau stammen, er empfinde sein soziales Netz aber als zufriedenstellend. Er könne schlecht Freundschaften schließen, nicht gut über seine Probleme reden, fühle sich oft missverstanden und anderen gegenüber minderwertig. Er habe das Gefühl, andere würden ihn unsympathisch finden.

Nach der mittleren Reife habe Herr M. eine Ausbildung zum Versicherungskaufmann absolviert und sei seit 39 Jahren in der gleichen Agentur angestellt. Wegen Konflikten im Team habe er einmal die Abteilung gewechselt. Heute sei er als Versicherungsmakler im Bereich Finanzen und Immobilien angestellt. Das Verhältnis mit einem seiner Kollegen sei bzgl. Kommunikation, Arbeitsstil und Arbeitsauffassung schwierig, es passe überhaupt nicht. Beide seien jedoch aufeinander angewiesen, da in der Agentur sonst niemand diese Tätigkeit beherrsche. Bereits vor drei Jahren habe er die Geschäftsleitung über die Probleme mit dem Mitarbeiter informiert, doch diese habe nicht reagiert, und sei nicht sehr unterstützend. Er habe das Gefühl, er werde vom Kollegen beobachtet, was und wie schnell er arbeite, wann er komme und gehe. Besonders an seinem Schreibtisch, dem Kollegen gegenüber, fühle er sich völlig hilflos.

Seine Ehefrau habe er vor 36 Jahren kennengelernt und zwei Jahre darauf geheiratet. Andere Partnerschaften habe es nicht gegeben. Das Paar habe zwei erwachsene Töchter. Die Ehefrau (–4 Jahre, Versicherungskauffrau) sei liebevoll, zuvorkommend, aber auch energisch und bestimmend. Das Paar löse Probleme gemeinsam und es gebe einen engen Zusammenhalt, obwohl bereits Kleinigkeiten zu Streit führten. Seine Frau sei psychisch krank (Burn-out, Depressionen mit stationären Klinikaufenthalten), was Herrn M. sehr belaste. Auch die Beziehung zur Schwiegerfamilie sei gespannt, die Schwiegermutter wolle heute noch alles mitbestimmen.

Herr M. habe einige Hobbies, die er jedoch aktuell aufgegeben habe, er fühle sich zu antriebslos. Nur wenn seine Frau in dränge, sei er noch aktiv.

2.13.4 Problem- und Verhaltensanalyse

Herr M. wuchs in einer gefühlsarmen, angespannten und angstvollen Familienatmosphäre auf. Es ist davon auszugehen, dass er am Modell der Mutter eine Neigung entwickelte, Körpersymptome als bedrohlich zu interpretieren. Er wuchs in einer Umgebung auf, die früh den Boden von Angst und Unsicherheit geprägt hat und vor dessen Hintergrund er eine selbstunsichere, sozial ängstliche Persönlichkeit entwickelte.

Er konnte in der von einem Mangel an emotionaler Zuwendung, Konflikten und rigider Abschottung nach außen geprägten familiären Atmosphäre weder lernen, eigene Gefühle und Bedürfnisse adäquat zu spüren und zu äußern, noch angemessene Kompetenzen für den Umgang mit anderen zu erwerben, geschweige denn, einen stabilen Selbstwert aufzubauen. Entsprechend den Anweisungen der Eltern wie auch den Erfahrungen in der Schulzeit entwickelte er Insuffizienzgefühle, eine starke soziale Verletzbarkeit und eine überhöhte Anpassungs- und Leistungsorientierung. Diese integrierte Herr M. zunehmend in seine Denk- und Verhaltensweisen. Perfektionismus (Fehlerangst), dysfunktionale Kognitionen, katastrophisierende Erwartungen und soziale Gehemmtheit wurden seine primären Bewältigungsstrategien. Sowohl der Druck durch die Erkrankung seiner Ehefrau, als auch seine eigenen Erkrankungen schüren Unsicherheit und Ängste. Diese Ängste verstärken darüber hinaus seine Neigung, Körpersymptome als bedrohlich zu verarbeiten (Modell der Mutter). Die aktuellen Konflikte am Arbeitsplatz sind der Tropfen, der das Fass zum Überlaufen bringt, da Herr M. einerseits Konflikte nicht aushalten, lösen oder um Unterstützung werben kann und sich andererseits von seinen eigenen Arbeits- und Leistungsvorstellungen nicht distanzieren kann (Unsicherheitsintoleranz). Da ihm funktionale Bewältigungsmuster nicht zur Verfügung stehen, reagiert er mit Schon- und Vermeidungsverhalten (Fehlzeiten, zunehmende soziale Hemmung und Selbstaufmerksamkeit). Die Situation am Arbeitsplatz stellt damit eine chronische Bedrohung seines Selbstwerts und seiner Zukunft dar und löst naturgemäß zusätzliche Anspannung, Ängste und Druck aus. Da Herr M. seine Gefühle weder adäquat wahrnehmen noch regulieren kann, nimmt er meist nur die begleitenden Körpersymptome wahr. Durch Aufmerksamkeitsfokussierung und verstärkte körperliche Anspannung nehmen diese immer weiter an Bedrohlichkeit zu (Angstsensitivität) und eskalieren schließlich in Panikattacken. Die v. a. kognitiven Auslöser derselben nimmt er gar nicht wahr, sodass die Panikanfälle subjektiv unkontrollierbar und unvorhersehbar bleiben. Bestehende Hilflosigkeitsgefühle, soziale, Gesundheits- und Zukunftsängste spitzen sich zu, depressogene und selbstunsichere Kognitionen sowie eine weitere Fokussierung auf Körpersymptome werden verstärkt. Herr M. reagiert mit depressivem Rückzug und Antriebsverlust. Positive Verstärkerquellen und Handlungskompetenzerfahrungen gehen umfassend verloren, auch werden seine Erwerbsfähigkeit und das notwendige Krankheitsmanagement (Hautkrebs) gefährdet. Funktionale Bewältigungsstrategien und adäquater Umgang mit negativen Emotionen können nicht eingeübt werden.

2.13.5 Konkrete Problemdarstellung

Auslösende Situation (S): Herr M. fühlt sich durch die Konflikte am Arbeitsplatz, der Erkrankung der Ehefrau und durch Veränderungen belastet. Er neigt aufgrund seines mangelnden Selbstbewusstseins, der mangelnden sozialen Kompetenzen und seiner Leistungsorientierung sowie Angstsensitivität *(O)* zu negativen Gedankengängen *(Rkogn)* bzgl. seiner Zukunft, Gesundheit und eigenen Person („Ich könnte etwas Falsches sagen", „Ich werde beobachtet", „Ich werde missverstanden, niemand unterstützt mich"). Er interpretiert die körperliche Symptomatik katastrophisierend („Ich bekomme einen Herzinfarkt") und fühlt sich hilflos, niedergeschlagen, hoffnungslos, freudlos sowie ängstlich und minderwertig *(Remot)*. Deshalb geht er in den Rückzug, vermeidet Konflikte, meldet sich krank und ist auf seine Körpersymptome fokussiert *(Rbehav)*.

Die Hypervigilanz auf Körperebene führt zu vermehrter Anspannung, Verkrampfung, Bluthochdruck, Paniksymptomen und Erschöpfung *(Rphys)*.

In der Konsequenz führt das Rückzugs- und Vermeidungsverhalten *kurzfristig* zur emotionalen Entlastung durch die Schonhaltung *(C)*. *Langfristig* wird das dysfunktionale Bewältigungsverhalten negativ verstärkt und Überforderungs- und Hilflosigkeitsgefühle verstärken sich. Herr M. konzentriert sich weiterhin auf die körperlichen Symptome und versinkt in besorgten Grübelschleifen, die physiologische Anspannung bleibt bestehen. Negative Erwartungen bleiben bestehen.

Die beschriebene Symptomatik ist kontinuierlich vorhanden und verstärkt sich in angstauslösenden Situationen bzw. bei Konflikten bspw. mit dem Arbeitskollegen *(K)*.

2.13.6 Diagnostische und differenzialdiagnostische Überlegungen

41.0 G Panikstörung; F32.0 G leichte depressive Episode vor dem Hintergrund einer F60.6. G ängstlich (vermeidenden) Persönlichkeitsstörung

2.13.7 Zielanalyse

Von der Therapie wünsche er sich insgesamt, mit seiner Krankheit anders umzugehen, seine berufliche Situation zu verbessern und sein Selbstbewusstsein zu stärken. Mithilfe der Therapie möchte Herr M. lernen, selbstsicherer und weniger ängstlich zu werden. Er wünscht sich, in der Lage zu sein, Probleme zu bewältigen und besser mit anderen Menschen (seinem Kollegen) zurechtzukommen.

2.13.8 Therapeutische Überlegungen

Aus therapeutischer Sicht ist es wichtig, dass Herr M. angstfreier wird und zu mehr Lebensfreude und Zufriedenheit (auch beruflich) gelangt. Sein Bewegungsradius ist zu erweitern und sein Selbstbewusstsein und Selbstwertgefühl sind zu fördern, ebenso seine sozialen Kompetenzen. Depressive Denk- und Verhaltensweisen sind zu vermindern, ebenso ängstlich vermeidende Schemata.

2.13.9 Therapieplanung und Verlauf

Nach dem Aufbau einer vertrauensvollen und kooperativen therapeutischen Arbeitsbeziehung wurden Herrn M. Informationen über seine Störung vermittelt und es konnte ihm der Zusammenhang zwischen psychischem Erleben und körperlichen Beschwerden verstehbar gemacht werden. Lerntheoretische Grundlagen wurden anhand konkreter Bezüge zu seiner Lerngeschichte herausgearbeitet, sodass er mehr Verständnis für sich, seine Lösungen und Reaktionen entwickeln konnte. Er gelang so zu einer realistischen Beurteilung von Körpersignalen und lernte, auslösende und aufrechterhaltende Faktoren zu erkennen und aktiv auf diese einzuwirken. Wichtig war, ihm zu einer differenzierten Wahrnehmung eigener Gefühle (besonders aversiver) und Bedürfnisse zu verhelfen. Er lernte, diese adäquat zu äußern und zu verfolgen.

Die Anwendung regelmäßiger Achtsamkeitsübungen half ihm dabei. Er lernte einen verbesserten Umgang mit Körpersymptomen, und die Angstsensitivität konnte mittels kognitiver Umstrukturierung, wie dem Entkatastrophisieren katastrophisierender Gedanken („Ich bekomme einen Herzinfarkt“) und Selbstberuhigung, vermindert werden. Wichtig war das Einüben und selbstständige Anwenden von funktionalen Bewältigungsstrategien. Er lernte u. a. Methoden eines Entspannungsverfahrens. Dieses konnte er zunehmend eigenständiger im häuslichen Bereich einsetzen, wodurch er sein allgemeines Anspannungsniveau senken konnte. Dies wirkte sich in positiver Weise auf die körperliche Symptomatik aus und reduzierte die Panikattacken. Er wurde zur Selbstfürsorge angeleitet, in dem seine Genussfähigkeit gefördert wurde und er lernte, sich mehr Ruhephasen zu gönnen.

Der Bewegungsradius von Herrn M. konnte sukzessive erweitert werden, indem er einen angemessen Umgang mit Emotionen erlernte. Er begann langsam, wieder angenehme Aktivitäten in seinen Alltag zu integrieren, und er ist vitaler geworden. Dabei erlebte er insbesondere Spaziergänge in der Natur und Massagen, die er sich ab und an gönnte, als sehr positiv und entspannend.

Die depressiven Symptome und Selbstwertdefizite wurden ebenfalls mittels kognitiver Umstrukturierung der entsprechenden dysfunktionalen Annahmen und Oberpläne vermindert.

Im Rahmen eines Selbstsicherheitstrainings wurden mit Herrn M. Übungen durchgeführt, u. a. in Rollenspielen. Hier lernte er, eigene Bedürfnisse zu äußern, und er wurde in seiner Kommunikation- und Konfliktfähigkeit geschult. Er gewann schließlich an Selbstsicherheit und konnte sich im beruflichen Kontext sicherer fühlen. So gelang es ihm, sich von seinem Kollegen besser abzugrenzen und durchzusetzen. Zwischenzeitlich gab es allerdings einen emotionalen Einbruch, nachdem sich die Konflikte am Arbeitsplatz mit dem Kollegen zuspitzten, der ihm eine nicht korrekte Arbeitsweise vorwarf. Hierauf verstärkten sich erneut seine Ängste und Unsicherheiten. Es war wichtig, das soziale Kompetenztraining zur Verbesserung seiner Konflikt- und Kommunikationsfähigkeit zu intensivieren, um seine Durchsetzungs- und Abgrenzungsfähigkeit weiter zu verbessern.

Immer wieder wurden mit Herrn M. Strategien für den Umgang mit Problemsituationen im privaten wie auch beruflichen Bereich mithilfe von Wochenprotokollen und Sammeln von Lösungsideen erarbeitet. Auffällig war anfänglich, dass es Herrn M. schwer fiel, überhaupt ein Ziel für sich zu finden. Er hatte keine Idee davon, was er eigentlich anders haben möchte. Dabei zeigte er eine resignative Haltung („Funktioniert bei meinem Kollegen nicht, habe ich schon versucht, aber wenn ich dies oder jenes mache, dann reagiert er so und so"). In dieser Ja-aber-Haltung offenbarte sich immer wieder seine verfestigten ängstlichen und auf Vermeidung ausgerichteten Denk- und Verhaltensmuster. Dies erschwerte den Therapieprozess zwischenzeitlich immer wieder.

Bzgl. seiner Hautkrebserkrankung und der Erkrankung der Ehefrau war es wichtig, mit Herrn M. einen zielführenden Umgang einzuüben und seine Angst vor Körpersymptomen aus dem Fokus des Erlebens zu verschieben. Ängstlich vermeidende Schemata konnten langsam abgebaut werden und Herr M. gewann gegen Ende der Therapie deutlich an Selbstbewusstsein und Selbstwertgefühl.

2.14 Die Angst vor Hässlichkeit

2.14.1 Vorstellungsgrund und Problematik

Der junge Herr N. kommt auf eigenen Wunsch in die psychotherapeutische Behandlung. Er berichtet, ein starkes „Stimmungstief" wegen seiner Akne zu haben. Er müsse sich „ständig im Spiegel ansehen", um zu kontrollieren, ob neue Pickel gekommen oder seine Akne schlimmer geworden sei, wovor er eine regelrechte „Panik" habe. Am liebsten würde er „nur noch schlafen und nicht mehr aufstehen", um sich „nicht mehr ansehen zu müssen". Er grüble viel über seine Akne nach, informiere sich ständig im Internet und habe bereits verschiedenste Gegenmittel ausprobiert. Er habe Angst, unangenehm aufzufallen, dass andere ihn hässlich finden könnten. Er sei sehr unglücklich darüber, dass er sein Wohlbefinden von seiner Gesichtshaut abhängig mache. Auch sei er mit seinem durch eine Diät entstandenen „Männerbusen" unzufrieden. Bisher habe er regelmäßig Krafttraining gemacht, wodurch seine Haut straffer geworden und sein Selbstbewusstsein gestiegen sei. Durch eine Verletzung am Ellenbogen könne er nun kein Training mehr machen, was ihn sehr belaste, da er große Angst habe, „dass sich die Muskeln wieder zurückbilden". Dies alles deprimiere in sehr.

Er wolle endlich „raus aus dem Loch" und sich so wohl fühlen, wie er ist, weshalb er in die Therapie komme.

2.14.2 Psychopathologischer Untersuchungsbefund

Der 21-jährige, sehr sportlich wirkende und normalgewichtige Herr N. berichtet reflektiert über seine Beschwerden und Lebensgeschichte. Die Akne ist kaum sichtbar, die Aufmerksamkeit und Bedeutung, die er ihr zumisst, wirken deutlich übertrieben, zumal er durchaus ein attraktiver, sehr gepflegter junger Mann ist. Es zeigen sich im Gespräch starke Minderwertigkeitsgefühle und Ängste, die im Zusammenhang mit dem als makelhaft wahrgenommenen Äußeren stehen. Er ist niedergeschlagen, sein Antrieb ist vermindert. Berichtet wird von sozialem Rückzug, seine Stimmung ist depressiv herabgesetzt. Die mnestischen Funktionen sind intakt und es finden sich keine Hinweise auf psychotisches Erleben, keine Störungen des Ich-Erlebens. Er ist zu allen Bewusstseinsinhalten voll orientiert. Herr N. ist weder suizidal noch konsumiert er Drogen oder Alkohol, ebenso keine Medikamente. Es gibt keine nennenswerten Erkrankungen in der Vorgeschichte, eine Psychotherapie habe Herr N. bisher noch keine gemacht.

2.14.3 Anamnese und Biografie

Herr N. sei als Einzelkind bei seinen leiblichen Eltern aufgewachsen. Seine Mutter (+ 27 Jahre, Beamtin) beschreibt er als überfürsorglich, beschützend und dominant. Sie sei immer sehr um sein Wohlbefinden besorgt gewesen. Als Kind habe er unter Neurodermitis gelitten, weswegen sie ständig seine Haut kontrolliert habe. Auch ihre eigene Haut habe die Mutter immer wieder auf Unreinheiten untersucht und sich sehr vor neu auftretenden Pickeln gefürchtet. Seinen Vater (+30 Jahre, selbstständiger Handwerker) beschreibt er als männlich. Dieser nehme die Probleme seines Sohnes nicht ernst und meine oft zu ihm, er solle sich nicht so anstellen. Auch halte er seinen Sohn für ein „Weichei". Das Verhältnis zu ihm sei distanziert.

Im Kontakt zu Gleichaltrigen habe Herr N. eine Außenseiterposition eingenommen. Er sei früher übergewichtig gewesen und aufgrund dessen in der Schule viel gehänselt worden. Er habe sich von seinen Mitschülern nie ernst genommen gefühlt. Auch später in der Berufsschule sei es ihm schwergefallen, Anschluss zu finden. Herr N. habe nach dem Realschulabschluss eine Ausbildung bei der Stadt absolviert. Inzwischen sei er Beamter auf Lebenszeit. Seine Arbeit sei eine wichtige Ressource.

Mit 18 Jahren habe er seine erste Freundin kennengelernt. Sie habe ihn mit einem anderen Mann betrogen, was ihn sehr belastet habe. Seit drei Monaten habe er eine neue Freundin, die jedoch nur wenig Zeit für ihn habe und von der er sich auf Distanz gehalten fühle. In seiner Freizeit mache Herr N. viel Sport, er gehe Joggen und zum Krafttraining. Aufgrund seiner Beschwerden habe er sich in den letzten Wochen jedoch stark zurückgezogen.

2.14.4 Problem- und Verhaltensanalyse

Herr N. weist eine übermäßige Beschäftigung mit übertrieben wahrgenommenen, objektiv jedoch nur leichten Makeln der körperlichen Erscheinung (Haut, Körpergewicht) auf. Dies geht mit starken Minderwertigkeitsgefühlen und depressiver Symptomatik einher.

Lerngeschichtlich erscheint das Modell der Mutter, die neben ihrer eigenen Haut die Haut ihres Sohnes intensiv auf Makel untersucht und hier starkes Checking-Verhalten sowie katastrophisierendes Denken vorgelebt hat, relevant. Herr N. hat ein Überzeugungsschema entwickelt, ein perfektes Äußeres haben zu müssen und dass körperliche Makel etwas Bedrohliches sind. Sein Selbstwertgefühl ist abhängig von einer perfekten, makellosen körperlichen Erscheinung. Durch das überbehütende und kontrollierende Verhalten der dominanten Mutter konnte er außerdem keine positive Selbstwirksamkeitserwartung aufbauen. Der wenig empathische Vater („Sei ein Mann – stell dich nicht so an") nahm Herrn N. in seinen Sorgen und Nöten nicht ernst und verstärkte so sein Minderwertigkeitserleben. Durch die auf Äußerlichkeiten von Herrn N. bezogenen Hänseleien in der Schule wurde die Überzeugung, aufgrund seines Körpers nicht liebens- und achtenswert zu sein, ebenfalls verstärkt. Um Anerkennung zu erhalten und ein positives Selbstwertgefühl aufzubauen beginnt er, durch Diät und exzessives Krafttraining seine Figur zu verbessern. Er entwickelt Kontrollmaßnahmen in Bezug auf die aufkommende Akne und prüft ständig sein Aussehen. Sein Selbstwert ist sehr stark von äußeren Normen abhängig und von dem, wie andere ihn sehen, was andere über ihn denken. Die Eltern, insbesondere die autonomieverneinende Mutter, waren offensichtlich nicht in der Lage, ihren Sohn positiv zu verstärken und Herr N. entwickelte eine unzureichende Selbst- und Fremdwahrnehmung. Durch die Trennung der ersten Freundin kommt es zu einer zusätzlichen Verunsicherung. Kränkungen und Enttäuschungen (erste Liebesbeziehung) kann er nicht aushalten, sondern kompensiert dies wieder mit der vermehrten Fixierung auf seinen Körper, um sich Anerkennung und Bestätigung zu sichern. Die große Scham, als Mann zu versagen, scheint das Selbstwertgefühl von Herrn N. massiv beeinträchtigt zu haben und er hat permanent das Gefühl, nicht gut genug zu sein. Die Verletzung am Ellenbogen und das Ausbleiben des Krafttrainings stellen für ihn dabei eine akute Bedrohungssituation und Verstärkerverlust dar. Die als Ablehnung wahrgenommene Distanzierung der aktuellen Freundin bestätigt sein Minderwertigkeitserleben und Herr N. geriet zunehmend vor diesen Hintergründen in einen Teufelskreis von Hilflosigkeitsgefühlen, Angst, Unsicherheit und Erleben von Minderwertigkeit, was schließlich in die depressive Reaktion mündete.

2.14.5 Konkrete Problemdarstellung

Auslösende Situation (S): Herr N. wird von seiner Freundin auf Distanz gehalten, diese sagt Termine ab. Aufgrund seines geringen Selbstwertgefühls, der Angst vor Ablehnung und seinem perfektionistischen Anspruch an eine äußere Erscheinung *(O)*, fixiert er sich auf seinen Körper. Er beginnt mit dem Checking-Verhalten im Spiegel und geht auf Informationssuche im Internet. Auch trainiert er exzessiv *(Rbehav)* und reagiert mit erhöhter Anspannung *(Rphys)*. Pickel oder andere körperliche Auffälligkeiten interpretiert er katastrophisierend: „Mein Körper muss makellos sein"; „Wenn ich keinen perfekten Körper habe, werde ich nicht geliebt"; „Makel müssen um jeden Preis beseitigt werden" *(Rkogn)*. Dabei fühlt er sich hilflos, niedergeschlagen, hoffnungslos, freudlos und fühlt sich ängstlich und minderwertig *(Remot)*.

In der Konsequenz führt das Checking-Verhalten kurzfristig zur emotionalen Entlastung durch Angstreduktion *(C)*. Langfristig führt die starke Aufmerksamkeitseinengung jedoch zu einer verstärkten Wahrnehmung der Makel und damit zur Intensivierung der Ängste. Hierdurch wird wiederum der Drang zum Kontrollverhalten verstärkt, was sein Selbstwertgefühl immer weiter destabilisiert.

Die beschriebene Symptomatik ist kontinuierlich vorhanden und verstärkt sich in angstauslösenden Situationen bzw. bei Zurückweisung, z. B. durch die Freundin *(K)*.

2.14.6 Diagnostische und differenzialdiagnostische Überlegungen

F45.21 G Dysmorphophobie; F32.0 G leichte depressive Episode

2.14.7 Zielanalyse

Mithilfe der Therapie möchte Herr N. selbstbewusster werden. Er wünscht sich mehr Lebensfreude und dass er es schafft, sich weniger von seinem Äußerem abhängig zu machen und er möchte sein Kontrollverhalten aufgeben.

2.14.8 Therapeutische Überlegungen

Das übergeordnete Therapieziel besteht darin, die dysmorphophobe sowie die damit einhergehende depressive Symptomatik zu vermindern und ein positives Selbstbild, das Fehler und Makel integriert, zu fördern. Insgesamt ist es wichtig, ein positives und funktionales Selbstkonzept aufzubauen und dysfunktionale Kognitionen sowie Checking, Kontroll- und Rückzugsverhalten zu reduzieren.

2.14.9 Therapieplanung und Verlauf

Zu Beginn der Therapie litt Herr N. an starken Selbstzweifeln und unter der Ablehnung seines Körpers. Es ist im bisherigen Verlauf gelungen, eine vertrauensvolle und tragfähige therapeutische Beziehung aufzubauen. Mit Herrn N. wurde eine differenzierte Krankheitseinsicht unter Einbezug der lerngeschichtlichen Entwicklung (Modell der Mutter, Überbehütung, geringe Akzeptanz durch den Vater, Ablehnungserfahrungen in der Schule) erarbeitet. Er wurde eingehend über seine Störung informiert und mit dem Teufelskreis von Aufmerksamkeitsfokussierung sowie Checking- und Kontrollverhalten vertraut gemacht. Er gelang zunehmend zu einer Einsicht in die Funktionalität seiner Störung.

Er lernte schließlich, sich selbst zu beobachten und seine Aufmerksamkeit von den Symptomen abzulenken sowie Fehlinterpretationen aufzugeben. Fehlinterpretationen körperlicher Symptome konnten anhand von Verhaltensexperimenten bzw. Angstkonfrontationen korrigiert werden. Sein Checking-Verhalten konnte sukzessive abgebaut werden. Mittels der kognitiven Umstrukturierung wurden dysfunktionale und ängstliche Denk- und Verhaltensmuster identifiziert, an der Realität gemessen und modifiziert. So gelang er zu einer verbesserten Selbst- und Fremdwahrnehmung („Ich bin eigentlich recht attraktiv"). Insgesamt konnten so auch Reflexionsprozesse in Gang gesetzt werden, die Herrn N. neue Sichtweisen auf sich selbst und seine Beziehungen eröffnet haben. Er hat dadurch an Klarheit und Sicherheit gewonnen, was es ihm auch möglich gemacht hat, sich aus der Abhängigkeitsbeziehung zu seiner Freundin weitgehend zu lösen.

Insgesamt wurde er im Aufbau einer Selbstwirksamkeitsüberzeugung gefördert, die ihn dazu befähigt, eine aktive Haltung gegenüber Konfliktsituationen und Belastungssituationen einzunehmen, und einen konstruktiven Umgang mit Problemen möglich machte. So schaffte er es dann schließlich auch, eigene Bedürfnisse gegenüber der Freundin zu äußeren. Auch forderte er von ihr eine Klärung der Situation und ihrer Position in Hinblick auf den Beziehungsstatus (Zusammensein oder Distanz, entweder so oder so). Hierfür wurde das soziale Kompetenztraining und Elemente des Selbstsicherheitstrainings, u. a. in Rollenspielen, eingesetzt. Er lernte das Wahrnehmen und angemessene Äußern sowie Durchsetzen seiner Gefühle und Bedürfnisse. Er machte seiner Freundin klar, dass er sich eine Beziehung zu ihr wünscht und mit ihr zusammen sein möchte, dies aber nur geht, wenn sie auch Zeit für die Beziehung mit ihm investiert: „Ich habe es geschafft, ihr zu sagen, dass ich eine Distanzbeziehung nicht möchte."

Herr N. ist anderen Menschen gegenüber offener geworden und findet sich mittlerweile annehmbarer. Seine Fähigkeit, seine Ängste und Hilflosigkeitsgefühle zu bewältigen, konnten gefördert werden. Er erlernte alternative Bewältigungsstrategien für den Umgang mit Belastungssituationen. So lernte er beispielsweise, sich mit angenehmen, ruhigeren Aktivitäten zu beruhigen. Er hörte Musik, fing mit dem Malen an und fuhr bei erhöhter Anspannung mit dem Fahrrad. Zudem war er in der Lage, bei ansteigender Anspannung einen Freund anzurufen, anstelle sich auf seinen Körper zu fixieren. Hierdurch konnte er sein Kontrollverhalten deutlich reduzieren.

Mithilfe der kognitiven Umstrukturierung konnten seine dysfunktionalen dysmorphophoben Grundannahmen (wie: „Ich bin nur wertvoll, wenn ich einen makellosen Körper habe") identifiziert, im sokratischen Dialog hinterfragt und hilfreichere Überzeugungen formuliert werden. So wurde ein positives, von Schwächen, Makeln und Perfektion unabhängigeres Selbstwertgefühl aufgebaut. Herr N. lernte, sich mit positiven Selbstverbalisationen selbst zu verstärken, und kann, wenn er heute in den Spiegel schaut, seine Aufmerksamkeit mehr auf das lenken, was ihm an sich gefällt.

In diesem Zusammenhang erinnerte er auch, dass er einmal ein Kompliment einer jungen Frau seines Alters in Bezug auf seine schönen Augen erhalten hat. Dies stellte eine wichtige Ressource dar. Herr N. wurde darin unterstützt, seine eigenen Stärken kennenzulernen, positive Aktivitäten im Freizeitverhalten auszuüben und soziale Kontakte zu pflegen. Wichtig war auch, dass er lernte, eigene Leistungsgrenzen zu beachten und Sport in angemessenem Umfang durchzuführen.

3 Falldarstellungen aus der Therapie mit Kindern und Jugendlichen

3.1 Schreckliche Albträume

3.1.1 Vorstellungsgrund und Problematik

Die 16-jährige Hanna kommt in Begleitung ihres Vaters in die psychotherapeutische Behandlung, da sie seit einer Vergewaltigung durch ihren Exfreund unter starken Schlafstörungen und „schrecklichen Albträumen" leide. Im Schlaf schlage sie oft um sich und wache dann „völlig verstört" auf. Insgesamt wisse der Vater kaum etwas über den genauen Tathergang, da seine Tochter sich „vehement weigere", davon zu berichten. Sie breche jedoch immer wieder in „Weinkrämpfe" aus, habe bereits mehrfach suizidale Gedanken geäußert und sei insgesamt sehr unruhig und traurig. Aufgrund ihres schlechten Schlafes sei sie morgens meist völlig gerädert und sitze häufig einfach nur so da und starre „Löcher in die Decke". Hanna selbst berichtet, dass sie zudem unter plötzlich auftretenden „Erinnerungsblitzen" leide, die von heftigen körperlichen Beschwerden (Herzrasen, Schwindel) begleitet seien.

Insgesamt fühle sie sich lust- sowie kraftlos und könne sich nur schwer zu positiven Aktivitäten aufraffen. Zudem habe ihre schulische Leistung seit dem Ereignis stark nachgelassen, da sie sich kaum noch konzentrieren könne.

3.1.2 Psychopathologischer Untersuchungsbefund

Hanna ist eine sehr hübsche Jugendliche, die altersentsprechend gekleidet zum Erstgespräch erscheint. Bei einem eher unsicheren und angepassten Auftreten zeigt sich Hanna im weiteren Kontakt freundlich zugewandt. Zu Beginn überlässt sie die Darstellung der Situation dem Vater, wobei sehr deutlich wird, wie schambesetzt das Thema der erlebten Vergewaltigung für sie ist. Es wird ein hoher Leidensdruck erkennbar. Ihre affektive Lage ist zum depressiven Pol verschoben. Sie leidet unter innerer Unruhe, Freud- und Lustlosigkeit sowie Schlafstörungen. Zudem zeigt sie soziale Rückzugstendenzen und ihre Konzentration ist gemindert. Sie berichtet von intrusivem Wiedererleben, einhergehend mit vegetativen Symptomen (Schwitzen, Herzrasen) sowie Albträumen. Die Intelligenz, Differenziertheit und Introspektionsfähigkeit von Hanna sind als durchschnittlich zu bewerten. Die mnestischen Funktionen sind intakt und es finden sich keine Hinweise auf psychotisches Erleben oder Zwangsphänomene. Hanna ist bewusstseinsklar und zu allen Bewusstseinsinhalten voll orientiert. Sie äußert sich offen bezüglich ihrer in der Vergangenheit aufgetretenen Suizidgedanken; von akuten suizidalen Tendenzen kann sie sich jedoch glaubhaft distanzieren.

Es sind bis auf die üblichen Kinderkrankheiten keine Erkrankungen zu benennen. Vor zwei Jahren habe eine sozialpsychologische Behandlung aufgrund der anhaltenden Konflikte innerhalb der Mutter-Tochter-Beziehung stattgefunden. Hanna wird medikamentös mit Remergil behandelt.

3.1.3 Anamnese und Biografie

Hanna sei als Einzelkind in einer durch vor acht Jahren erfolgten Trennung der Eltern geprägten Familienatmosphäre aufgewachsen. Nach dem Auszug des Vaters sei sie zunächst bei der Mutter geblieben. Dann habe sie sich jedoch aufgrund der anhaltenden Konflikte mit der Mutter vor vier Jahren entschieden, zum Vater zu ziehen. Ihre Mutter, eine 40-jährige Sachbearbeiterin, beschreibt Hanna als wenig einfühlsame und sehr fordernde Frau. Besonders im schulischen Bereich habe sie stets einen großen Druck auf ihre Tochter ausgeübt. Bis heute könne die Mutter die Trennung vom Vater sowie den Auszug von Hanna nicht akzeptieren, was die Beziehung zu ihr enorm belaste. Vor einiger Zeit habe die Mutter während eines Streits mit Hanna geäußert, dass sie nun keine Tochter mehr habe und daraufhin ihr Zimmer ausgeräumt. Dies könne Hanna ihr nicht verzeihen, weshalb aktuell ein unregelmäßiger Kontakt bestehe.

Zu ihrem Vater (+ 4 Jahre, Bankkaufmann) stehe Hanna in einem sehr positiven Kontakt. So versuche er stets, sie zu unterstützen, ohne übermäßigen Druck auszuüben. In Bezug auf den sexuellen Übergriff durch ihren Exfreund leide der Vater unter starken Schuldgefühlen, weil er seiner Tochter nicht habe helfen können.

Die Geburt von Hanna sei nach regelrechter Schwangerschaft per Kaiserschnitt erfolgt. Sowohl die sprachliche als auch die motorische Entwicklung seien regelrecht verlaufen. Im Rahmen der Reinlichkeitserziehung habe es keine Auffälligkeiten gegeben.

Im Alter von drei Jahren sei Hanna in den Kindergarten gekommen, den sie durchgängig gerne und ohne übermäßige Trennungsängste besucht habe. Im Verlauf ihrer Grundschulzeit habe sie sehr gute Leistungen erbracht, sodass von Seiten ihrer Lehrer die Empfehlung für den Besuch eines Gymnasiums ausgesprochen worden sei. Hanna wird als ein sozial engagiertes und hilfsbereites Mädchen beschrieben, das immer gut in die Klassengemeinschaft integriert gewesen sei und über zahlreiche soziale Kontakte verfügt habe. Aufgrund ihres Umzugs zum Vater habe Hanna auf eine Gesamtschule an ihrem neuen Wohnort gewechselt. Ihre schulische Leistung sei im vergangenen Jahr stark abgesackt, was ihr große Sorgen bereite.

Hanna lebe aktuell gemeinsam mit ihrem Vater in angespannten finanziellen Verhältnissen. Zur Mutter bestehe aufgrund der anhaltenden Konflikte ein unregelmäßiger Besuchskontakt. Als belastendes Ereignis benennt sie die erlebte Vergewaltigung durch ihren Exfreund vor einem Jahr. Hanna verfüge über ausreichend soziale Kontakte und enge Freunde, doch ziehe sie sich aus positiven Aktivitäten zunehmend zurück. Lediglich ihrem Hobby (Reiten) gehe sie regelmäßig nach, da ihr dies sehr guttue.

3.1.4 Problem- und Verhaltensanalyse

Hanna leidet unter der Symptomatik einer posttraumatischen Belastungsstörung die mit starker innerer Anspannung, Albträumen und intrusivem Wiedererleben sowie einem ausgeprägten Vermeidungsverhalten gegenüber traumaspezifischen Reizen einhergeht. Des Weiteren liegt bei ihr eine depressive Symptomatik im Rahmen einer Anpassungsstörung vor, die sich durch Niedergeschlagenheit, Lust- und Freudlosigkeit sowie soziale Rückzugstendenzen auszeichnet.

Lerngeschichtlich relevant für die Genese der störungsspezifischen Symptomatik ist das Aufwachsen in einer durch die Trennung der Eltern belasteten Familienatmosphäre. Hanna erfuhr in ihrer Herkunftsfamilie nur unzureichend Hilfestellung bei der Bewältigung belastender Emotionen. Vonseiten der als wenig einfühlsam beschriebenen Mutter erfuhr sie scheinbar eine äußerst bedingte und an deren eigenen Bedürfnisbefriedigung gebundene Form der Zuwendung. Dies begünstigte die Entwicklung überhöhter Anpassungsstandards sowie eines schwachen Selbstwertgefühls. So ordnete sich Hanna zunächst den Forderungen nach Leistung sowie Anpassung unter und nahm eigene Bedürfnisse zurück, um sich ein Mindestmaß an Zuwendung zu sichern. In Ermangelung adäquater Modelle und fehlender Hilfestellung erwachsener Bezugspersonen konnte es Hanna nicht gelingen, ausreichende Problem- und Konfliktbewältigungsstrategien zu erlernen. Diese benötigt sie jedoch heute, um ihre traumatischen Erfahrungen funktional zu bewältigen (= Verhaltensdefizit). Vor diesem Hintergrund stellte die Trennung der Eltern eine massive Überforderung dar, die mit einem Gefühl des Kontrollverlusts einherging und ihre grundlegenden Hilflosigkeitsüberzeugungen verstärkte. Die darauf folgenden zunehmenden Konflikte mit der Mutter sowie ihre teils sehr verletzenden Äußerungen attribuierte Hanna internal, was ihr Selbstwertgefühl enorm destabilisierte. Insgesamt war es Hanna im Rahmen ihrer Lernbedingungen nicht möglich, eine differenzierte Wahrnehmung eigener Gefühle und Bedürfnisse sowie eine ausreichende Abgrenzungsfähigkeit zu entwickeln.

Die erlebte Vergewaltigung durch ihren Exfreund stellte eine Erfahrung dar, die bei massiven Schamgefühlen das Anspannungsniveau von Hanna stetig erhöhte und die sie mit ihren lerngeschichtlich erworbenen Bewältigungsmechanismen nicht zu verarbeiten vermochte, was schließlich in der beschriebenen Symptomatik mündete. Aufrechterhalten wird die Symptomatik durch das Vermeidungsverhalten von Hanna gegenüber dem intrusiven Wiedererleben, was verhindert, dass sie die Ereignisse als zeitlich begrenzt und vergangen begreift. Auch ihre sozialen Rückzugstendenzen (Verstärkerverlust) erhalten die Symptomatik aufrecht.

3.1.5 Konkrete Problemdarstellung

Auslösende Situation (S): Hanna wird von ihrem Exfreund vergewaltigt und fühlt sich zudem belastet durch die schlechte Beziehung zur Mutter. Aufgrund erhöhter Stressreagibilität, Angstvulnerabilität und erhöhter Anspannung sowie mangelnder Bewältigungsstrategien *(O)* reagiert Hanna zunehmend mit dysfunktionalen Verhaltensweisen: sozialer Rückzug, Weinen und Vermeidungsverhalten bezüglich traumaspezifischer Reize *(Rbehav)*. Dies erhöht ihr Anspannungsniveau weiter und verhindert somit eine Bewältigung. Unruhe, Schlafstörungen, Konzentrationsminderung sowie vegetative Symptome der Angst (z. B. Schwitzen, Herzrasen) sind die Folge *(Rphys)*, ebenso dysfunktionale Kognitionen wie „Ich darf mich nicht erinnern", „Meine Mutter interessiert sich nicht mehr für mich", „Ich kann meine Angst kontrollieren, wenn ich nicht darüber spreche" *(Rkogn)*. Hanna fühlt sich niedergeschlagen, freud- und lustlos, überfordert und schämt sich sehr. Auch hat sie Angst (vor intrusivem Wiedererleben) und das Gefühl, die Kontrolle zu verlieren *(Remot)*.

In der Konsequenz führt das Rückzugsverhalten und Vermeidungsverhalten *kurzfristig* zur emotionalen Entlastung. Die innere Anspannung lässt nach und Hanna empfindet Kontrolle gegenüber belastenden Emotionen sowie intrusiven Erinnerungen *(C)*. *Langfristig* kann das Trauma nicht bewältigt werden, die depressive Symptomatik verstärkt sich, das Selbstwertgefühl sinkt weiter. Hilflosigkeitsgefühle und Überforderungsempfinden werden aufrechterhalten. Intrusionen kehren regelmäßig wieder, eine Gewöhnung an traumabezogene Reize wird verhindert.

Die beschriebene Symptomatik ist durchgängig vorhanden und kann kurzfristig bei Vermeidungsverhalten reduziert werden *(K)*.

3.1.6 Diagnostische und differenzialdiagnostische Überlegungen

F43.1 G posttraumatische Belastungsstörung;
F43.23 G Anpassungsstörungen

3.1.7 Zielanalyse

Von der psychotherapeutischen Behandlung erhofft sich Hanna eine allgemeine Stimmungsaufhellung sowie eine Verarbeitung ihrer traumatischen Erfahrungen. Sie möchte wieder fröhlicher werden und wünscht sich auch eine bessere Beziehung zu ihrer Mutter.

3.1.8 Therapeutische Überlegungen

Therapieziel wird es sein, dass Hanna ihr Trauma verarbeiten lernt und die depressive sowie posttraumatische Belastungssymptomatik, einhergehend mit dem Vermeidungsverhalten gegenüber traumabezogenen Reizen, abgebaut wird. Das intrusive Wiedererleben der traumatischen Erfahrungen gilt es, zu reduzieren.

3.1.9 Therapieplanung und Verlauf

Aufgrund der stark schambesetzten Thematik stand zunächst der Aufbau einer vertrauensvollen Arbeitsbeziehung im Fokus, innerhalb derer Hanna ein Raum zur Verfügung gestellt wurde, sich zu öffnen. So war es ihr zunehmend besser möglich, offen über die Vergewaltigung zu sprechen.

Mittels Psychoedukation wurde Hanna eine Einsicht in die störungsspezifische Symptomatik vermittelt. Es wurde mit ihr ein störungsbezogenes, lerntheoretisches Modell zur Entstehung und Aufrechterhaltung der Störung erarbeitet. Hanna fühlte sich sehr entlastet, als sie erfuhr, dass ihre Symptome als normale Reaktion auf ein traumatisches Erlebnis zu verstehen sind. Es fand eine Aufklärung des intrusiven Wiedererlebens durch Besonderheiten des Traumagedächtnisses statt, ebenso die Notwendigkeit des imaginativen Nacherlebens. Einer katastrophisierenden Bewertung der Symptomatik konnte so entgegengewirkt werden. Zunächst wurde Hanna im Aufbau alternativer Bewältigungsstrategien gefördert und sie erlernte allgemeine Konflikt- und Problembewältigungsstrategien, die sie auf ihren Alltag übertragen sollte (z. B. im Kontakt zur Mutter). Über das Erlernen eines Entspannungsverfahrens wurde sie dazu befähigt, Anspannung in für sie als belastend empfundenen Situationen eigenständig zu reduzieren. Dysfunktionale Kognitionen in Bezug auf das Trauma, aber auch in Bezug auf Minderwertigkeitserleben wurden identifiziert und modifiziert. Irrationale Ängste sowie Ängste in Bezug auf Hypervigilanz konnten vermindert werden. Insgesamt wurde die Entwicklung eines stabilen Selbstwertgefühls gefördert. Hanna erhielt in der Therapie einen Raum, innerhalb dessen sie Selbstwirksamkeitserfahrungen sammeln konnte, die ihr dabei halfen, sich in ihrer eigenen Handlungsfähigkeit wahrzunehmen und ihrer Situation aktiv zu begegnen. Hilflosigkeitsgefühle sowie überhöhte Leistungsstandards konnten modifiziert werden und Hanna wurde in ihrer Abgrenzungsfähigkeit gefördert.

Hanna lernte, ihre Gefühle und Bedürfnisse differenzierter wahrzunehmen und im Kontakt zu anderen, insbesondere in der Peer-Gruppe, zu äußern und sich mehr zu behaupten. Der Aufbau von mehr Selbstsicherheit und Selbstwertgefühl gab ihr in Hinblick auf die erlebte Vergewaltigung ein erhöhtes Sicherheitsgefühl, sich wehrhaft behaupten zu können („Ich will kein Opfer sein").

Hanna konnte wieder zur Aufnahme sozialer Kontakte sowie positiver Aktivitäten motiviert werden, wodurch sich ihre Stimmung verbesserte und sie konnte sich alternative Verstärkerquellen erschließen. Im Rahmen der Bezugspersonenstunden war es wichtig, auch dem Vater den Raum zu geben, eigene mit der Vergewaltigung seiner Tochter in Verbindung stehende belastende Emotionen, wie Schuld- und Schamgefühle, zu bearbeiten. Dies förderte einen offeneren Umgang mit seiner Tochter. Auch er erhielt einen Einblick in das Störungsmodell, damit es ihm möglich war, sich empathisch in seine Tochter einzufühlen sowie ihr die benötigte Unterstützung in der aktuellen Belastungssituation zu bieten.

3.2 Extremsituationen

3.2.1 Vorstellungsgrund und Problematik

Julia kommt mit ihrer Mutter auf Empfehlung ihres behandelnden Arztes in die ambulante Behandlung. Die Mutter wirkt sehr besorgt und ängstlich. Sie berichtet von dem starken Rückzugsverhalten ihrer Tochter. So vermeide diese zunehmend den Schulbesuch, werde immer dünner und tendiere bei starker Anspannung dazu, sich selbst zu verletzten („Ritzen"). Im sozialen Kontakt zeige sie sich sehr ängstlich, doch komme es auch immer wieder „zu aggressiven Ausbrüchen", da sie sich „sehr schnell angegriffen" fühle. Julia selbst berichtet, sich „innerlich völlig leer" zu fühlen, kaum noch Freude zu empfinden und unter starken Selbstunsicherheiten sowie Ängsten im sozialen Kontakt zu leiden. So könne sie die Schule aktuell nicht mehr besuchen, da sie große Angst davor habe, abgelehnt oder „mal wieder kritisiert zu werden". Sie habe, auch vor dem Hintergrund ihrer „starken Verlustangst", keine Freunde, könne Nähe nur schwer zulassen und beschäftige sich somit am liebsten allein. Sie fühle sich „hässlich", zu dick und versuche ihre Kalorienzufuhr zu kontrollieren. Lediglich in „Extremsituationen" und bei extremer Anspannung komme es gelegentlich zu „Fressanfällen", was sie schließlich durch Erbrechen zu lösen versuche.

3.2.2 Psychopathologischer Untersuchungsbefund

Julia ist ein 15-jähriges und stark untergewichtiges Mädchen. Bei einer Größe von 1,60 m wiegt sie 37 kg. Sie macht im Rahmen des Erstgesprächs einen extrem schüchternen und zurückhaltenden Eindruck. Die Darstellung ihrer Situation überlässt sie zunächst der Mutter, die einen überaus ängstlichen und besorgten Eindruck vermittelt. Im weiteren Verlauf nimmt Julia zunehmend an dem Gespräch teil, wobei sich gegenüber der Mutter latent vorhandene Aggressionen zeigen. Die affektive Lage von Julia ist zum depressiven Pol verschoben, teils dysphorisch und ängstlich gestimmt. Es zeigt sich ein anhaltendes Gefühl der inneren Leere bei erhöhter innerer Anspannung. Ebenso zeigen sich Schlafstörungen bei ausgeprägter Grübelneigung. Im Bereich ihrer sozialen Beziehungen zeigt Julia einen Wechsel aus Rückzugstendenzen und aggressiven Impulsdurchbrüchen, bei stark feindseliger Attribuierung in der sozialen Interaktion. Sie hat sozial phobische Ängste mit vegetativer Begleitsymptomatik, bei nahezu vollständigem Vermeidungsverhalten. Deutlich treten im Verlauf das schwache Selbstwertgefühl sowie ihre mangelnden Konfliktbewältigungskompetenzen und Fähigkeit der Impulskontrolle hervor. Julia neigt zu selbstverletzendem Verhalten in Belastungs- und Stresssituationen, bei massiver innerer Anspannung zur kurzfristigen Spannungsreduktion. Die Kalorienzufuhr wird bei ihr streng kontrolliert, bei ausgeprägter Körperschemastörung. Gelegentlich kommt es zu Essattacken sowie anschließendem Erbrechen. Julia ist bewusstseinsklar und zu allen Seiten hin voll orientiert. Es zeigen sich keine mnestischen Einschränkungen, keine formalen oder inhaltlichen Denkstörungen, keine Halluzinationen oder Zwangsphänomene. Der Antrieb ist reduziert, bei regelrechter Konzentrationsfähigkeit. Ihre Intelligenz kann als durchschnittlich bezeichnet werden. Drogen-, Alkohol-, oder Medikamentenabusus werden ebenso wie suizidale Tendenzen glaubhaft verneint.

In ihrer Kindheit habe Julia an den üblichen Kinderkrankheiten gelitten. Es gibt keine sonstigen für die Psychotherapie relevanten körperlichen Erkrankungen. Es hat zwei stationäre Aufenthalte in der Vergangenheit gegeben. Julia wird mit Fluoxetin behandelt und befindet sich in begleitender fachärztlicher Behandlung.

3.2.3 Anamnese und Biografie

Julia wachse gemeinsam mit ihrem jüngeren Bruder bei ihren leiblichen Eltern in einer angespannten Familienatmosphäre auf. Die Familie lebe in gesicherten finanziellen Verhältnissen und Julia verfüge über ein eigenes Zimmer.

Die Mutter (42 Jahre, Bürokauffrau) wird von Julia als eine sehr hilfsbereite und besorgte Frau beschrieben, die sich ihr gegenüber vor dem Hintergrund eigener Ängste häufig sehr kontrollierend verhalte. Die Mutter leide bereits seit längerer Zeit unter einer Angststörung und befinde sich aufgrund dessen in psychotherapeutischer Behandlung. Sie berichtet, sich vom Verhalten ihrer Tochter mittlerweile „völlig überfordert" zu fühlen und somit einfach keinen Rat mehr zu wissen. Der Vater (46 Jahre, Techniker) sei ein sehr aggressiver, intoleranter Mann, der gegenüber seiner Tochter kaum Einfühlungsvermögen zeige. Julia erlebe ihn meist als „laut und missgelaunt", sodass grundsätzlich keine positive Beziehung zu ihm bestehe. Der Vater sei früher spielsüchtig gewesen, was er mittlerweile bewältigt habe, doch trinke er nun vermehrt Alkohol. Auch die Ehe der Eltern sei vor diesem Hintergrund bereits seit Jahren stark belastet, wobei die Mutter klar die dominantere Rolle einnehme. Die geschwisterliche Beziehung wird als „aktuell nicht vorhanden" beschrieben, jedoch habe früher eine starke Rivalität geprägt von aggressiven Auseinandersetzungen geherrscht.

Die Schwangerschaft und Geburt mit Julia seien regelrecht verlaufen. Im Rahmen ihrer motorischen und sprachlichen Entwicklung sowie ihrer Reinlichkeitserziehung habe es keine Auffälligkeiten gegeben. Sie sei jedoch bereits im Rahmen ihrer Kindergartenzeit ein sozial unsicheres Kind gewesen, dem es schwergefallen sei, Kontakte zu schließen.

Julia sei mit sechs Jahren eingeschult worden und habe im Rahmen der Grundschule durchgängig durchschnittliche Leistungen erbracht. Bereits zu dieser Zeit sei es ihr schwer gefallen, sich in die Klassengemeinschaft zu integrieren, sodass sie die Rolle einer Außenseiterin eingenommen habe. Seit dem Besuch der weiterführenden Schule habe sich ihr soziales Rückzugsverhalten jedoch stetig ausgeweitet. Zudem habe sie sehr negative Erfahrungen gesammelt; so sei sie beispielsweise vonseiten ihrer Mitschüler häufig gehänselt worden („Terroristin, Psychotante"). Mittlerweile leide sie unter starken sozialen Ängsten, doch reagiere sie im Kontakt zu ihren Lehrern und Mitschülern auch häufig aggressiv. Vonseiten ihrer Lehrer wird die Klassengemeinschaft als „sozial eingestellt" beschrieben, doch fühle sich Julia häufig provoziert und angegriffen, worauf sie meist sehr impulsiv reagiere. Aktuell versuche sie, den Schulbesuch fast vollständig zu vermeiden, sodass von Seiten der Mutter bereits über die Möglichkeit eines Hauslehrers nachgedacht worden sei, damit Julia nicht vollständig den Anschluss verliere. Insgesamt sei sie mittlerweile fast vollständig sozial isoliert und gehe keinerlei positiven Aktivitäten nach. Auch im familiären Alltag ziehe sie sich meist in ihr Zimmer zurück, um zu lesen.

3.2.4 Problem- und Verhaltensanalyse

Lerngeschichtlich relevant erscheint das Aufwachsen in einer angespannten Familienatmosphäre. Innerhalb dieser konnte Julia insgesamt keine ausreichend positive Wertschätzung und Verstärkung erfahren. Auch standen ihr keine adäquaten Modelle für den Umgang mit Anspannungs- und Problemsituationen zur Verfügung. So erlebt sie im Kontakt zu der unter einer Angststörung leidenden Mutter vermutlich eine massive Einschränkung ihrer autonomen Impulse. Auch dient die Mutter als Verhaltensmodell für kontrollierende und vermeidende Verhaltensweisen. Julia scheint somit in Belastungs- und Anspannungssituationen auf ihr Modell zurückzugreifen und versucht, ihre eigenen belastenden Emotionen sowie ihre Anspannung über Vermeidung (Rückzug) oder auch Kontrolle (Kalorienzufuhr) zu regulieren. Dies behindert die Entwicklung der Fähigkeit einer funktionalen Emotionsregulation.

Im Kontakt zum Vater, den die Patientin insgesamt als „missgelaunt und laut" erlebt, erfuhr sie scheinbar nur unzureichend positive Rückmeldung. Auch konnte dieser somit nicht als positives Modell für die eigene Impulssteuerung dienen. Vor dem Hintergrund ihrer Angst vor Demütigung und Kränkung durch den Vater wurde ihre konfliktvermeidende Haltung zusätzlich verstärkt. Julia konnte im Zuge von aggressiven Ausbrüchen des Vaters, Streitigkeiten der Eltern, der Spielsucht des Vaters bzw. seinem aktuellen Hang zu verstärktem Alkoholkonsum und der Angststörung der Mutter kaum Fähigkeiten zur funktionalen Emotionsregulation erlernen. So bildeten sich Schemata der gelernten Hilflosigkeit heraus. Auch konnte sie innerhalb der Peer-Gruppe, hier war und ist sie Hänseleien ausgesetzt, keine korrektiven Erfahrungen machen, was den Aufbau einer grundsätzlich feindseligen Attribuierung begünstigte. Diese Erfahrung, aber auch die fehlende Zuwendung und positive Rückmeldung vonseiten der Eltern führten zum Aufbau eines niedrigen und instabilen Selbstwertgefühls. Im Zuge von Konflikten und im Rahmen der sozialen Interaktion erlebt Julia somit massive Überforderungsgefühle und Ängste. Es werden dysfunktionale, depressogene Kognitionen aktiviert und belastende Emotionen ausgelöst, auf die sie mit verstärktem Rückzug reagiert.

3.2.5 Konkrete Problemdarstellung

Auslösende Situation (S): Julia wird in der Schule gemobbt, hat Streit mit dem Vater. Aufgrund ihrer Selbstwertprobleme und Probleme in der Emotionsregulation und Impulskontrolle sowie fehlender Selbstwirksamkeitserwartung und einer erhöhten Stressreagibilität *(O)* hat sie ihre Gefühle nicht im Griff. Sie reagiert mit Selbstverletzung, aggressivem und feindseligem Verhalten sowie Rückzug *(Rbehav)*, woraufhin sich der Konflikt mit dem Vater bzw. den Eltern, die völlig überfordert sind, weiter verstärkt und sich die Probleme in der Schule verschlimmern. Das wiederum verstärkt ihre Anspannung, depressive Verstimmung, Ängste und Vermeidungsverhalten. Sie reagiert mit einer strengen Kontrolle der Kalorienzufuhr, bei bestehender Körperschemastörung *(Rphy)*, um sich ein Mindestmaß an Kontrolle zu sichern.

Julia fühlt sich völlig hilflos, minderwertig und unsicher *(Remot)*. Sie reagiert mit dysfunktionalen Kognitionen in Bezug auf das Selbst, die Umwelt und die Zukunft, wie: „Ich mache immer alles falsch, bin nichts wert, werde immer nur kritisiert, gemobbt, keiner mag mich…“ *(Rkogn)*.

In *kurzfristiger* Konsequenz erfährt Julia Entlastung durch ihren Rückzug oder Impulsdurchbruch von der als unangenehm empfundenen Anspannung und negativen Gefühlen. So kann sie Wut und Ärger abbauen. *Langfristig* jedoch wird die Störung hierdurch aufrechterhalten und Julia bleibt in den bekannten Reaktionsmustern verhaftet. Dadurch kommt es zunehmend zu Problemen in den zwischenmenschlichen Beziehungen, da sich die Konflikte zuspitzen, was schließlich immer weiter in die soziale Isolierung führt *(C)*.

Bedingungen, unter denen die Symptomatik nicht oder seltener auftritt, sind *(K)*, wenn Julia zu Hause bleibt, liest und sich zurückzieht. Ansonsten ist die Symptomatik kontinuierlich vorhanden.

3.2.6 Diagnostische und differenzialdiagnostische Überlegungen

F32.1 G mittelgradige depressive Störung; F50.1 G atypische Anorexia nervosa; F40.1 G soziale Phobien; F60.31 V emotional instabile Persönlichkeitsstörung (Borderline-Typ)

3.2.7 Zielanalyse

Julia wünscht sich mehr Selbstwertgefühl und Selbstbewusstsein. Sie wolle es schaffen, mit ihren „Problemen irgendwie fertig“ zu werden.

3.2.8 Therapeutische Überlegungen

Das übergeordnete Therapieziel besteht darin, Julia zu einer Veränderung zu motivieren und sich aufgrund der Essstörung erneut in eine stationäre Behandlung zu begeben (Aufnahme geplant). Ziel ist eine Gewichtszunahme. Hierfür wird ein Behandlungsvertrag geschlossen, der eine Gewichtszunahme von zunächst 37 kg auf 39 kg innerhalb acht Wochen vorsieht. Weitere Ziele sind, dass Julia in die Lage versetzt wird, die Schule weiter zu besuchen. Zudem wird sie lernen, ihr Vermeidungsverhalten aufzugeben und sich in zwischenmenschlichen Beziehungen (bspw. in der Beziehung zu ihren Mitschülern) angemessen zu behaupten und selbstbewusster zu werden.

3.2.9 Therapieplanung und Verlauf

Julia konnte sich auf das therapeutische Beziehungsangebot trotz anfänglicher Skepsis gut einlassen. Sie erschien pünktlich sowie zuverlässig zu den vereinbarten Terminen und war in der Lage, neu erlernte Verhaltensweisen auf ihren Alltag zu übertragen. Sie begann, sich stärker in der eigenen Selbstwirksamkeit wahrzunehmen. Als große Entlastung, aber auch als Motivationsschub sind dabei der wieder aufgenommene Schulbesuch zu werten. Auch im Hinblick auf eine spätere berufliche Perspektive konnte erreicht werden, dass Julia den Schulbesuch wieder aufnimmt und fortführt.

Sie erhielt einen Einblick in die Funktionalität ihrer Symptomatik unter Einbezug ihrer Lerngeschichte, was sie als erleichternd empfand. Auch ist sie mittlerweile in der Lage, auslösende und aufrechterhaltende Faktoren zu erkennen und beginnt, aktiv auf diese einzuwirken. So konnte sie für sich erkennen, wie sehr sie beispielsweise bei einem Streit mit dem Vater mit Anspannungen und selbstabwertenden Gedanken reagiert. Sie verstand, dass dies bei ihr zu einem enormen Druck und in der Folge Wutausbrüchen führt. Wenn ihre Impulsdurchbrüche dann sanktioniert werden, erlebt sie einen Kontrollverlust, den sie über vermehrtes Kalorienzählen in den Griff zu bekommen versucht. Ihr konnte der Teufelskreis ihrer Symptomatik zunehmend verstehbarer gemacht werden. Sie übte sich darin, ihre Gefühle in adäquater Form zum Ausdruck zu bringen und somit zur eigenen Bedürfnisbefriedigung beizutragen. Die depressive Verfassung von Julia wurde rückläufig: So trat selbstverletzendes Verhalten zwar noch sehr selten auf, konnte aber deutlich reduziert werden. Der Aufbau sozialer Kontakte fiel ihr sehr schwer, sie erprobte sich hierbei jedoch immer wieder im schulischen Kontext. Ausgrenzungen oder Hänseleien wurden in der Therapie immer wieder aufgegriffen und besprochen. Julia wurde mithilfe eines Problemlöse- und sozialen Kompetenztrainings in ihrer Abgrenzungsfähigkeit und Durchsetzungsfähigkeit geschult. Mit der Zeit gelang es ihr dann auch, sich deutlich besser, insbesondere Mitschülern gegenüber, abzugrenzen und eigene Bedürfnisse differenzierter wahrzunehmen.

Weiterhin ist es ihr gelungen, die besprochene Tagesstrukturierung und Aktivitätenpläne umzusetzen, sodass eine substanzielle Aufhellung der Stimmung erreicht werden konnte. Durch kognitive Umstrukturierung gelang es, das negative Selbst- und Weltbild von Julia ein Stück weit aufzubrechen. Die Anregung, zusätzlich an einer ambulanten Gruppe für Borderline-Patienten, die ebenfalls an einer Essstörung leiden, teilzunehmen, hat Julia aufgegriffen und sich dort angemeldet. Insgesamt erreichte sie jedoch sehr langsam konkrete Verhaltensänderung und schien in ihrem negativen Selbstwerterleben immer wieder sehr gefangen.

Es gelang ihr zwar, ihre starken Stimmungsschwankungen zu verbalisieren und sie lernte, Techniken zur Verbesserung der Impulskontrolle und zur Reduktion des selbstverletzenden Verhaltens einzusetzen, allerdings fiel ihr dies, insbesondere in Belastungssituationen, weiterhin sehr schwer. In Situationen, die eine Belastung für sie darstellten, traten noch dysfunktionale Kognitionen auf, einhergehend mit dysfunktionalen Bewältigungsversuchen. Julia benötigte einige Zeit, das in der Therapie Gelernte erfolgreich im Selbstmanagement umzusetzen, um so eine dauerhafte Stabilisierung der Befindlichkeit zu gewährleisten.

Trotz des eher langsam voranschreitenden Therapieprozesses konnte Julia für sich Erfolge verbuchen, hat leicht an Gewicht gewonnen und soziale Kontakte außerhalb des Klassenverbandes geschlossen, die ihr Kraft und Mut geben. In Anbetracht der Komplexität des Störungsbildes wurde die ambulante Therapie nach dem stationären Aufenthalt fortgesetzt. Es galt, insbesondere die Eltern innerhalb der Bezugspersonenstunden für die entwicklungsspezifischen Bedürfnisse ihrer Tochter zu sensibilisieren. So wurde mit der Mutter deren eigene Angstproblematik thematisiert und sie erkannte ihren eigenen Anteil in Bezug auf die Problematik ihrer Tochter.

3.3 Keine Grenzen

3.3.1 Vorstellungsgrund und Problematik

Der 12-jährige Leo kommt in Begleitung seiner Mutter in die psychotherapeutische Behandlung. Die Mutter berichtet im Erstgespräch, dass bereits vor einigen Jahren die Diagnose „ADHS“ bei ihrem Sohn gestellt worden sei. Er habe schon damals ein aggressives Verhalten sich selbst, aber auch Gegenständen gegenüber gezeigt und habe in Anforderungssituationen sehr frustriert und mit „Wutanfällen" reagiert. Dieses Verhalten habe sich im Verlauf der letzten Jahre immer weiter verschlimmert. Besonders in schulischen Anforderungssituationen könne er sich kaum konzentrieren und er reagiere sehr impulsiv und aufbrausend, wenn etwas nicht seinen Vorstellungen entsprechend funktioniere. Des Weiteren leide er unter starken Selbstwertproblemen aufgrund seiner Lese- und Rechtschreibstörung. Diese habe zunehmend negativen Einfluss auf seine schulischen Leistungen. Zum Teil sei Leo so frustriert, dass er am Morgen versuche, den Schulbesuch zu verweigern. Im Kontakt zu seinen Lehrern und Mitschülern fühle er sich „schnell angegriffen". Auch verhalte er sich sehr bestimmend, was einen positiven Beziehungsaufbau erschwere. Auch die Mutter fühle sich von dem Verhalten ihres Sohnes mittlerweile völlig überfordert, weshalb sie nun, auf Anraten einer Institutsambulanz, die Behandlung aufsuche.

3.3.2 Psychopathologischer Untersuchungsbefund

Leo ist ein 12-jähriger, ordentlich und altersentsprechend gekleideter Junge. Im Kontakt zeigt er sich insgesamt unruhig, wobei schnell seine mangelnde Impulskontrolle sowie eine Tendenz zu selbstabwertenden Kognitionen deutlich werden. Es zeigt sich ebenfalls eine grundsätzlich feindselige Attribution in sozialen Interaktionssituationen. Gedanklich ist er auf seine schulische Situation sowie die Konflikte im Kontakt zu seinen Lehrern fixiert. Auch die Mutter von Leo vermittelt einen stark belasteten sowie überforderten Eindruck. Auf beiden Seiten wird ein hoher Leidensdruck erkennbar. Vor dem Hintergrund der Beeinträchtigung seiner Konzentration und Aufmerksamkeit berichtet Leo, sich von den schulischen Anforderungen überfordert zu fühlen, was mit massiven Frustrationsgefühlen einhergehe. Er ist bewusstseinsklar und zu allen Bewusstseinsinhalten voll orientiert. Seine affektive Lage ist niedergeschlagen und dysphorisch gestimmt. Die Konzentrationsfähigkeit sowie die Aufmerksamkeit sind eingeschränkt. Die mnestischen Funktionen sind intakt. Es zeigen sich keine Hinweise auf formale oder inhaltliche Denkstörungen, Sinnestäuschungen oder Ich-Störungen; keine Zwangsphänomene. Die Intelligenz, Differenziertheit und Introspektionsfähigkeit von Leo können als unterdurchschnittlich bewertet werden. Suizidgedanken oder Absichten liegen keine vor.

Vor vier Jahren sei erstmalig eine sensomotorische Wahrnehmungsstörung sowie ADHS diagnostiziert worden, mit einer in der Folge teilstationären Behandlung. Es sei eine umfangreiche Leistungsdiagnostik sowie Empfehlung auf eine ambulante psychotherapeutische Behandlung erfolgt. Leo erhalte eine spezielle Förderung in Bezug auf die Lese- und Rechtschreibstörung und wird mit Ritalin behandelt.

3.3.3 Anamnese und Biografie

Leo sei als Einzelkind bis zu seinem dritten Lebensjahr bei seinen leiblichen Eltern in einer „konfliktbeladenen" Familienatmosphäre aufgewachsen. Seit der Trennung seiner Eltern vor zehn Jahren lebe er bei seiner Mutter und besuche den Vater regelmäßig an jedem zweiten Wochenende. Die Mutter, eine 36-jährige Verkäuferin, sei berufstätig und in Vollzeit beschäftigt. Sie lebe mittlerweile wieder in einer festen Paarbeziehung. Die Familie lebe in einer geräumigen 3-Zimmer-Wohnung und Leo habe sein eigenes Zimmer. Die Beziehung zu ihrem Sohn beschreibt sie als grundsätzlich positiv, doch fühle sie sich von seinem impulsiven Verhalten zunehmend überfordert. Besonders in Alltagssituationen wie bei der Hausaufgabenbetreuung oder beim Zähneputzen komme es zu massiven Auseinandersetzungen. Dies wirke sich mittlerweile sehr negativ auf die gesamte Familienatmosphäre aus.

Der Vater, ein 40-jähriger Maler und Lackierer, sei mittlerweile wieder verheiratet und habe gemeinsam mit seiner Frau eine 5-jährige Tochter, auf die Leo teils sehr eifersüchtig reagiere. Von Seiten der Mutter wird berichtet, dass auch der Vater an einer Lese- und Rechtschreibstörung leide.

Leo sei in der 33. Schwangerschaftswoche geboren worden (2145 g und 45 cm). Aufgrund vorzeitig einsetzender Wehen habe die Mutter Wehenhemmer sowie eine Medikation zur Förderung der Lungenreife des Kindes erhalten. Insgesamt habe sie sich im Verlauf der Schwangerschaft sehr erschöpft gefühlt und sei von den anhaltenden Konflikten innerhalb ihrer Paarbeziehung stark belastet gewesen. In Bezug auf die grob- und feinmotorische sowie die sprachliche Entwicklung von Leo seien kontinuierliche Entwicklungsrückstände auffällig geworden. Die Reinlichkeitserziehung sei bis auf gelegentliches Einnässen ohne Auffälligkeiten verlaufen.

Leo sei im Alter von drei Jahren in den Kindergarten gekommen, den er von Beginn an sehr gerne besucht habe. Erst nach seiner Einschulung sei es zu ersten Auffälligkeiten in Form von aggressivem Verhalten und Leistungsverweigerung gekommen, sodass Leo im Verlauf der dritten Klasse auf eine Förderschule gekommen sei. Mittlerweile besuche er die fünfte Klasse einer Förderschule. Im Kontakt zu schwächeren Mitschülern zeige er ein durchaus einfühlsames Verhalten, doch komme es im Kontakt zu stärkeren Schülern zunehmend zu Auseinandersetzungen und eifersüchtigem Verhalten. Auch die Beziehung zu seinen Lehrern sei mittlerweile aufgrund des aufbrausenden und impulsiven Verhaltens von Leo sehr belastet, sodass er schon mehrmals nach Hause geschickt worden sei. In Frustrationssituationen, so sei von Seiten seiner Lehrer berichtet worden, schlage sich Leo immer wieder gegen den Kopf. Auch werte er sich massiv ab und neige zu Wutausbrüchen, sodass er kaum noch zu beruhigen sei.

Leo verfüge über ausreichend soziale Kontakte, die zum Teil aufgrund seines bestimmenden Verhaltens jedoch stark konfliktbeladen seien. In seiner Freizeit treibe Leo gerne Sport und sei insgesamt sehr bewegungsfreudig.

3.3.4 Problem- und Verhaltensanalyse

Insgesamt können für die Genese der störungsspezifischen Symptomatik lerngeschichtliche Faktoren, aber auch eine genetische Prädisposition angenommen werden. Es ist zu vermuten, dass Leo vonseiten seiner Eltern und Lehrer nur unzureichend positive Zuwendung und Verstärkung für angemessene Verhaltensweisen erfuhr. Die Mutter, die sich vom Verhalten von Leo stark belastet fühlt, wird durch ein dysfunktionales Verstärkerverhalten die Ausbildung von Negativstrategien gefördert haben. Insgesamt wuchs Leo in einer wenig Sicherheit und Halt spendenden Familienatmosphäre auf, die schon früh von den Paarkonflikten sowie der Trennung der Eltern geprägt war. Es ist zu vermuten, dass die Mutter in Anbetracht ihrer eigenen Belastung (als Alleinerziehende und Berufstätige) die Bedürfnisse ihres Sohnes nur unzureichend befriedigen konnte. Zudem scheint Leo den teilweisen Verlust des Vaters internal attribuiert haben, was die Entwicklung eines schwachen Selbstwertgefühls sowie eines grundsätzlichen Insuffizienzerlebens förderte. Dies zeigt sich auch heute noch in dem eifersüchtigen Verhalten seiner Halbschwester gegenüber, die er scheinbar als Rivalin erlebt. In Ermangelung adäquater Modelle für den Umgang mit Konflikt- und Problemsituationen war es Leo nicht möglich, funktionale Bewältigungsstrategien für den Umgang mit diesen zu entwickeln. Auch scheint es innerhalb der Familie keine Kommunikationsstrukturen gegeben zu haben, die die Entwicklung einer Wahrnehmung eigener Gefühle und Bedürfnisse sowie ein adäquates Formulieren dieser hätten begünstigen können. Seine Fähigkeit zur eigenen Emotionsregulation sowie Impulssteuerung blieb somit unterentwickelt. Auch konnte er im Laufe seiner Lerngeschichte nicht die ausreichenden Selbstwirksamkeitserfahrungen sammeln, die ihm bei einer aktiven Bewältigung seiner aktuellen Probleme helfen könnten. Zudem verfügt Leo nicht über die Fähigkeit, eigene Bedürfnisse adäquat zu äußern, was dazu führt, dass er verstärkt zu dem Einsatz dysfunktionaler Bewältigungsstrategien (Negativstrategien) greift. Hierüber sichert er sich die Aufmerksamkeit seines Gegenübers (z. B. Mutter, Lehrer). Aufrechterhalten wird die störungsspezifische Symptomatik durch dysfunktionales Verstärkerverhalten der Umwelt (Eltern, Lehrer) sowie die fehlende Fähigkeit der eigenen Emotionsregulation und Impulssteuerung des Patienten.

3.3.5 Konkrete Problemdarstellung

Auslösende Situation (S): Leo soll seine Hausaufgaben machen. Die Mutter fordert ihn zum Befolgen von Regeln auf. Aufgrund seiner Konzentrationsstörungen, der erhöhten Stressreagibilität, der Reizfilterschwäche und einer fehlenden Fähigkeit zur Impulssteuerung und Emotionsregulation *(O)* reagiert Leo mit erhöhter innerer Anspannung, Unruhe und Aggression *(Rphys)*. Er neigt zu impulsiven Ausbrüchen und autoaggressiven Verhaltensweisen, da er seine Impulse nicht steuern kann. Auch verweigert er seine Leistung und setzt Negativstrategien ein *(Rbehav)*. Dies führt zu Konflikten und Grenzsetzung durch die Mutter, worauf Leo mit dysfunktionalen Kognitionen bezüglich des Selbst, der Umwelt und der Zukunft reagiert („Ich werde immer benachteiligt und angegriffen", „Ich kann das nicht", „Ich bin unfähig"). Dies führt auf emotionaler Ebene zu Gefühlen der Niedergeschlagenheit, Hilflosigkeit, Überforderung und Frustration *(Remot)*.

In *kurzfristiger* Konsequenz erfährt Leo Entlastung durch das Ausagieren seiner Impulse und kann sich die Aufmerksamkeit der Eltern sichern. Ebenso kann er sich die Aufmerksamkeit durch die Lehrer sichern mit seinen Negativstrategien.

Langfristig bleibt die störungsspezifische Symptomatik jedoch bestehen und verschlimmert sich. Das Selbstwertgefühl von Leo nimmt weiter ab. Alternative Bewältigungsstrategien bleiben unerprobt. Defizite in der eigenen Emotionsregulation und Impulssteuerung, Konflikt- und Problembewältigungsfähigkeit bleiben bestehen. Leos schulische Leistungen fallen weiter ab und er gerät in die Isolation, da es aufgrund seiner Verhaltensauffälligkeiten zunehmend zu Problemen in den zwischenmenschlichen Beziehungen kommt.

Bedingungen, unter denen die Symptomatik nicht oder seltener auftritt *(K)* sind, wenn Leo sich draußen oder beim Sport verausgaben kann. In ihn belastenden Situationen und bei Frustrationen ist die Symptomatik kontinuierlich vorhanden.

3.3.6 Diagnostische und differenzialdiagnostische Überlegungen

F90.0 G einfache Aktivitäts- und Aufmerksamkeitsstörung; F93.8 G sonstige emotionale Störung im Kindesalter mit Selbstwertstörung sowie autoaggressiven Verhaltensweisen; F81.0 G Lese- und Rechtschreibstörung

3.3.7 Zielanalyse

Leo möchte lernen, in der Schule besser zurechtzukommen. Auch möchte er zu anderen Kindern und den Lehrern eine bessere Beziehung haben. Er wünscht sich mehr Selbstwertgefühl und Selbstbewusstsein und möchte nicht „ständig Ärger" bekommen.

3.3.8 Therapeutische Überlegungen

Das übergeordnete Therapieziel besteht darin, Leo dabei zu helfen, sein Verhalten zu verändern und sein Selbstwertgefühl zu erhöhen. Dies geschieht, in dem er in die Lage versetzt wird, Leistungssituationen zu meistern, und indem er soziale Kompetenzen erwirbt. Insbesondere aggressive Verhaltensweisen sollen zugunsten einer besseren Impulssteuerung abgebaut werden.

3.3.9 Therapieplanung und Verlauf

Anhand einer genauen Verhaltensanalyse konnten den Eltern und Leo ein Einblick in die Entwicklung und Aufrechterhaltung des störungsspezifischen Verhaltens vermittelt werden. Die Psychoedukation richtete sich ebenso an die Lehrer. So wurde die Klassenlehrerin von Leo kontaktiert und es wurden Verhaltensziele für Leo festgelegt. Die Lehrerin wurde dahingehend beraten, wie sie schwierige Situationen erkennen und entsprechend reagieren kann.

Ein wichtiges Ziel war es, Leo in Bezug auf seine Reizfilterschwäche und der Lese-Rechtschreib-Schwäche beim Aufbau eines stabilen Selbstwertgefühls zu verhelfen. Ebenso galt es, seine Fähigkeiten zur Impulssteuerung und Emotionsregulation zu erhöhen. Zudem galt es, seine Konzentrationsfähigkeit zu verbessern und ihn im Umgang mit der Aufmerksamkeitsstörung zu schulen. Insgesamt wurde Leo in der Wahrnehmung eigener Bedürfnisse und Gefühle gefördert und lernte, diese in adäquater Weise zu äußern, anstelle mit Wutausbrüchen zu reagieren. Auf diesem Weg war es Leo zunehmend möglich, den Einsatz von Negativstrategien zur Befriedigung seiner Bedürfnisse abzubauen. Gemeinsam wurden alternative Bewältigungsstrategien für den Umgang mit Überforderungs- und Problemsituationen erarbeitet, die Leo auf seinen familiären, aber auch schulischen Alltag übertragen konnte. Er lernte zunehmend, soziale Probleme sensibler wahrzunehmen, und erkannte immer besser, welchen Einfluss sein Fühlen und Handeln im Kontakt zu anderen hat. So war er durch das schrittweise Einüben von Problemlösestrategien mittels Problemgeschichten und Bewertung mimischer Reaktionen anderer zunehmend auch in der Lage, in schwierigen Situationen innezuhalten und nicht sofort in die Luft zu gehen. Seine Fähigkeit zur Impulssteuerung konnte gefördert werden und Leo lernte, Frustrationen auszuhalten. Über Elemente des sozialen Kompetenztrainings konnten seine Abgrenzungsfähigkeit, Selbstsicherheit sowie die Konflikt- und Kritikfähigkeit gestärkt werden. Auch wurden konzentrationsfördernde Kompetenzen im Sinne eines Strategietrainings gefördert, sodass sich die Hausaufgabensituation entspannte. Er erhielt nach einer Weile auch erste positive Rückmeldungen seitens seiner Lehrer. Diese Erfahrung der eigenen Selbstwirksamkeit, ohne auf Negativstrategien zurückzugreifen, übte sich sehr positiv auf die Motivation von Leo aus, weiter an seinem Verhalten zu arbeiten. Auch traute er sich immer mehr, eigene Bedürfnisse und Gefühle zu äußern.

Große Probleme zeigten sich zwischenzeitlich immer wieder noch in schulischen Überforderungssituationen, worauf er noch mit impulsiven Durchbrüchen reagierte. Seine Tendenz zu Selbstabwertungen und autoaggressivem Verhalten konnte dagegen deutlich weiter reduziert werden. So war es immer wieder notwendig, am Aufbau einer reflexiven Lern- und Arbeitshaltung sowie einer verbesserten Emotionsregulation und Impulssteuerung zu arbeiten. So kam schließlich auch ein aktives Entspannungsverfahren zum Einsatz. Leo lernte, innere Anspannung in belastend erlebten Situationen zu reduzieren. Er machte die Erfahrung, dass er seine körperlichen Prozesse durchaus steuern kann. Auch wurden somit und in Kombination mit der Förderung sportlicher Aktivitäten das allgemeine Anspannungsniveau von Leo und seine erhöhte Stressempfindlichkeit gesenkt.

Im Rahmen der Bezugspersonenstunden wurden die Eltern, insbesondere die Mutter, im Umgang mit Verstärkerplänen und Tokensystemen geschult. Sie wurde dazu angeleitet, diese anzuwenden und dysfunktionales Verstärkerverhalten zu reflektieren und zu modifizieren. Auch wurden die Eltern in ihren kommunikativen Kompetenzen gefördert, wodurch eine insgesamt positivere Eltern-Kind-Interaktion aufgebaut werden konnte. Die Mutter zeigte sich sehr motiviert, aktiv eine Veränderung herbeizuführen und sie begann, alternative Verstärkungsweisen im Alltag zu erproben. Zeitweise fiel ihr die Umsetzung, sprich konsequent zu bleiben, aber recht schwer. Auch der Vater nahm nach anfänglicher Skepsis an den Bezugspersonenstunden teil, was sich sehr positiv auf den gesamten therapeutischen Prozess auswirkte. Leo erhält weiterhin eine spezielle Förderung in Bezug auf seine Lese- und Rechtschreibstörung. Die Beziehungen zwischen Leo und seinen Eltern konnte durch gemeinsame „Spielzeiten" und Aktivitäten verbessert werden. Dies führte insgesamt zu einer deutlichen Stabilisierung der Stimmung bei Leo.

3.4 Bautürme

3.4.1 Vorstellungsgrund und Problematik

Jerome kommt in Begleitung seiner Mutter sowie auf Empfehlung des behandelnden Arztes in die psychotherapeutische Behandlung. Im Erstgespräch berichtet die Mutter, dass ihr Sohn bereits in seiner frühen Kindheit sehr „spezielle Interessen" gezeigt und sich kaum in den Kontakt zu anderen Kindern begeben habe. So habe er sich beispielsweise stundenlang mit Wasserhähnen beschäftigt und zeige bis heute eine „große Leidenschaft" für das Thema Bautürme. Bereits im Säuglingsalter sei er ein „absolutes Schreikind" gewesen. Er habe erst im Alter von drei Jahren angefangen zu sprechen. Vor neun Jahren sei schließlich aufgrund der Vermutung des behandelnden Kinderarztes eine umfangreiche Testung veranlasst und schließlich die Diagnose „Autismus" gestellt worden. Wegen seiner mangelnden Empathiefähigkeit und Distanzregulation sei es besonders im schulischen Kontext zu massiven Auseinandersetzungen mit anderen Kindern gekommen. So habe Jerome andere Kinder „enorm provoziert". Auch sei er körperlich übergriffig geworden, wobei er die darauffolgende wütende Reaktion seines Gegenübers stets als „Erfolg" und mit einem guten Gefühl erlebt habe. Vor diesem Hintergrund sei er schließlich von der Regelschule auf eine Schule für Erziehungshilfe umgeschult worden. Zwar habe sich das Sozialverhalten Jeromes durch zahlreiche Fördermaßnahmen bereits leicht verbessert, doch stehe nun der Übergang auf eine Realschule an, was den Eltern große Sorgen bereite. Insgesamt könne Jerome Veränderungen nur schwer ertragen und beharre auch im familiären Rahmen intensiv auf seine Vorstellungen. Deshalb befürchte die Mutter eine enorme Überforderung ihres Sohnes in Bezug auf den anstehenden Schulwechsel.

3.4.2 Psychopathologischer Untersuchungsbefund

Bei Jerome handelt es sich um einen fast 13-jährigen und altersentsprechend entwickelten Jungen, der ordentlich gekleidet und in Begleitung seiner Eltern zum Erstgespräch erscheint. Im Kontakt ist er schwer zugänglich und sein Erleben wirkt hinter einer autistischen Schale wie „eingefroren". Es ist ihm kaum möglich, Gefühle auszudrücken. Insgesamt nimmt er kaum Blickkontakt auf, geht dann jedoch unvermittelt und distanzlos in den Kontakt. Er ist sehr unruhig und psychomotorisch angespannt. Zeitweise zeigen sich eine Hypermotorik sowie Stereotypien und eine intensive Beschäftigung mit Details. Jerome scheint eine Vorliebe für Bautürme zu haben. Er hat eine fehlende Wahrnehmung sozialer Interaktionsregeln und seine Kommunikations- und Sozialkompetenzen sind stark beeinträchtigt. Auf Frustrationen reagiert er schnell mit Selbstabwertungen und Anklagen. Die Konzentration und Aufmerksamkeit sind herabgesetzt. Jerome ist zu allen Bewusstseinsinhalten voll orientiert und es zeigen sich weder psychotische noch Zwangsphänomene. Der Antrieb sowie der Nachtschlaf zeigen sich als unbeeinträchtigt.

Es gibt bis auf die üblichen Kinderkrankheiten keine sonstigen für die Psychotherapie relevanten körperlichen Erkrankungen. Im Rahmen einer Intelligenztestung erzielte Jerome ein Gesamtergebnis von 105 Punkten (IQ). Die Diagnose Autismus wurde erstmals vor neun Jahren im Anschluss an umfangreiche Testungen gestellt. Auch im Rahmen einer Vorstellung beim sozialpsychiatrischen Zentrum konnte die Diagnose bestätigt werden. Jerome verfügt seit der ersten Klasse über einen Integrationshelfer, des Weiteren erhielt er in der Vergangenheit Ergo- und Klangtherapie sowie im Rahmen der Frühförderung eine intensive Betreuung. Vor drei Jahren fand eine ambulante Psychotherapie in einem Autismus-Therapiezentrum statt. Jerome wird medikamentös mit Medikinet und Risperidon behandelt.

3.4.3 Anamnese und Biografie

Jerome wachse als Einzelkind bei seinen leiblichen Eltern, in einer als liebevoll und behütet beschriebenen Familienatmosphäre auf. Zu seiner Mutter, einer 49-jährigen Altenpflegerin, stehe er in einer sehr engen und positiven Beziehung. Die Mutter beschreibt ihr Erziehungsverhalten als liebevoll. Sie sei jedoch auch strenger als der Vater (51 Jahre, Steuerberater). Aufgrund der Selbstständigkeit des Vaters komme es immer wieder zu finanziellen Engpässen, wodurch sich die Familie zeitweise sehr belastet fühle. Der Vater stehe ebenfalls in einem sehr guten Kontakt zu seinem Sohn und nehme in der Erziehung meist eine sehr lockere Haltung ein. Trotz seiner beruflichen Belastung versuche er, sich ausreichend Zeit für gemeinsame positive Aktivitäten zu nehmen.

Jerome sei ein „absolutes Wunschkind" und im Rahmen einer künstlichen Befruchtung gezeugt worden. Ab dem sechsten Schwangerschaftsmonat seien bei der Mutter starke Blutungen aufgetreten, sodass Jerome sechs Wochen vor dem errechneten Geburtstermin per Kaiserschnitt geholt werden musste. Im Säuglingsalter sei er ein Schreikind gewesen und habe uneingeschränkt geschrien. Im Rahmen der motorischen Entwicklung seien Koordinationsdefizite sowohl im fein- als auch im grobmotorischen Bereich aufgefallen. Seine Sprachentwicklung sei stark verzögert gewesen, sodass er erst im Alter von drei Jahren angefangen habe zu sprechen. Bereits damals sei der Mutter das auffällige Interesse ihres Sohnes an Details (z. B. intensive Beschäftigung mit Wasserhähnen) aufgefallen. Zudem habe er kaum Interesse am Kontakt zu Gleichaltrigen gezeigt und sich auffällig „in seine Welt" zurückgezogen.

Im Alter von drei Jahren sei Jerome in den Kindergarten gekommen, wo seine mangelnden sozialen Kompetenzen sehr auffällig geworden seien. So habe er sich nicht in den Gruppenalltag integriert und sei gegenüber anderen Kindern teils sehr aggressiv und grenzüberschreitend geworden. Insgesamt sei es ihm schwergefallen, Veränderungen in seinem Tagesablauf zu ertragen und sich auf neue Situationen einzustellen. Im Verlauf des ersten Schuljahres sei es zu zahlreichen körperlichen Übergriffen auf Klassenkameraden gekommen, sodass er von der Regelschule auf eine Schule für Erziehungshilfe umgeschult worden sei. Auch hier tendiere Jerome dazu, seine Klassenkameraden zu provozieren oder Grenzen zu überschreiten, was meist zu heftigen Reaktionen seines Gegenübers führe. Diese Gefühlsausbrüche nehme Jerome jedoch durchgängig als positiv wahr („gutes Gefühl"). Zwar habe sich sein Sozialverhalten sowie seine Kommunikationsfähigkeit unter intensiver Förderung bereits leicht verbessert, doch stehe im Sommer der Übergang auf eine Realschule bevor. Dem stehe die Mutter sehr kritisch gegenüber.

Er verfüge über ein eigenes Zimmer sowie einen engen Freund, mit dem er sich regelmäßig treffe.

3.4.4 Problem- und Verhaltensanalyse

Bei Jerome liegt ein autistisches Syndrom (High-Functioning) vor, das sich durch eine starke Beeinträchtigung des Kommunikations- und Sozialverhaltens auszeichnet. Vor dem Hintergrund seiner mangelnden Filterfunktion gelingt es ihm nicht, die Fülle der auf ihn einströmenden Reize zu verarbeiten, was zu einem permanenten Überforderungserleben sowie enormer innerer Anspannung führt. So ist es Jerome nicht möglich, die an ihn gestellten Anforderungen (z. B. im schulischen Kontext) ohne intensive Begleitung und Hilfestellung zu bewältigen. Auch gelingt es ihm nicht, soziale Kontakte aufzunehmen und befriedigend zu gestalten. Dies führt zu permanenten Frustrationen, ebenso zu einer hohen Reizintensität. Das impulsive Ausagieren seiner Affekte, z. B. in Form von aggressiven Übergriffen, wird so begünstigt.

Neben diesen grundlegenden Einschränkungen können jedoch auch lerngeschichtliche Faktoren gesehen werden, die die Entstehung bzw. Ausweitung des Problemverhaltens begünstigten: Jerome erfuhr als absolutes Wunschkind (künstliche Befruchtung) zwar ein hohes Maß an positiver Zuwendung, doch scheinen seine autonomen Fähigkeiten nur unzureichend gefördert worden zu sein. So wird der Vater als sehr locker beschrieben. Dies lässt vermuten, dass er seinem Sohn nur unzureichend Halt durch klare Regeln und Grenzsetzungen bot. Gleichzeitig erlebte Jerome im Kontakt zur Mutter zwar einen strengeren Erziehungsstil, doch wird sie bereits früh die Unterschiede im Verhalten ihres Sohnes im Vergleich zu anderen Kindern wahrgenommen und versucht haben, ihn vor möglichen Gefahren und Kränkungen zu schützen. Dies hat das Sammeln von Selbstwirksamkeitserfahrungen erschwert. So gelingt es Jerome nicht, soziale Situationen und Grenzsetzungen anderer Menschen richtig zu interpretieren. Dies führt immer wieder zu massiven Misserfolgen und begünstigt somit den Aufbau eines sehr schwachen Selbstwertgefühls. Dies hat sich schließlich in seiner Tendenz zu massiven Selbstentwertungen manifestiert. Auch vor diesem Hintergrund zeigt Jerome bis heute eine sehr geringe Frustrationstoleranz, die sowohl den Umgang mit Anforderungssituationen als auch die soziale Kontaktgestaltung erschwert.

3.4.5 Konkrete Problemdarstellung

Auslösende Situation (S): Jerome fühlt sich durch die zunehmenden schulischen Anforderungen überfordert. So soll er beispielsweise ein Referat halten. Aufgrund seiner Wahrnehmungsstörung und mangelnden Reizfilterfunktionen (Autismus) sowie das damit einhergehende schwache Selbstwertgefühl und der niedrigen Frustrationstoleranz *(O)* kommt es in dieser Situation zu einer erhöhten inneren Anspannung und Unruhe *(Rphys)*.

Dysfunktionale und selbstabwertende Kognitionen wie „Ich bin anders als die anderen Kinder“, „Ich bin doof“, „Ich kann das nicht allein“ und seine gedankliche Beschäftigung mit Details *(Rkogn)* lassen bei ihm Gefühle von Frustration, Hilflosigkeit, Überforderung sowie Wut und Ärger entstehen *(Remot)*. Jerome reagiert vor diesem Hintergrund grenzüberschreitend und mit aggressivem Ausagieren seiner Affekte oder zieht sich aus dem sozialen Kontakt zurück. Auch zeigen sich Stereotypien und eine Beschäftigung mit Details *(Rbehav)*, wodurch er sich kurzfristig zu beruhigen versucht.

In *kurzfristiger* Konsequenz erfährt Jerome Entlastung durch das Ausagieren seiner Impulse und eine Reduktion seiner inneren Anspannung. Er fühlt sich durch den Rückzug in seine Eigenwelt weniger hilflos und erhält die Zuwendung und Hilfestellung der Mutter (sekundärer Krankheitsgewinn). *Langfristig* verschlimmert sich die störungsspezifische Symptomatik und Jerome gerät immer weiter in die Isolation. Er kann alternative Bewältigungsstrategien nicht erproben und seine Defizite in der Frustrationstoleranz und Emotionsregulation bleiben bestehen. Auch kann der Übergang in die Realschule nicht bewältigt werden und Jerome kann seine Ressourcen nicht nutzen (z. B. Intelligenz).

Die Symptomatik ist durchgängig vorhanden. Bedingungen, unter denen die Symptomatik verstärkt auftritt *(K)*, sind Anforderungs- und Überforderungssituationen, insbesondere im schulischen und zwischenmenschlichen Bereich. Bedingungen, unter denen die Symptomatik vermindert auftritt, sind, wenn Jerome sich in seiner Eigenwelt befindet, sich mit Details beschäftigt und in Ruhe gelassen wird.

3.4.6 Diagnostische und differenzialdiagnostische Überlegungen

F84.0 frühkindlicher Autismus (High-Functioning)

3.4.7 Zielanalyse

Die Mutter wünsche sich für ihren Sohn, dass dieser lernt, mit Veränderungen besser umzugehen und den Übergang auf eine Realschule schafft. Sie wünsche sich zudem, dass Jerome besser mit

Gleichaltrigen zurechtkommt und sich weniger überfordert fühlt.

3.4.8 Therapeutische Überlegungen

Aus therapeutischer Sicht ist es wichtig, Jerome die notwendige Unterstützung bei dem Übergang in die weiterführende Schule zu bieten. Hierfür wird eine enge Zusammenarbeit sowohl mit der Schule, als auch dem Integrationshelfer angestrebt. Zudem soll Jerome in seinen kommunikativen sowie sozialen Kompetenzen gefördert werden. Es soll ihm möglich werden, den Kontakt zu Gleichaltrigen aufzunehmen und befriedigender zu gestalten.

3.4.9 Therapieplanung und Verlauf

Es nahm einige Zeit in Anspruch, eine vertrauensvolle und haltgebende therapeutische Beziehung herzustellen. Jerome konnte schließlich zunehmend Vertrauen fassen und ein Zugang zur Therapie eröffnet werden. Dann galt es, den Eltern im Rahmen der Psychoedukation die notwendigen Informationen über die Störung ihres Sohnes zu vermitteln sowie mögliche Fragen zu klären. Auch Jeromes Lehrer wurden eingehend über die Diagnose sowie die multifaktorielle Genese autistischer Störungen aufgeklärt. Wichtig war, den Eltern mitzuteilen, dass für ihren Sohn soziale Kompetenz, gerade jetzt im Schulalter, wichtiger ist als Wissen und das Fördern seiner Sonderinteressen. Sie mussten eine Einsicht und ein Verständnis für die Störung ihres Sohnes bekommen und in die Lage versetzt werden, mit schwierigen Situationen und Krisen angemessen umzugehen. Es konnte ihnen auch mehr Verständnis für die Lehrer vermittelt werden, warum für diese der Umgang mit ihrem Sohn und in der Gruppe sehr schwierig ist. Die Lehrer konnten darüber aufgeklärt werden, dass die Verhaltensauffälligkeiten von Jerome nicht erziehungsbedingt, sondern mehr anlagebedingt sind.

Die situativen Bedingungen der Verhaltensweisen und deren Auslösesituationen wurden in einem bedingungsanalytischen Gespräch festgestellt. Die funktionalen Zusammenhänge zwischen Verhalten und Umgebungsvariablen konnten analysiert werden, um den Auf- und Abbau von angemessenen Verhaltensweisen möglich zu machen. Jerome lernte, seine Aufmerksamkeit auf eine bestimmte Aufgabe zu richten und sich an Regeln zu halten, um Alltagsituationen zu verbessern. Dies geschah mittels Lernen in einzelnen Schritten und operanter Konditionierung. Er wurde im Selbstmanagement geschult, was ihm half, auf sein Problemverhalten zu achten, es durch angemessene Verhaltensweisen zu ersetzen und sich selbst zu belohnen, sofern eine Verhaltensänderung gelang. Um den Kontakt zu seinen Mitschülern und Gleichaltrigen positiv zu fördern lernte er, auf andere zuzugehen und positiv auf sie zu reagieren. Er konnte sich so besser integrieren und bemühte sich sehr, in der Schule den hohen Anforderungen gerecht zu werden. Im Unterricht gab es Phasen, in denen er sehr aufmerksam folgte, um sich dann wieder wegzuträumen und sich in seine Eigenwelt zu flüchten.

In den Bezugspersonenstunden waren die Beratung und das Training der Eltern und Lehrer von hoher Bedeutung, um die Entwicklung von Jerome im Sinne einer größeren Selbstständigkeit und besseren sozialen Integration zu ermöglichen. So zeigte sich im Verlauf, dass die Mutter ihrem Sohn wenig alltagspraktische Aufgaben zutraut und ihm viel abnimmt, anstelle ihren Sohn mehr zu fordern. Jerome schaffte mithilfe der Therapie schließlich den Übergang auf die Regelschule. Er fand sogar einen Freund, wobei er im Kontakt mit ihm, insbesondere wenn es Konflikte gab, immer wieder ermutigt werden musste, in Kontakt mit dem Freund zu gehen, anstelle sich in seine Welt zurückzuziehen.

3.5 Sprachlos

3.5.1 Vorstellungsgrund und Problematik

Die 18-jährige Sabine kommt aus eigenem Antrieb und auf Anraten ihres behandelnden Arztes in die psychotherapeutische Behandlung. Sie berichtet im Erstgespräch, dass sie unter massiven Ängsten und Unsicherheiten leide. Dabei beschreibt sie sich selbst als kompliziert im Denken und Sprechen, eigenwillig und zurückgezogen, obwohl sie normalerweise ruhig und besonnen sei. Mit ihrer Zurückgezogenheit stoße sie bei Schulfreundinnen auf Irritationen, weil diese sich sehr um Sabine bemühen würden. Wenn es ihr schlecht gehe denke sie jedoch, dass sie das mit sich selbst ausmachen müsse und es niemanden etwas angehe. Des Weiteren berichtet sie, dass sie auf dem Gymnasium bereits eine Klasse habe wiederholen müssen, weil sie nicht gesprochen habe. Wenn sie im Unterricht aufgerufen werde, was selten vorkomme, würden einige in der Klasse so laut stöhnen, dass sie Angst habe, dies nicht zu überleben. Dann fühle sie sich hilflos und habe keine Stimme mehr. Sie bekomme Herzklopfen, Hitzewallungen und schweige, weil sie dann nicht sprechen könne und massive Angst davor habe, von anderen angesprochen zu werden. Sie fühle sich niedergeschlagen und habe auch Angst, ihr Abitur nicht zu schaffen. Sie grüble häufig, schäme sich und habe kein Selbstbewusstsein. Sie wünsche sich Unterstützung bei der Bewältigung ihrer Lebenssituation, weshalb sie jetzt in die Therapie komme.

3.5.2 Psychopathologischer Untersuchungsbefund

Sabine ist eine junge Frau, die im Kontakt gehemmt und unsicher wirkt. Den Blickkontakt bricht sie öfter ab. Dabei ist sie unruhig und wirkt deutlich jünger als sie ist, eher wie eine 14-Jährige. Sabine zeigt eine auffällige Verkrampfung von Körperhaltung und Gang. Ihr ernstes Gesicht hält sie gesenkt und ihre Stimme ist ein Flüstern, sie spricht, als ob sie nicht bemerkt werden möchte. Der strukturierte Stundenbeginn nimmt ihr die Angst vor der neuen Situation. Zur Entwicklung des Mutismus berichtet Sabine, dass sie früher nie außerhalb der Familie geredet habe. In der siebten Klasse habe der Klassenlehrer therapeutische Hilfe für notwendig gehalten. Es sei schon schlimmer gewesen und habe sich mit dem Schulbesuch verbessert: „Immerhin habe ich eine beste Freundin gefunden und dadurch auch etwas Anschluss bekommen“. Ihr Denken ist innerlich eingeengt auf Grübelgedanken über die Schule, das Abitur und die Zukunft. Ihre Stimmung ist ängstlich, psychomotorisch wirkt sie angespannt und innerlich unruhig. Es zeigen sich keine vegetativen Funktionsstörungen oder umweltbezogene Ängste vor dem Reden oder Unzufriedenheit mit dem körperlichen Erscheinungsbild. Sabine ist nicht suizidal.

3.5.3 Anamnese und Biografie

Sabine sei als einziges Kind und als Wunschkind ihrer Eltern in einer entspannten und harmonischen Familienatmosphäre aufgewachsen. Vor der Geburt von Sabine habe die Mutter, eine 45-jährige Architektin, zwei Fehlgeburten erlitten und monatelang liegen müssen. Sabine selbst sei bei der Geburt zu klein gewesen und die Mutter habe wehenleitende Mittel erhalten. Die Beziehung zu ihrer Mutter sei sehr eng. Sabine beschreibt ihre Mutter als ruhige, liebevolle aber auch ängstliche Person, die sich sehr um ihre Tochter sorge („Du rufst aber an“, „Was hast du denn die ganze Zeit gemacht?“, „Wo bist du gewesen?“). Sie habe ihre festen Regeln, Strafen gebe es von ihr keine, eher in Form von Schweigen. Die Mutter diskutiere alles aus oder entziehe sich der Situation. Der Vater, ein 50-jähriger Heizungsbauer, sei seit der Geburt von Sabine Rentner. Er sitze seit acht Jahren aufgrund seiner MS-Erkrankung im Rollstuhl. Er habe teilweise Probleme mit dem Essen. So könne er beispielsweise kein Fleisch schneiden und brauche Hilfe beim Toilettengang. Die Mutter versorge ihn alleine und wenn er einen Schub bekomme und seine Beschwerden sich verschlechtern würden, denke Sabine manchmal an seine Lebenserwartung. Er versuche, das Beste aus seiner Situation zu machen und wolle mit keinem über seine Erkrankung reden.

Sabine beschreibt ihn als positiven Mann, der auch mal schreien könne und gerne etwas anderes machen – wie beispielsweise helfen – würde. Er gebe oft Ratschläge und mische sich ein. Sabine verstehe sich gut mit ihm, gehe aber mit ihren Problemen nicht zu ihren Eltern. Der Vater schreibe ihr vieles vor und wenn sie dies nicht befolge, sei er beleidigt, wütend und hilflos. In der Kindheit sei der Vater eine enge Bezugsperson gewesen, mit dem Sabine Geheimnisse habe teilen können. Wenn sie beispielsweise nicht in den Kindergarten gewollt habe, sei er mit ihr stattdessen einkaufen gewesen und habe der Mutter nichts erzählt. In ihrer Kindheit sei Sabine einmal die Woche bei der Tante und ihrem neun Jahre älteren Cousin gewesen, wo sie sich wohlgefühlt habe. Die Beziehung der Eltern untereinander sei gut und Sabine habe ein sehr ausgewogenes und kooperatives Verhältnis zu ihren Eltern.

In den Kindergarten sei Sabine nicht gerne gegangen, weil sie kein Bedürfnis gehabt habe mit anderen Kindern zusammen zu sein und nur ein paar lose Freunde gehabt habe. Sie habe kaum mit anderen gespielt und sei viel bei den Erzieherinnen gewesen, habe wenig geredet. Sabine sei regelrecht eingeschult worden und habe in der Klasse nur mit einigen Freundinnen geredet. Mit Lehrern habe sie nicht geredet aber auch keine menschlichen Probleme gehabt. Ihre Leistungen seien schriftlich gut gewesen und sie habe die Realschule bis zur zehnten Klasse besucht und sei im Anschluss auf das Gymnasium gegangen. Dort habe sie die erste Klasse wiederholen müssen, weil sie nicht gesprochen habe.

Sabine berichtet, dass sie sich mal verliebt habe, was jedoch nicht erwidert worden sei. Aber sie wolle auch keinen Freund haben, weil sie kein Bedürfnis danach habe. Mit ihrem Freundeskreis sei sie zufrieden. Sie habe eine beste Freundin sowie eine Schulfreundin. Zudem berichtet Sabine, sehr gläubig zu sein und dass sie in ihrer Freizeit Orgel in der Kirche und Blockflöte spiele.

3.5.4 Problem- und Verhaltensanalyse

Sabine ist in ihrem Erleben von Unsicherheiten und Ängsten in sozialen Situationen bestimmt. Insgesamt kann das Familienklima, in dem Sabine groß wurde, als kontrollierend bezeichnet werden, autonome Strebungen waren nur schwer möglich und Konflikte und Meinungsverschiedenheiten wurden mit Liebesentzug (Schweigen, Rückzug, Beleidigtsein) bestraft. Dies und die ängstliche, überbesorgte und somit autonomieverneinende Mutter spielt als Verhaltensmodell für ihre Ängste und gelernte Hilflosigkeit eine wichtige Rolle. Ebenso die Erkrankung des Vaters, die viel Rücksichtnahme erforderte. In diesem Familienklima war es ihr nicht möglich, sich mit ihren Wünschen nach Kontrolle und Selbstbestimmung zu spüren und angemessen auszudrücken. Sabine lernte früh, eigene Bedürfnisse und Wünsche zurückzustellen und sich anzupassen, auch aus Schutz vor weiterem Liebesentzug durch die Eltern und der Harmonie wegen. So konnte sie ein nur geringes Selbstwertgefühl entwickeln und fühlt sich in ihrem Selbstvertrauen geschwächt. Auch konnte sie nicht lernen, mit Konflikten und schwierigen Situationen angemessen umzugehen, was früh den Boden der Angst und Unsicherheit bereitet haben wird. Sie befindet sich in symbiotischer Nähe mit der Familie einerseits und polarisierter Distanz (durch Schweigen) zur sozialen Umwelt andererseits.

Es wird auch angenommen, dass angemessene Verhaltenselemente bei ihr in der Kindheit nur in geringem Maße positiv verstärkt wurden. So reagiert sie in Belastungssituationen und zwischenmenschlichen Beziehungen, z. B. in der Schule, aber auch im normalen Kontakt mit anderen, mit einer erhöhten Empfindlichkeit auf Stress. So konnte sie die Störung entwickeln. Alltägliche Dinge wie Begegnungen mit Menschen stellen eine erhöhte Belastung für sie dar und sind Auslöser für ihre Ängste. Vermeidungsreaktionen und dadurch bedingte negative Verstärkung erhalten die Ängste aufrecht und verstärken sie. Die Belastungssituationen führen in den Teufelskreis der Angst. Die Störung und der damit verbundene Rückzug verhindern den Aufbau von Beziehungen in ihrer Umgebung.

3.5.5 Konkrete Problemdarstellung

Auslösende Situation (S): Sabine wird im Unterricht aufgerufen und einige in der Klasse stöhnen laut. Aufgrund ihres großen Bedürfnisses nach Rückhalt, der erhöhten Stressreagibilität durch chronische Anspannung und ihrer selbstunsicheren Persönlichkeitsstruktur *(O)* fühlt sich Sabine hilflos und ängstlich *(Remot)*. Es kommen ihr selbstabwertende Gedanken wie: „Was soll ich nur tun, ich werde wieder ausgelacht, schlägt man Herz noch, ich werde es nicht überleben" *(Rkogn)*. Sie bekommt Herzklopfen, Hitzewallungen, fühlt sich steif, als ob das Herz aussetzt *(Rphys)* und verstummt und rührt sich nicht, geht in den Rückzug *(Rbehav)*.

In *kurzfristiger* Konsequenz erfährt Sabine Entlastung, wenn jemand anderes aufgerufen wird und die angstauslösende Situation vermieden wird. Auch erfährt sie Zuwendung und Hilfestellung der Mutter (sekundärer Krankheitsgewinn). *Langfristig* verschlimmert sich die störungsspezifische Symptomatik, die Angst und Scham, von anderen angesprochen zu werden, verschlimmert sich, ebenso die Erwartungsangst. Das Abitur von Sabine ist gefährdet und sie gerät zunehmend in die Isolation. Eine Ablösung von ihrem Elternhaus sowie ein eigenständiges Leben sind erschwert.

Die Symptomatik ist außerhalb des familiären Rahmens durchgängig vorhanden. Bedingungen, unter denen die Symptomatik verstärkt auftritt *(K)*, sind Anforderungs- und Überforderungssituationen, insbesondere im schulischen und zwischenmenschlichen Bereich. Zu Hause tritt Sabines Verhalten seltener auf.

3.5.6 Diagnostische und differenzialdiagnostische Überlegungen

F40.1 G soziale Phobien; F94.0 G elektiver Mutismus

3.5.7 Zielanalyse

Sabine möchte ihr Abitur schaffen und wünscht sich, ihre Ängste zu bewältigen. Sie möchte selbstbewusster werden und möchte antworten können, wenn man sie etwas fragt.

3.5.8 Therapeutische Überlegungen

Das Ziel der Therapie besteht in einer Reduktion der sozialängstlichen Symptomatik und der sozialängstlich geprägten expressiven Hemmung. Es gilt, die Angst vor sozialen Situationen, die mit massiven Unsicherheiten und Sprachverlust einhergehen, zu behandeln und deutlich zu reduzieren. Ziel ist, dass Sabine offener und weniger ängstlich wird und an Selbstbewusstsein gewinnt. Ein weiteres wichtiges Ziel ist, dass sie ihr Abitur schafft und sich in Bezug auf ein Studium oder Beruf eine Perspektive schafft.

3.5.9 Therapieplanung und Verlauf

Zunächst war der Aufbau eines tragfähigen, vertrauensvollen Therapiebündnisses mit Akzentuierung der Ressourcen wichtig, damit Sabine Vertrauen zur Therapeutin fasste. So konnte sie in der Beziehung zu ihr Halt und Sicherheit erleben, um ihre Hemmung und Verschlossenheit stückweise aufgeben zu können. Die Vermittlung von Hintergrundinformationen zum Störungsbild sowie die Erarbeitung eines individuell abgestimmten plausiblen Erklärungsmodells für die Angststörung brachten Sabine Erleichterung.

Ängste vor Kritik und Ablehnung wurden mithilfe der kognitiven Umstrukturierung bearbeitet. Dysfunktionale Gedanken („irrationale Überzeugungen") lernte Sabine zu identifizieren und in positive Gedanken umzuformulieren. So konnte auch ihre unrealistisch hohe Leistungserwartung verändert werden. Mittels des Trainings zur Erhöhung der sozialen Kompetenz und mittels Kommunikationsübungen lernte sie, ihre Gefühle und Bedürfnisse angemessen zum Ausdruck zu bringen. Sie lernte, auf andere zuzugehen, um alltägliche Situationen (mit Freunden, Schulkameraden, im Unterricht und der Angst sich zu blamieren) zu bewältigen. Anstelle von „Das überlebe ich nicht" lernte sie, den Blick mehr auf sich richten und sich weniger abhängig von anderen zu machen. Auch lernte sie, sich selbst und andere differenzierter wahrzunehmen. Sie gelang zur Einsicht, dass sie auch Fehler machen darf und niemand fehlerfrei ist. In Rollenspielen wurde sie langsam an das beschriebene Ziel herangeführt. Es zeigte sich im Verlauf, wie schwer es Sabine fällt, sich eigenständig zu konfrontieren. Hier war immer wieder noch eine Vermeidungstendenz erkennbar. Sie brauchte viel Unterstützung und Strukturierung durch die Therapie. Die Übungen wurden zu Stundenbeginn nachbesprochen und neue Übungen wurden vereinbart.

Durch die Erhöhung des Aktivitätenniveaus baute sie soziale Kontakte, insbesondere in ihrem näheren Umfeld auf, was ihre Zufriedenheitserlebnisse vermehrte. Sabine lernte, mit belastenden Situationen umzugehen und Schwierigkeiten auszuhalten, indem ihre Stress- und Problemlösefähigkeiten verbessert wurden. Mit einem Entspannungs- und Angstbewältigungstraining konnte ihr Anspannungsniveau gesenkt werden und somit ihre Angstschwelle. Dies führte zu einer Verbesserung der körperlichen Beschwerden.

Sabine lernte, sich selbst und ihre Ängste zu beobachten. Mithilfe eines Angsttagebuchs identifizierte sie die auslösenden Bedingungen ihrer Ängste. Sie wurde mit dem Teufelskreis der Angst vertraut gemacht und in die Lage versetzt, diesen zu durchbrechen. Auch lernte Sabine, ihre Selbstmanagementfähigkeiten zu verbessern.

Ein wichtiges Thema, insbesondere in Bezug auf die bevorstehende Schwellensituation ins Berufsleben bzw. der Aufnahme eines Studiums und die Anforderungen an mehr Eigenständigkeit, war die Loslösung vom Elternhaus. Sabine musste lernen, selbstständiger zu werden und sich bei Kontrollen der Eltern besser abzugrenzen. Sie lernte, hier auch mal Grenzen zu setzen und den Kontakt zu ihren eigenen Gefühlen und Belangen nicht aus dem Blick zu verlieren. Sabine machte sich unabhängiger von der Erfüllung der Ansprüche ihrer Eltern und unabhängiger von den Sorgen und Ängsten ihrer Mutter. Wichtig war, ihr Zutrauen in ihre Fertigkeiten zu fördern, vor allem da die Mutter auf die Verselbstständigung ihrer volljährigen Tochter, die innerhalb der Therapie deutlich an Autonomie gewann, vermehrt mit Angst und Kontrollverhalten reagierte („Ruf mich ja an“, „Sag mir Bescheid, wenn du später kommst“, „Geh da nicht hin“).

Das Selbstwertgefühl und Selbstbewusstsein von Sabine konnten im Verlauf erhöht werden. Im Verlauf der Therapie wurde ihre Selbstakzeptanz gefördert und ein positives Selbstbild aufgebaut, wodurch ihre Unsicherheiten vermindert werden konnten. Sie schaffte schließlich das Abitur, auch weil es ihr gelang, offen mit ihren Problemen im Kontakt umzugehen und ihre Ängste (beispielsweise in einer Prüfungssituation) und Unsicherheiten zu verbalisieren. Dies führte bei ihr zu einer Entlastung und einem Rückgang der Ängste, zumal sie Verständnis für ihre Situation erhielt.

3.6 Auszug des Bruders

3.6.1 Vorstellungsgrund und Problematik

Der 7-jährige Phillip kommt in Begleitung seiner Mutter in die psychotherapeutische Behandlung. Diese berichtet, dass ihr Sohn seit einem halben Jahr wieder vermehrt (tagsüber und nachts) einnässe und einkote. Begonnen habe alles, nachdem sein Halbbruder zu seiner leiblichen Mutter gezogen sei und den Kontakt komplett abgebrochen habe. Sein Halbbruder sei sein großes „Idol“ gewesen und Phillip habe zu ihm aufgeschaut. Es belaste ihn sehr, dass kein Kontakt mehr vorhanden sei und sich sein Vater gerade gerichtlich über das Sorgerecht seines „großen Bruders“ mit seiner Exfrau auseinandersetze. Auch die Einschulung und die Eingewöhnung an eine Schule habe Phillip sehr belastet. Hinzu komme, dass Phillip unter „extremen Ängsten“ leide. So könne er nicht auf eine Toilette gehen, in der eine Lüftung vorhanden sei oder in ein Badezimmer, in dem ein Boiler hänge. Auch habe er Angst vor Erdbeben oder vor Flügen. Phillip sei auch in der letzten Zeit immer „wütender“ geworden, so müsse mit ihm „viel diskutiert“ werden.

Zudem sei Phillip sehr anhänglich und richte sich nur nach älteren Personen. Er habe kaum Freunde. Die Mutter befinde sich ebenfalls seit Ende letzten Jahres aufgrund von beruflichen Belastungen und dem Sorgerechtsstreit des Vaters mit der Exfrau in psychotherapeutischer Behandlung.

3.6.2 Psychopathologischer Untersuchungsbefund

Phillip ist ein altersentsprechend entwickelter und gekleideter Junge, welcher im Erstgespräch einen sehr aufmerksamen, aber auch angespannten Eindruck vermittelt. Er möchte über sein „Problem mit der Hose“ sprechen, zieht sich aber aus dem Gespräch zurück, wenn es um seine Ängste und Sorgen geht. Es wird in den Gesprächen schnell deutlich, dass er sehr auf seine Mutter fixiert ist. Er überlässt ihr die Gesprächsführung. Seine Stimmung ist ängstlich eingetrübt und er wirkt sehr angespannt. Phillip ist bewusstseinsklar und zu allen Qualitäten voll orientiert. Auffassung, Konzentration und Mnestik erscheinen unbeeinträchtigt. Es gibt keine Hinweise auf Wahrnehmungsstörungen, formale oder inhaltliche Denkstörungen. Psychotische Symptome sind nicht zu eruieren. Die intellektuellen Fähigkeiten, die Differenziertheit und die Introspektionsfähigkeit von Phillip können als überdurchschnittlich bewertet werden. Es gibt keine für die Psychotherapie relevanten körperlichen Erkrankungen, keine Vortherapien.

3.6.3 Anamnese und Biografie

Phillip wächst bei seinen leiblichen Eltern auf. Bis vor sieben Monaten habe der sechs Jahre ältere Halbbruder in der Familie gelebt, mit dem Phillip groß geworden sei. Dieser sei zu seiner leiblichen Mutter gezogen, sodass Phillip jetzt alleine bei seinen Eltern lebe.

Die Familienatmosphäre sei bis Mitte letzten Jahres durch die Probleme mit dem Halbbruder sehr angespannt gewesen, jetzt entspanne sie sich wieder. Phillips Mutter (48 Jahre, Justizbeamte) habe ein sehr gutes und enges Verhältnis zu ihrem Sohn, sie lasse „sich auch mal von ihm um den Finger wickeln“. Die Mutter habe sich jetzt durch die familiäre und berufliche Belastung in Therapie begeben. Die Beziehung zwischen Phillip und seinem Vater (55 Jahre, Bürokraft in Teilzeit) sei etwas „getrübt“. So berichtet die Mutter, dass ihr Mann sehr strikt und streng sei und dies öfters zu Diskussionen führe. Der Erziehungsstil der Eltern sei sehr unterschiedlich, so beschreibt die Mutter ihren Stil als sehr einfühlsam und besorgt, während der Vater immer seinen Willen durchsetzen wolle. Dabei reagiere Phillip bei Ungerechtigkeiten mit Wutanfällen, ein „Nein“ könne er nicht akzeptieren. Bei Ängsten klammere er sich an seine Mutter, die ihm dann viel Halt und Nähe gebe, während der Vater mit Unverständnis darauf reagiere. Der Vater betreue den Sohn während der Woche, da die Mutter in Vollzeit arbeite. Sie komme erst zum Abendessen nach Hause. An den Wochenenden unternehme die Mutter sehr viel alleine mit ihrem Sohn, ihr Mann ziehe sich dann zurück. Zu seinem Halbbruder habe Phillip bis zum Auszug eine sehr enge Beziehung gehabt, er sei sein „Idol" gewesen. Der Auszug und der völlige Kontaktabbruch machen ihm schwer zu schaffen.

Phillip sei ein Wunschkind. Nach regelrechter Schwangerschaft sei er aufgrund seiner Größe und dem Alter seiner Mutter mit Kaiserschnitt zur Welt gebracht worden. Mit der Reinlichkeitserziehung habe Phillip schon immer leichte Probleme gehabt, dies habe sich dann nach Auszug des Halbbruders wieder verstärkt. Die motorische und sprachliche Entwicklung sei unauffällig gewesen.

In den Kindergarten sei Phillip nicht sehr gerne gegangen. Er habe Probleme gehabt, Freundschaften aufzubauen („Er ist ein sehr schüchternes Kind") und habe sich mehr an die Erzieherinnen gewandt. Auch in der Schule (Phillip besuche gegenwärtig die zweite Klasse) habe er große Schwierigkeiten, sich in die Klassengemeinschaft einzufügen.

Es sei ihm auch in der Schule schon mal passiert, dass er eingenässt habe. Er gehe nicht gerne auf die Schultoilette. Deshalb werde er von den Mitschülern ausgelacht und gehänselt. Er habe einen besten Freund, mit dem er auch manchmal privat etwas unternehme. Die Lehrerin beschreibt Phillip als einen sehr intelligenten, wissbegierigen und sehr anhänglichen Schüler, der Dinge oft erst ausdiskutieren müsse, bevor er mit dem Arbeiten beginne. Oft fehle ihm die Struktur und er benötige viel Anleitung und Organisation von seiner Lehrerin. Auch habe er öfters Ängste in der Schule und sei dann „total blockiert".

Phillip lebe gemeinsam mit den Eltern in gesicherten finanziellen Verhältnissen und verfügt über ein eigenes Zimmer. Seine Hobbys seien Fußball und PC spielen, er sei aber auch in einer Blockflötengruppe und im Schwimmverein. Mit seinem besten Freund treffe er sich nur selten.

3.6.4 Problem- und Verhaltensanalyse

Phillip leidet unter einer emotionalen Störung im Kindesalter, die mit Überängstlichkeit und sozialen Rückzugstendenzen einhergeht. Ausgelöst wurde die störungsspezifische Symptomatik durch den traumatisch erlebten Auszug des Halbbruders und den Kontaktabbruch. Aber auch die Einschulung stellte für ihn eine Belastung dar, die die Bewältigungsmöglichkeiten des Jungen bei Weitem überstiegen und sein Anspannungsniveau stetig erhöhten. Des Weiteren leidet der Patient unter Enuresis und Enkopresis, über die es ihm gelingt, seine empfundene innere Anspannung zu reduzieren.

Die Genese der störungsspezifischen Symptomatik ist vor dem Hintergrund seiner Lerngeschichte zu verstehen. So wächst Phillip in einer als konfliktreich beschriebenen Familienatmosphäre auf, in der er keine ausreichenden Strategien für den Umgang mit Problem- und Belastungssituationen entwickeln konnte. Es lässt sich vermuten, dass er von Seiten der Mutter eine unmittelbare Bedürfnisbefriedigung erfährt, die jedoch den Aufbau einer differenzierten Wahrnehmung eigener Bedürfnisse und Gefühle behinderte. So entstand eine sehr enge Bindung an die Mutter, die jedoch die Autonomieentwicklung ihres Sohnes einengte und bei dem fehlenden Zumuten entwicklungsentsprechender Frustrationen das Sammeln von Selbstwirksamkeitsüberzeugungen behinderte. In Bezug auf gleichaltrige Kinder fällt ihm die Integration in eine Gruppe schwer. Unter Ermangelung sozialer Beziehungen zu Gleichaltrigen war es Phillip bis heute unmöglich, seine sozialen Kompetenzen in ausreichendem Maße zu entwickeln. Dies bewirkt ein Festklammern an die Mutter und vergrößert die Unfähigkeit, soziale Kontakte zu knüpfen. Durch die Einschulung stiegen die damit einhergehenden Anforderungen an seine Selbstständigkeit noch höher, auf die er mit massiven Überforderungsgefühlen reagierte. In Problemsituationen erlebt sich Phillip somit als von der Mutter abhängig, sodass er kein stabiles Selbstwertgefühl entwickeln konnte. Hinzu kommt, dass er eine sehr enge Bindung zu seinem Halbbruder aufgebaut hatte. Vor diesem Hintergrund stellten die zunehmenden Konflikte mit dem Halbbruder und der Kontaktabbruch eine massive Irritation des Sicherheitsgefühls von Phillip dar. Dies ging mit Gefühlen des Kontrollverlusts sowie Hilflosigkeit und Überforderung einher. Seine Bedürfnisse und

Wünsche nach Aufmerksamkeit und Zuwendung sowie seine Trauer um den Verlust des Halbbruders versucht er mit aversiven Verhalten zu bewältigen. Hierbei stößt er immer wieder auf Ablehnung. Zudem leidet Phillip aufgrund seiner lerngeschichtlich erworbenen erhöhten Stressreagibilität aktuell unter massiven Anspannungszuständen. Diese versucht er einerseits über das Einnässen und das Einkoten, andererseits über Vermeidungsverhalten (besonders im sozialen Kontakt) zu regulieren. Die ängstliche Zuwendung und Überforderung der Mutter und das damit einhergehende inkonsequente bzw. ambivalente Erziehungsverhalten der Eltern verhindert, dass Phillip klare Verhaltensregeln erlernt, was die Störung aufrechterhält.

3.6.5 Konkrete Problemdarstellung

Auslösende Situation (S): Der Halbbruder von Phillip ist ausgezogen und hat den Kontakt abgebrochen (Verstärkerverlust). Phillip reagiert aufgrund des belasteten und konfliktreichen Klimas mit einer erhöhten Empfindlichkeit auf Stress und kann seine Emotionen nur mangelhaft selbstständig regulieren *(O)*. Vor diesem Hintergrund verhält sich Phillip aggressiv und zieht sich von sozialen Kontakten zurück *(Rbehav)*. Anspannung *(Rphys)* löst er durch Einnässen und Einkoten. Dies ist mit Scham- und Hilflosigkeitsgefühlen verbunden *(Remot)*. Dysfunktionale und ängstliche Kognitionen verstärken das Verhalten („Ich bekomme Aufmerksamkeit mit meinem Verhalten", „Was, wenn ich wieder in die Hose mache?").

In *kurzfristiger* Konsequenz erfährt Phillip eine Reduktion seiner inneren Anspannung und ein Kontrollempfinden gegenüber belastenden Emotionen (Angst, Hilflosigkeit). Er erhält die ängstliche Zuwendung der Mutter (sekundärer Krankheitsgewinn). *Langfristig* verschlimmert sich die störungsspezifische Symptomatik, die Angst und Scham verschlimmert sich, ebenso die Erwartungsangst. Das Selbstwertgefühl sinkt weiter und alternative Bewältigungsstrategien bleiben unerprobt. Es besteht die Gefahr des weiteren Leistungsabfalls in der Schule.

Die Symptomatik ist durchgängig vorhanden. Bedingungen, unter denen die Symptomatik verstärkt auftreten *(K)*, sind Belastungs- und Überforderungssituationen.

3.6.6 Diagnostische und differenzialdiagnostische Überlegungen

F98.0 G nicht organische Enuresis; F98.1 G nichtorganische Enkopresis; F93.80 G sonstige emotionale Störung des Kindesalters mit Überängstlichkeit

3.6.7 Zielanalyse

Phillip möchte lernen, besser in der Schule zurechtzukommen und weniger ängstlich zu sein. Auch wolle er nicht mehr „in die Hose machen", wofür er sich sehr schämt. Er möchte nicht mehr, dass die anderen ihn auslachen und wolle selbstsicherer werden.

3.6.8 Therapeutische Überlegungen

Das Hauptziel der Therapie wird sein, die Ängste und Unsicherheiten sowie die Enkopresis und Enuresis von Phillip zu reduzieren. Es soll ihm gelingen, die Schwellensituation (Schule) zu bewältigen und sich ein altersentsprechendes soziales Leben aufzubauen. Wichtig ist, dass er alternative Wege lernt, um sein Anspannungsniveau zu senken sowie dem Impuls des aggressiven Verhaltens nicht nachzugeben.

3.6.9 Therapieplanung und Verlauf

In der Therapie ging es zunächst um die Linderung der Enuresis und Enkopresis. Es war von Bedeutung, eine tragfähige und vertrauensvolle therapeutische Arbeitsbeziehung aufzubauen und Phillip sowie seine Eltern im Rahmen der Psychoedukation über das Störungsbild zu informieren. Dabei wurde ein lerntheoretisches Modell erarbeitet unter Bezugnahme der Entstehung und Aufrechterhaltung der Störung.

Mithilfe einer Klingelhose, eines Verstärkerprogramms und Übungen zur Selbstbeobachtung konnte die Enuresis und Enkopresis sukzessive abgebaut werden.

Im Verlauf stellte sich heraus, dass Phillip manchmal auch Angst hat, dass sein Großvater sterben könnte. Dies war aber nicht massiv belastend für ihn, sondern eher in dem Zusammenhang zu sehen, dass er insgesamt Angst hat, wichtige Menschen in seinem Leben zu verlieren, da es ihm mit seinem Bruder (zu dem nach wie vor kein Kontakt bestand) bereits so ergangen ist. Seine Ängste konnten gut reduziert werden. So konnte er nach einiger Zeit jedes Badezimmer betreten (auch wenn ein Boiler oder eine Lüftung vorhanden waren), hier fand ein Habituationstraining statt. Es wurde eine adäquate Selbstwahrnehmung aufgebaut und Phillip lernte, dysfunktionale Verhaltensketten zu unterbrechen und durch alternative Verhaltensstrategien zu ersetzen. Zentral waren die Selbstwirksamkeit von Phillip und das Zutrauen in die eigene Handlungsfähigkeit zu fördern, sodass es ihm schließlich gelang, eine aktivere Haltung einzunehmen.

Der Kontakt zu Gleichaltrigen war generell recht schwierig, da Phillip oft im Schulbus gehänselt und beleidigt wurde. Die Angst hiervor konnte zunehmend abgebaut werden, allerdings reagierte er hier oft eher impulsiv und war häufig in Auseinandersetzungen verwickelt, anstelle sich zurückzunehmen. Hier wurde das soziale Kompetenztraining u. a. mit Rollenspielen und Elementen des Selbstsicherheitstrainings eingesetzt.

Er besuchte zwischenzeitlich den Kommunionunterricht, der ihm viel Freude machte. Dort schien es mit dem Kontakt zu den anderen Kindern besser zu gelingen als in der Schule. Insgesamt fiel es ihm aber schwer, Freundschaften zu anderen Kindern zu halten. Er sagte selbst, er könne nicht zurückstecken, beharre auf seiner Meinung und würde deshalb auch manchmal gemieden. Er neige dazu, seinen Willen durchzusetzen, ohne Rücksicht auf die Bedürfnisse anderer. Teilweise halte er sich nicht an Kompromisse. Phillip brauchte auch hier dringend Unterstützung, seine soziale Kompetenz zu verbessern und in Konfliktsituationen angemessen zu reagieren.

Der Einsatz der kognitiven Umstrukturierung mithilfe des ABC-Schemas half Phillip dabei, dysfunktionale und selbstabwertende Grundannahmen zu verändern und sein Selbstwertgefühl zu erhöhen. Er gelang zu einem differenzierten Zugang zu seinen eigenen Gefühlen und Bedürfnissen und erreichte eine verbesserte Selbstwahrnehmung. Er wurde darin gefördert, wieder mehr Freizeitaktivitäten nachzugehen, anstelle sich weiter zurückzuziehen.

Es wurde für zu Hause und in der Schule eine Tokenliste sowie Signalkarten eingeführt und Arbeitsregeln wurden besprochen. Durch einen strukturierten Alltag und das gezielte Hausaufgabentraining gelang es Phillip viel besser konzentriert zu arbeiten, was auf den Schulunterricht übertragen wurde. Hier brauchte er viel Hilfe. Auch aggressive Verhaltensweisen konnten so vermindert werden. In der Schule wurde er belohnt wenn er es schaffte, nicht in die Auseinandersetzung oder Diskussion mit Lehrern zu gehen.

Im Rahmen der Bezugspersonenstunden wurden die Eltern angeleitet, das dysfunktionale Verstärkerverhalten zu reflektieren und zu modifizieren. Es wurden gemeinsam Spiel- und Spaßzeiten vereinbart zum Aufbau einer besseren Eltern-Kind-Interaktion und die Eltern konnten für die phasenspezifischen Bedürfnisse ihres Sohnes sensibilisiert werden. Besonders den Vater galt es, bezüglich eines positiven Beziehungsaufbaus zu seinem Sohn zu unterstützen sowie seine Fähigkeit, sich in seinen Sohn einzufühlen, zu erhöhen. Dabei war es wichtig, ein offeneres Kommunikationsklima innerhalb der Familie zu fördern, in dem es Phillip möglich ist, eigene Belastungen und Gefühle zu verbalisieren.

Phillip schaffte es schließlich mithilfe der Therapie verlässlich trocken zu werden, sodass gegen Ende der Therapie noch die restliche Angstsymptomatik behandelt wurde.

3.7 Ein braves Mädchen

3.7.1 Vorstellungsgrund und Problematik

Die 16-jährige Tina erscheint mit ihrer Mutter zum Erstgespräch. Die Mutter berichtet, dass ihre Tochter ein sehr introvertierter Mensch sei, sehr zurückhaltend und schüchtern. Sie leide unter verschiedensten Ängsten, wie Prüfungsängsten, Platzangst, Höhenangst und habe kein Selbstbewusstsein. Die Probleme bestünden seit ca. fünf Jahren, seit dem Besuch auf der weiterführenden Schule und seien „mal stärker, mal schwächer". Besonders stark erlebe sie ihre Ängste, die mit Schweißausbrüchen, Schwindel, Bauch- und Kopfschmerzen einhergingen, in der Schule und im Kontakt mit anderen. Zudem könne sich Tina nur schwer konzentrieren und habe starke Angst, zu versagen sowie vor negativer Bewertung. Vor allem bei mündlichen Prüfungen habe sie große Angst zu versagen. Obwohl sie gut mit anderen in ihrem Alter zurechtkomme, habe sie nur wenige Freunde und scheue sich auf andere zuzugehen. Da Tina sich aufgrund ihrer Ängste immer mehr zurückziehe, mache sich die Mutter sorgen, auch im Hinblick auf die schulische Entwicklung, sodass sie Tina zu einer Therapie geraten habe. Auch Tina wolle etwas gegen ihre Ängste unternehmen.

3.7.2 Psychopathologischer Untersuchungsbefund

Bei Tina handelt es sich um ein schlankes und 1,75 m großes Mädchen, das im Gespräch brav, verträumt und ängstlich wirkt. Sie macht auch einen sehr ehrgeizigen Eindruck und hat im positiven Sinne Biss, überfordert sich dabei jedoch auch manchmal. Im ersten Gespräch übernimmt die Mutter die Gesprächsführung. Auf Fragen, die an Tina gerichtet sind, antwortet sie, bevor Tina etwas sagen kann. Es entsteht der Eindruck, dass Tina gar nicht zu Wort kommen darf. Dabei wirkt die Mutter unter Druck, nicht wirklich locker. Tina hat Humor und es werden viele Ressourcen deutlich. Ihre Stimmung ist fröhlich.

Tina macht einen durchschnittlich intelligenten Eindruck und sie ist bewusstseinsklar und zu allen Qualitäten hin orientiert. Es zeigen sich keine mnestischen Einschränkungen, keine formalen oder inhaltlichen Denkstörungen. Es besteht keine psychotische Symptomatik, ebenfalls keine Zwangssymptomatik. Anzeichen für suizidale Tendenzen gibt es keine.

3.7.3 Anamnese und Biografie

Tina wachse als ältestes Kind mit ihren zwei deutlich jüngeren Geschwistern in sehr behüteten Verhältnissen auf. Der Vater, ein 48-jähriger Physiker, habe eine sehr liebevolle Beziehung zu seiner Tochter. Er sei sehr leistungsorientiert, übe aber keinen offenen Druck aus. Im Gespräch wird deutlich, dass er dies jedoch eher indirekt und unterschwellig mache.

Die Beziehung zur Mutter, einer 47-jährigen Kosmetikerin, sei ebenfalls sehr liebe- und vertrauensvoll. Die familiäre Atmosphäre beschreiben die Eltern als offen und verständnisvoll. Probleme werden in der Familie thematisiert und besprochen. Bestrafungen gebe es keine. Bei Ängsten werde Tina von den Eltern beruhigt und getröstet. Die Eltern würden viel Zeit mit den Kindern verbringen und es gebe viele Unternehmungen („und vor allem Reden und Kuscheln"). Die Mutter habe sich immer durchbeißen müssen und sei sehr darauf bedacht, dass es ihre Kinder besser haben, ist dabei allerdings nach Schilderungen von Tina oft übergriffig. Der Tagesablauf der Familie sei geregelt, abends werde gemeinsam gegessen.

Die Schwangerschaft und Geburt von Tina seien soweit ohne Komplikationen verlaufen. Die Geburt habe wegen Wehenschwäche 3 Tage gedauert. Tina sei geplant und ein Wunschkind gewesen. Die Neugeborenentwicklung sei normal verlaufen.

Tina habe den Kindergarten besucht und sei sehr gut mit anderen Kindern zurechtgekommen. Mit sieben Jahren sei die Einschulung in die Grundschule erfolgt, Schwierigkeiten habe es keine gegeben. Der Kontakt zu Lehrern und Mitschülern sei gut gewesen.

Heute besuche Tina die achte Klasse des Gymnasiums. Sie komme auch hier gut mit Lehrern und Gleichaltrigen zurecht und auch ihre Leistungen lägen im guten bis durchschnittlichen Bereich. Problematisch und stressig sei die Umstellung auf das neue System (G8). Ihre Hausaufgaben mache Tina im Wesentlichen selbstständig, ab und an benötige sie Hilfe durch den Vater oder die Mutter. Tina sei sozial gut integriert und habe einige langjährige Freundschaften. Ihre Hobbys seien Geige spielen und Lesen, was von den Eltern gefördert werde.

3.7.4 Problem- und Verhaltensanalyse

Die Genese der störungsspezifischen Symptomatik ist vor dem Hintergrund ihrer Lerngeschichte zu verstehen. Tina wächst in einer leistungsorientierten sowie harmonisch und behütet beschriebenen Familienatmosphäre auf, mit einem Maximum an emotionaler Zuwendung. Vermutlich standen ihr bisher nur sehr wenige Möglichkeiten zur Entfaltung zur Verfügung, ihre Autonomieentwicklung scheint deutlich defizitär. Es besteht eine sehr enge Bindung an die Eltern, insbesondere an die Mutter, die einen im Gespräch übergriffigen und autonomieverneinenden Eindruck macht. Tina wurde und wird bei dem fehlenden Zumuten entwicklungsentsprechender Frustrationen beim Sammeln von Selbstwirksamkeitsüberzeugungen behindert. In Problemsituationen erlebte sich Tina somit als von der Mutter abhängig, sodass sie kein stabiles Selbstwertgefühl entwickeln konnte. Dabei wird der unterschwellige Leistungsdruck ihrer Eltern, insbesondere des Vaters, in Verbindung mit den erhöhten Anforderungen auf der weiterführenden

Schule, früh Ängste (insbesondere Versagensängste), Anpassungsleistungen, eine hohe Leistungsorientierung und Unsicherheiten bereitet haben. Dies hat bei Tina dysfunktionale kognitive Schemata gefördert, weshalb sie kein gesundes und leistungsunabhängiges Selbstwertgefühl aufbauen konnte. Die Entwicklung eines gesunden Selbstwertgefühls und Selbstvertrauens sowie ein stabil-positives Selbstkonzept für die Bewältigung von Belastungssituationen waren in diesem Modell nicht möglich. So neigt Tina in Belastungssituationen zu dysfunktionalen, ängstlichen Kognitionen mit ausgeprägten Unsicherheitsgefühlen, überhöhten Ängsten und Überlastungsgefühlen (Verhaltensexzess).

Dabei stellen die entsprechenden Kognitionen innere angstauslösende und verunsichernde Stimuli dar, die zu physiologischen Veränderungen führen und die mit Gefahr und Angst assoziiert werden. Auf diese wahrgenommene Bedrohung reagiert Tina mit Angst bzw. Vermeidungsverhalten. Durch den mit dem eingeschränkten Lebensradius einhergehenden Verstärkerverlust wird eigenständiges und selbstbewusstes (wenig ängstliches) Verhalten verhindert bzw. kann sich nicht entwickeln. Aufgrund ihres überhöhten perfektionistischen Anspruchs an sich selbst geriet sie so zunehmend mehr in eine Überforderungssituation und in einen Teufelskreis.

3.7.5 Konkrete Problemdarstellung

Auslösende Situation (S): Tina befindet sich in der Schule in einer Prüfungssituation oder ist im Kontakt mit anderen. Aufgrund einer hohen Stressempfindlichkeit sowie überhöhten verinnerlichten Leistungs- und Anpassungsstandards *(O)* reagiert Tina mit vegetativen Symptomen der Angst und Überforderungserleben *(Rphys)*. Sie fühlt sich insbesondere in Bewertungssituationen unsicher und minderwertig, bekommt Angst, Panik und Versagensängste *(Remot)*. Sie verhält sich unsicher, wenig selbstbewusst und vermeidet wenn möglich die Situation, indem sie aus dem Kontakt geht und sich zurückzieht *(Rbehav)*. Dysfunktionale und selbstabwertende (ängstliche und auf Leistung ausgerichtete) Kognitionen („Ich darf keine Fehler machen, ich werde mich blamieren") sind auf kognitiver Ebene zu beobachten *(Rkogn)*.

In *kurzfristiger* Konsequenz erfährt Tina eine Reduktion ihrer Ängste durch ihr Vermeidungsverhalten. Ebenso erhält sie Zuwendung und Trost durch die Eltern, was als sekundärer Krankheitsgewinn zu werten ist. *Langfristig* verschlimmern sich die Ängste, ebenso die Erwartungsangst. Das Selbstwertgefühl sinkt weiter und alternative Bewältigungsstrategien bleiben unerprobt. Es besteht die Gefahr des Leistungsabfalls in der Schule.

Tina reagiert auf Prüfungen, Stress, soziale Kontakte und Anforderungen durchgängig mit der beschriebenen Symptomatik *(K)*.

3.7.6 Diagnostische und differenzialdiagnostische Überlegungen

F40.1 soziale Phobien; F40.2 spezifische (isolierte) Phobien

3.7.7 Zielanalyse

Tina wünscht sich, selbstbewusster und selbstsicherer zu werden. Sie möchte sich von ihren Ängsten befreien und sich besser behaupten lernen.

3.7.8 Therapeutische Überlegungen

Das übergeordnete Therapieziel besteht darin, die Ängste und das Vermeidungsverhalten von Tina zu reduzieren, ihr Selbstbewusstsein und ihre Autonomie zu stärken. Mithilfe der Therapie wird sie lernen, sich anderen Menschen und Situationen angstfreier annähern zu können. Die Angstreaktion und das Vermeidungsverhalten im Hinblick auf soziale Kontakte und Anforderungssituationen müssen reduziert werden. Tina wird lernen, mit ihren Ängsten umzugehen und ihre innere Anspannung und Unruhe in Problemsituationen, wie beispielsweise Prüfungen, zu reduzieren und sich aktiv physisch und psychisch zu entlasten. Dazu gehört auch, dass überhöhte perfektionistische Ansprüche abgebaut werden.

3.7.9 Therapieplanung und Verlauf

Mittels psychoedukativer Methoden bezüglich der evolutionär-adaptiven Funktion der Angststörungen, „preparedness" und individuellen Disposition, Funktion von Stress und Selbstbeobachtung, wurden Tina und ihre Eltern zunächst in das Teufelskreismodell eingeführt.

Dabei zeigte sich Tina sehr offen für Anregungen, arbeitete lebhaft und kooperativ mit und erledigte ihre Therapiehausaufgaben zuverlässig. Es fanden gestufte Konfrontationsübungen zur Reizexposition als Angstbewältigungstraining statt. Insbesondere ihre Höhen- und Platzangst (Angst auf Brücken, Aufzügen, überfüllten Räumen etc.) konnte mit Expositionen in sensu und in vivo deutlich vermindert werden.

Ihre Selbstzweifel im Kontakt mit anderen konnten mit Übungen zum Training sozialer Kompetenzen und dem Umgang mit Gefühlen in problematischen Situationen vermindert werden. Hier halfen ihr u. a. auch Rollenspiele. Die Selbst- und Fremdwahrnehmung wurden geschult. Selbstwertundienliche Attributionen wurden verändert. So konnte sukzessive das Selbstwertgefühl von Tina gestärkt werden, was sie darin unterstützte, ein funktionales Selbstbild zu entfalten. Insgesamt schaffte Tina es, sich besser abzugrenzen und unabhängiger von der Bewertung durch andere zu machen, was jedoch viel Zeit in Anspruch nahm. Sie lernte, den Blick mehr auf sich selbst zu richten und sich an ihren eigenen Gefühlen und Bedürfnissen zu orientieren. In diesem Zusammenhang wurden auch dysfunktionale und ängstliche Kognitionen aufgedeckt und modifiziert. Es wurden gemeinsam positive Selbstverbalisationen erarbeitet und Tina lernte, sich selbst zu bestärken und überhöhte perfektionistische Leistungsansprüche abzubauen.

Wichtig war, die Eltern dazu anzuleiten, die Gefühle ihrer Tochter zu beachten und Überforderungsdruck abzubauen. Dysfunktionales (ängstliches) Verhalten hingegen lernten sie, nicht mehr positiv (z. B. durch verstärkte Zuwendung) zu verstärken. Gleichzeitig wurde die Mutter von Tina angeleitet, ihrer Tochter mehr Raum zur Entfaltung zu geben und ihr Autonomie zu gewähren.

So lernte Tina zunehmend, mit alltäglichen Situationen und schulischen Problemen umzugehen, und ist selbstbewusster geworden. Unangenehme Situationen konnte sie immer besser aushalten. Schließlich machte sie sogar ein Praktikum in einem Bereich, bei dem sie Interviews durchführen musste. Dies bereitete ihr anfänglich noch viel Angst, aber es gelang ihr zunehmend besser, mit fremden Menschen in Kontakt zu kommen.

Ihre Wahrnehmungsfähigkeit für ihre eigenen Gefühle und Bedürfnisse konnte insgesamt verbessert werden. Auch ihre Wahrnehmungsfähigkeit für Situationen, in denen sie sich von den Bedürfnissen und Erwartungen anderer unter Druck setzen lässt. Sie ist zunehmend autonomer geworden und kann sich inzwischen auch dem unausgesprochenen Erwartungsdruck ihres Vaters gegenüber abgrenzen bzw. mit ihm darüber reden, wie sie sich damit fühlt.

3.8 Seltsame Dinge

3.8.1 Vorstellungsgrund und Problematik

Der 12-jährige Tom kommt auf Empfehlung des behandelnden Kinderarztes sowie in Begleitung seiner Eltern in die Psychotherapie, da er „sehr seltsame Dinge tue". So verspüre er mehrmals täglich den Drang, „besonders schnell auszuatmen", wobei er das Gefühl habe, dass etwas „Dreckiges" raus müsse. Von diesem Zwang fühle sich Tom stark gestört, doch könne er ihn nur unter größter Anstrengung unterdrücken, was mit großer Anspannung einhergehe. Des Weiteren müsse er seine Hände „drehen und ausschütteln". Auch verschiedene Handlungen in seinem Alltag müsse er immer wiederholen oder abzählen.

Die Eltern berichten, dass ihr Sohn zudem sehr lange dusche, „um auch richtig sauber zu werden". Bezüglich seines Zählens habe er bestimmte Regeln (z. B. 14 = Unglück) aufgestellt. Von der sich zunehmend ausweitenden Symptomatik sei mittlerweile der gesamte Tagesablauf bestimmt. Im schulischen Rahmen seien seine Konzentration, Aufmerksamkeit sowie sein Arbeitstempo enorm eingeschränkt, sodass er sich nach der Schule meist völlig erschöpft fühle und sich erst einmal hinlegen müsse. Auch bestehe bei Tom bereits seit Jahren eine motorische Tic-Störung. Er könne seine Tics nicht kontrollieren und diese würden die Ausführung alltäglicher Handlungen (z. B. Halten der Gabel beim Essen) mittlerweile deutlich erschweren. Tom fühle sich von der Symptomatik derart belastet, dass er sogar schon einmal geäußert habe, nicht mehr leben zu wollen.

3.8.2 Psychopathologischer Untersuchungsbefund

Tom ist ein sehr gepflegter und modisch gekleideter Junge mit halblangen Haaren und von zierlicher Statur. Er geht offen und freundlich in den Kontakt. Er berichtet differenziert von seinen Problemen, wobei sich ein massiver Leidensdruck zeigt. Tom wirkt insgesamt stark angespannt und zeigt auch im Rahmen des Erstgesprächs zahlreiche motorische Tics, die ihm z. B. das Ausfüllen der Fragebögen erschwert und seine Konzentrationsfähigkeit beeinträchtigt. Er leidet unter Zwangsgedanken und Handlungen (z. B. Zählen, Wiederholung von bestimmten Abläufen), begleitet von Ängsten sowie Gefühlen der Hilflosigkeit. Auf Nachfrage berichtet er von Zwangsgedanken im Rahmen oder im Vorfeld seiner Zwangshandlungen. Deren thematischer Schwerpunkt liege auf der Angst vor Verschmutzung der Hände oder dem Einatmen von Zigarettenrauch.

Tom ist ansonsten ein körperlich gesunder, fitter Junge, ohne relevante Vorerkrankungen. Die affektive Lage ist niedergeschlagen, doch situationsadäquat. Auffallend im Kontakt sind seine überhöhten Leistungsstandards bei perfektionistischer Grundhaltung. Auch zeigen sich soziale Rückzugstendenzen und Vernachlässigung positiver Aktivitäten. Die mnestischen Funktionen sind intakt und es finden sich keine Hinweise auf psychotisches Erleben. Tom ist bewusstseinsklar und zu allen Bewusstseinsinhalten voll orientiert. Auch seine Auffassung ist intakt. Er äußert offen seine zeitweise aufkommenden lebensmüden Gedanken, die jedoch eher als Ruhewünsche zu bewerten sind. Von akut suizidalen Tendenzen kann er sich sehr glaubhaft distanzieren. Eine ambulante Therapie habe es noch keine gegeben. Tom wird begleitend mit Risperidon und Fluvoxamin behandelt.

3.8.3 Anamnese und Biografie

Tom wachse gemeinsam mit seinem älteren Bruder in einer behüteten Familienatmosphäre auf. Die Mutter (48 Jahre, Pharmazeutin) sei seit der Geburt ihres ersten Sohnes nur noch in Teilzeit berufstätig, sodass ihr ausreichend Zeit für die Betreuung ihrer Kinder bleibe. Sie stehe in einer sehr engen Beziehung zu Tom, doch führe sein Verhalten mittlerweile auch auf ihrer Seite zu massiven Hilflosigkeitsgefühlen. Der Vater (49 Jahre, Ingenieur) sei mittlerweile selbstständig. Auch er stehe, bei phasenweiser starker beruflicher Belastung, in einer positiven Beziehung zu seinem Sohn. Die Ehe sowie die geschwisterliche Interaktion wird als harmonisch beschrieben. Es sei beiden Elternteilen sehr wichtig, ihre Kinder besonders im schulischen Bereich zu fördern.

Die Geburt sei nach komplikationsloser Schwangerschaft zehn Tage vor dem errechneten Termin erfolgt. In der motorischen Entwicklung sei aufgefallen, dass Tom nicht gekrabbelt und erst mit 18 Monaten frei gelaufen sei. Auch die feinmotorische Entwicklung sei, bei regelrechter Sprachentwicklung, leicht verzögert gewesen. Die Sauberkeitsentwicklung sei tagsüber problemlos verlaufen, doch habe Tom bis zu seinem neunten Lebensjahr nächtlich gelegentlich eingenässt. Insgesamt wird Tom als ein sehr sensibler Junge mit einem „Sinn für Ordnung" beschrieben, Chaos belaste ihn dagegen sehr. Zudem erscheine er den Eltern wenig selbstsicher, sodass er sich schnell entmutigen lasse.

Im Alter von drei Jahren sei Tom in einen Waldorf-Kindergarten gekommen, den er durchgängig gerne besucht habe. Bereits zu dieser Zeit sei den Eltern jedoch das Grimassieren ihres Sohnes aufgefallen. Im Verlauf seiner Grundschulzeit habe sich Tom sehr schwer damit getan, sich die Rechtschreibregeln anzueignen, weshalb er an einem privaten LRS-Training teilgenommen habe. Auch seien zu dieser Zeit erstmals die Tics aufgetreten. Aus pädagogischen Gründen sowie auf Wunsch der Eltern habe er die vierte Klasse wiederholt. Aktuell besuche er die sechste Klasse eines Gymnasiums, bei guter Integration in den Klassenverband. Besonders in der letzten Zeit sei seine Leistung vor dem Hintergrund der beschriebenen Symptomatik stark eingebrochen. Tom stelle grundsätzlich sehr hohe Ansprüche an sich, sodass er unter einem enormen Leistungsdruck stehe und unter Versagensängsten leide.

Tom lebe gemeinsam mit seinem Bruder sowie den Eltern in gesicherten finanziellen Verhältnissen und verfüge über ein eigenes Zimmer. Seine Hobbys seien Turnen, die Teilnahme an Pfadfindertreffen sowie Klavier spielen. Diese Aktivitäten sowie Treffen mit Freunden seien derzeit jedoch stark eingeschränkt. Als besondere Belastungen werden der Tod des Großvaters sowie die anschließende Pflege der Großmutter im eigenen Haushalt benannt.

3.8.4 Problem- und Verhaltensanalyse

Für die Genese der störungsspezifischen Symptomatik scheinen eine mögliche genetische Prädisposition sowie lerngeschichtliche Hintergründe für die Entstehung der aktuell vorliegenden Symptomatik relevant.

Tom wächst in einer als harmonisch und behütet beschriebenen Familienatmosphäre auf, die jedoch auch durch eine starke Leistungsorientierung beider Elternteile geprägt zu sein scheint. So erhielt Tom zwar ein hohes Maß an Zuwendung und Hilfestellung, doch konnte er vor diesem Hintergrund weder eine ausreichende Frustrationstoleranz noch eine ausreichende Fähigkeit zur selbstständigen Emotionsregulation entwickeln. Die sehr besorgt wirkende Mutter scheint einen eher überbehütenden Erziehungsstil verfolgt zu haben, sodass Tom kaum Selbstwirksamkeitserfahrungen sammeln konnte. Bereits zu Beginn seiner Schulzeit erlebte er, vor dem Hintergrund seiner unzureichenden autonomen Fähigkeiten, massive Hilflosigkeits- und Überforderungsgefühle. Dies erhöhte sein Anspannungsniveau stetig, bis sich diese schließlich in den motorischen Tics anfingen auszudrücken.

Zudem erlebte er sich den schulischen Anforderungen gegenüber nicht gewachsen, was Unsicherheiten schürte und sein Selbstwertgefühl, besonders in Anbetracht der elterlichen Leistungsorientierung, erheblich destabilisierte. Auch der weitere Verlauf seiner Grundschulzeit zeigte sich von wiederholten Niederlagen (z. B. Wiederholen der vierten Klasse) geprägt, worauf er zunehmend mit der Einnahme einer perfektionistischen Haltung sowie massiven Versagensängsten reagierte. Die zunehmenden schulischen Anforderungen (Gymnasium), die hinzukommenden familiären Belastungen (Tod des Großvaters, Pflege der Großmutter) und der damit einhergehende Verlust eines Großteils der mütterlichen Aufmerksamkeit werden das Sicherheitsgefühl von Tom erheblich destabilisiert haben. Er erlebte ein Gefühl des Kontrollverlusts, das er vor dem Hintergrund mangelnder funktionaler Bewältigungsstrategien nicht zu regulieren vermochte. Die schleichende Entwicklung der Zwangsphänomene zu diesem Zeitpunkt ist als ein Versuch zu sehen, gegenüber der Situation und den damit einhergehenden belastenden Emotionen ein Kontrollempfinden herzustellen. Ebenso stellt es einen Versuch dar, Ängste und innere Anspannung abzubauen.

3.8.5 Konkrete Problemdarstellung

Auslösende Situation (S): Leistungssituation. Tom ist durch die schulischen Anforderungen belastet. Aufgrund einer erhöhten Stressreagibilität bei überhöhten Leistungsstandards stellen sich dysfunktionale und zwanghafte Kognitionen ein: „Ich bin nur liebenswert, wenn ich Leistung erbringe“, „Ich kann meine Angst vermeiden, wenn ich zähle“, „Ich darf keinen Rauch einatmen“ *(Rkogn)*. Er fühlt sich niedergeschlagen, ängstlich, überfordert und hat das Gefühl von Kontrollverlust *(Remot)*, weshalb er mit erhöhter innerer Anspannung, Erschöpfung und unwillkürlichen Muskelzuckungen reagiert *(Rphys)*. Das führt auf der Verhaltensebene zu Rückzug und Vermeidungsverhalten, Vernachlässigung positiver Aktivitäten, Leistungsstreben bis hin zur Selbstüberforderung und Zwangshandlungen *(Rbehav)*.

In *kurzfristiger* Konsequenz erfährt Tom eine Reduktion seiner Anspannungen und Ängste durch Zwangsverhalten. Kontrollempfinden stellt sich ein. *Langfristig* verschlimmern sich die Ängste, die Zwänge und Tics nehmen zu und verstärken sich, das Selbstwertgefühl sinkt. Tom ist massiv in seiner freien Lebensgestaltung eingeschränkt bei zunehmendem Abfall der schulischen Leistungen.

Tom reagiert durchgängig mit der beschriebenen Symptomatik, die bei Leistungsanforderungen, Stress und Belastungen verstärkt auftritt *(K)*.

3.8.6 Diagnostische und differenzialdiagnostische Überlegungen

F42.2 G Zwangsgedanken und -handlungen gemischt; F95.1 G chronische motorische Tic-Störung

3.8.7 Zielanalyse

Tom wünscht sich, entspannter zu werden, weniger ängstlich zu sein und er möchte sich von seinen Zwängen befreien. Er wünscht sich mehr Lebensfreude und möchte sich freier fühlen.

3.8.8 Therapeutische Überlegungen

Ziel der psychotherapeutischen Behandlung ist die Reduktion der Zwangshandlungen und Zwangsgedanken sowie eine Verminderung der Tic-Störung, sodass es Tom gelingt, seinen Alltag zu bewältigen.

3.8.9 Therapieplanung und Verlauf

Anhand einer genauen Verhaltensanalyse konnten die Bezugspersonen und Tom einen Einblick in die Entwicklung und Aufrechterhaltung des störungsspezifischen Verhaltens erlangen. Nach dem Aufbau einer vertrauensvollen und kooperativen therapeutischen Arbeitsbeziehung ging es darum, Tom im Aufbau seiner sozialen Kompetenz zu fördern. Besonderes Augenmerk lag dabei auf der Durchsetzung und Wahrnehmung eigener Bedürfnisse und Interessen. Tom wurde dahingehend gefördert, seine Gefühle differenzierter wahrzunehmen und in adäquater Form zu formulieren. Es war wichtig, dass Tom insbesondere leistungsunabhängige Bedürfnisse entwickelte und lernte, belastende Emotionen auszudrücken. Tom wurde zu einer differenzierten Selbstbeobachtung angeleitet. Er erlernte Achtsamkeitsübungen zur Sensibilisierung der Emotions- und Bedürfniswahrnehmung und insbesondere in Bezug auf die Beziehungsgestaltung zu Gleichaltrigen. Aber auch zu den Familienmitgliedern konnte er ermutigt werden, das Gespräch zu suchen und eigene Bedürfnisse zu äußern.

Er bekam so zunehmend die Möglichkeit, Selbstwirksamkeitserfahrungen zu sammeln und erlernte alternative Strategien, die eigenen Emotionen zu regulieren, um auf seine Zwangshandlungen verzichten zu können. Um seine Stress- und Frustrationstoleranz zu erhöhen, wurden Tom entwicklungsangemessene Frustrationen zugemutet und ihm Strategien für den Umgang mit Problemsituationen vermittelt. Er konnte über den Einsatz von Selbstinstruktionen und Selbstverstärkung lernen, sein Verhalten funktional und aktiv zu steuern. Dysfunktionale Kognitionen galt es zu modifizieren sowie das Unterlassen der Zwangshandlungen (Reaktionsverhinderung) zu fördern. Gleichzeitig wurden Tom alternative Strategien für den Umgang mit Spannungs- und Angstzuständen vermittelt. Über den Einsatz eines Entspannungsverfahrens konnte Tom eine generelle Entspannung erfahren und lernen, übermäßige Anspannung aktiv abzubauen. Im weiteren Verlauf wurde eine graduierte Exposition mit Reaktionsverhinderung durchgeführt.

Gemeinsam mit Tom wurden angenehme, spielerische Aktivitäten zur allgemeinen Stimmungsaufhellung und zur Erschließung alternativer leistungsunabhängiger Verstärkerquellen geplant.

Im Rahmen der Bezugspersonenstunden konnte den Eltern eine differenzierte Wahrnehmung in Bezug auf die Bedürfnisse ihres Sohnes vermitteln werden. Sie wurden gebeten, eigene Leistungsstandards einer kritischen Prüfung zu unterziehen. Auch wurden sie angeleitet, ein funktionales Verstärkerverhalten zu etablieren und eine ungewollte Verstärkung der Zwangshandlungen (z. B. Unterstützung der Vermeidungsstrategien) abzubauen.

3.9 Die Chaotin

3.9.1 Vorstellungsgrund und Problematik

Die 12-jährige Carola kommt in Begleitung ihrer Mutter und auf Empfehlung einer Klinik in die psychotherapeutische Behandlung. Die Mutter berichtet, dass ihre Tochter seit einigen Jahren unter Konzentrations- und Aufmerksamkeitsproblemen leide. So sei Carola nicht in der Lage, ihre Aufmerksamkeit beim Lernen aufrechtzuerhalten und wirke häufig leicht überfordert und vergesslich. Es gebe jeden Tag Schwierigkeiten bei der Erledigung der Hausaufgaben und es gelinge Carola kaum, sich länger als ein paar Minuten auf ihre Aufgaben zu konzentrieren. Sie sei auch „unordentlich" und vergesse immer wieder alltägliche Abläufe, wie Händewaschen nach dem Toilettengang oder Anziehsachen an ihren Platz zu legen.

Carola selbst sagt, dass sie ihre Hausaufgaben häufig langweilig finde und keine Lust auf diese habe. Im Unterricht wirke sie oft „verwirrt und durcheinander", sie beteilige sich wenig am Unterrichtsgeschehen. Was ihre Schulsachen betreffe, sei sie etwas chaotisch, es gelinge ihr nicht, ihren Arbeitsplatz in Ordnung zu halten. Des Weiteren sei sie häufig motorisch unruhig, könne kaum still sitzen. Ihre Mutter sei vom Verhalten ihrer Tochter „zunehmend genervt". Auch falle es Carola schwer, auf andere Kinder zuzugehen, sie sei im Kontakt sehr schüchtern und zurückhaltend, aber auch häufig jähzornig. Da die Probleme, auch in der Schule, immer weiter zunähmen, komme Carola nun in die Therapie.

3.9.2 Psychopathologischer Untersuchungsbefund

Carola ist ein altersentsprechend entwickeltes und gekleidetes Mädchen, das im Erstgespräch einen sehr zurückgezogenen und schüchternen Eindruck vermittelt. Sie wirkt etwas unruhig und spielt mit ihren Fingern und ihren Haaren. Auf gestellte Fragen lässt sie ihre Mutter antworten, sie kann jedoch einen eigenen Therapiewunsch formulieren. Ihre affektive Lage zeigt sich zum Teil als dysphorisch gestimmt.

Carola ist bewusstseinsklar und zu allen Qualitäten voll orientiert. Auffassung und Mnestik erscheinen unbeeinträchtigt, es liegen Konzentrations- und Aufmerksamkeitsschwierigkeiten vor. Es gibt keine Hinweise auf Wahrnehmungsstörungen, formale oder inhaltliche Denkstörungen. Psychotische Symptome sind nicht zu eruieren. Die Differenziertheit und die Introspektionsfähigkeit von Carola sind als durchschnittlich zu bewerten. Suizidale Tendenzen sind nicht vorhanden. Carola ist ein körperlich gesundes Mädchen. In der Vergangenheit habe es drei stationäre Aufenthalte aufgrund von Rotavirus-Enteritis (mit zwei Jahren), einer Mandel- und Polypenoperation und einer Untersuchung am Körper (Carola sei von der Couch gefallen) gegeben.

Es habe eine ambulante Vorstellung und mehrere Gespräche in einem sozialpädiatrischen Zentrum für Kinder- und Jugendmedizin vor fünf Jahren stattgefunden. Hier sei eine umfangreiche Diagnostik durchgeführt worden. In den ergotherapeutischen Untersuchungen sei eine Entwicklungsverzögerung der Feinmotorik festgestellt worden. Nach dem Ergebnis der logopädischen Untersuchung liege eine schwerwiegende Sprachentwicklungsstörung sowohl im rezeptiven als auch im expressiven Bereich vor.

Während der testpsychologischen Untersuchung in der ambulanten Praxis zeigte sich Carola zurückhaltend, gelegentlich verspielt und abwesend.

Sie erzielte in fast allen Tests Ergebnisse im deutlich unterdurchschnittlichen Bereich. Das Zahlenschreiben gelang ihr kaum. Im Verlauf der Testung zeigte sie Ermüdungserscheinungen, gab bei einigen Tests schnell auf. Auf der Conners-Skala zeigte sich ein erhöhter Wert im Bereich der Hyperaktivität.

Der Fremdbeurteilungsbogen für hyperkinetische Störungen wurde von der Mutter und den Lehrern ausgefüllt. Alle drei Skalen des Tests (Aufmerksamkeitsprobleme, Überaktivität und Impulsivität) wurden als auffällig beschrieben, die Kriterien für ADHS wurden erfüllt. In dem Culture-Fair-Intelligenztest (CFT-20) erzielte Carola ebenfalls unterdurchschnittliche Ergebnisse. Im Konzentrationstest machte sie sehr viele Fehler. Es findet keine medikamentöse Begleitbehandlung statt.

3.9.3 Anamnese und Biografie

Carola wachse mit ihrem jüngeren Bruder bei der leiblichen Mutter (36 Jahre, Hausfrau) auf, die das alleinige Sorgerecht für die Kinder habe. Die Beziehung der Eltern sei während der Schwangerschaft mit Carola sehr konfliktreich gewesen und das Paar habe sich nach der Geburt von Carola getrennt.

Die Mutter sei selbst psychisch erkrankt und es sei bei ihr die Verdachtsdiagnose auf eine Borderline-Persönlichkeitsstörung und ADHS gestellt worden. Bei der Erziehung ihrer Kinder erhalte sie Unterstützung vom Jugendamt und von der sozialpädagogischen Familienhilfe. Die Beziehung zwischen Carola und ihrer Mutter sei sehr schwierig. Die Mutter sei häufig mit der Erziehung überfordert und wisse nicht, „wie es weitergehen" soll. Zu dem Vater bestehe kein Kontakt, was Carola sehr belaste. Mit ihrem kleinen Bruder verstehe sie sich gut, sie würden häufig miteinander spielen.

Die Schwangerschaft mit Carola sei komplikationslos verlaufen. Bei der Spontangeburt sei kurzfristig ein Sauerstoffmangel aufgetreten. Die Sauberkeitserziehung sei ordnungsgemäß abgeschlossen worden. Ihre sprachliche und feinmotorische Entwicklung sei auffällig verlaufen. Sie habe bis zu ihrem Schuleintritt Logopädie und Ergotherapie erhalten und sei ein Jahr lang in einer Frühförderstelle unterstützt worden. Carola erhalte momentan ergotherapeutische Unterstützung.

Mit drei Jahren sei Carola in den Kindergarten gekommen. Sie sei mit den klaren Regeln und Strukturen zunächst schwer zurechtgekommen, habe nicht in den Kindergarten gehen wollen. Nach dem Kindergarten sei sie auf einer Förderschule mit Förderschwerpunkt „Lernen" eingeschult worden und besuche dort momentan die fünfte Klasse. Ihre schulischen Leistungen seien durchschnittlich, laut Lehrerin könnten diese besser sein, wenn sich Carola besser konzentrieren und sich mehr am Unterrichtsgeschehen beteiligen würde. Die Lehrerin müsse sie häufig auffordern, mit ihren Aufgaben zu beginnen, oder diese zu

Ende zu führen. Auch sei Carola häufig sehr unruhig, sie stehe während des Unterrichts auf und lenke sich selbst mit irrelevanten Inhalten ab. Des Weiteren gebe es Schwierigkeiten sowohl beim Lesen als auch beim Rechnen und mit der Rechtschreibung.

Carola habe kaum soziale Kontakte, sie habe große Probleme beim Aufbau und Aufrechterhaltung von Freundschaften. Sie interessiere sich für mehrere Themen, wie Tiere, Fische und Natur. In ihrer Freizeit schaue sie fern oder spiele mit Puppen.

3.9.4 Problem- und Verhaltensanalyse

Carola leidet unter einer einfachen Aktivitäts- und Aufmerksamkeitsstörung, einhergehend mit Konzentrations- und Aufmerksamkeitsschwierigkeiten. Des Weiteren besteht bei ihr eine kombinierte umschriebene Entwicklungsstörung mit Defiziten in den Bereichen der Sprachentwicklung und der Entwicklung der Feinmotorik sowie schulischer Fertigkeiten.

Aufgrund dieser Defizite leidet sie häufig unter Überforderungsgefühlen. Da ihr keine funktionalen Bewältigungsstrategien zur Verfügung stehen, reagiert sie mit zunehmender Vermeidung (vor allem bei der Erledigung von Hausaufgaben). Im Kontakt zeigt sie ein sozial unsicheres sowie dysfunktionales Verhalten.

Für die Genese der störungsspezifischen Symptomatik scheinen eine mögliche erbliche Prädisposition und ebenso lerngeschichtliche Faktoren relevant zu sein. Carola wächst ohne Vater in einem familiären Umfeld auf, in dem es aufgrund der psychischen Beschwerden ihrer Mutter nur wenig klare Strukturen gibt. Die Mutter ist aufgrund ihrer eigenen Probleme mit der Erziehung ihrer Kinder überfordert, was zu einer insgesamt angespannten Atmosphäre führt. Im Verlauf ihrer Kindheit erfuhr Carola nur unzureichend Sicherheit, Halt und emotionale Spiegelung. So lässt sich vermuten, dass Carola insgesamt nur unzureichend Hilfestellung erwachsener Bezugspersonen erfährt. In Problemsituationen ist sie auf sich alleine gestellt, was den Aufbau von angemessenen Strategien für den Umgang mit Problem- und Konfliktsituationen erschwert. Auch eine ausreichende Frustrationstoleranz und Ausdauer, die Carola für eine angemessene Bewältigung der schulischen Anforderungen benötigt, kann sie nicht entwickeln. Es fehlt ihr die Fähigkeit zur selbstständigen Emotionsregulation und Problemlösung, was sich in ihrem Jähzorn oder Rückzugsverhalten und Vermeidung/Verweigerung manifestiert. So wird das Sammeln von Selbstwirksamkeitserfahrungen erschwert, das Selbstwertgefühl von Carola ist gering ausgeprägt. Ein Vater (oder andere Bezugspersonen) stehen als Rollenmodell für sozial kompetentes Verhalten nicht zur Verfügung, die eher hilflos überforderte Mutter ist kein angemessenes Rollenmodell für funktionales Interaktionsverhalten. Dass es keinen Kontakt zum Vater gibt, wird sich zudem selbstwertschwächend auf Carola auswirken. Vor diesem Hintergrund wurde die Entwicklung eines gesunden Selbstwertgefühls zunehmend erschwert. Auch ist davon auszugehen, dass sie durch das Verhalten vonseiten der Mutter nur sehr begrenzt positive Verstärkung erfährt. So kann sie keine korrektiven Erfahrungen sammeln, was die Störung fixiert.

3.9.5 Konkrete Problemdarstellung

Auslösende Situation (S): Carola soll ihre Hausaufgaben machen. Aufgrund einer genetischen Prädisposition sowie ihrer Konzentrations- und Aufmerksamkeitsschwierigkeiten und einem erhöhten Aktivitätsniveau *(O)* fühlt sich Carola schnell überfordert, hilflos und hat Versagensängste *(Remot)*. Es kommen ihr Gedanken wie „Ich schaffe/kann das nicht“, „Ich habe aber keine Lust mehr“, „Ich bin ein Versager“, weshalb sie mit Vermeidungsverhalten, Verweigerungshaltung und erhöhter Unruhe reagiert *(Rbehav)*. Dies wiederum nervt die Mutter, es gibt Ärger, was die innere Anspannung und Konzentrationsstörungen erhöht *(Rphys)*.

In *kurzfristiger* Konsequenz erfährt Carola Aufmerksamkeit innerhalb der Familie bzw. im Klassenverband und von Lehrern, wodurch das Problemverhalten eine positive Verstärkung erfährt (sekundärer Krankheitsgewinn). Carola kann ihre innere Anspannung und belastenden Emotionen durch die Vermeidung von Anforderungen reduzieren, was eine negative Verstärkung dysfunktionaler Verhaltensweisen bedeutet. *Langfristig* bleiben alternative Bewältigungsstrategien unerprobt, Kompetenzdefizite im Umgang mit Anforderungen bleiben bestehen und Konflikte verschärfen sich. Die Gefahr einer depressiven Entwicklung steigt.

Carola reagiert durchgängig mit der beschriebenen Symptomatik, die bei Leistungsanforderungen, Stress, Belastungen verstärkt auftritt *(K)*.

3.9.6 Diagnostische und differenzialdiagnostische Überlegungen

F90.0 G einfache Aktivitäts- und Aufmerksamkeitsstörung; F83 G kombinierte umschriebene Entwicklungsstörungen

3.9.7 Zielanalyse

Mithilfe der Psychotherapie möchte Carola vor allem ihre Konzentrationsprobleme in den Griff bekommen und nicht immer bei anderen „anecken".

3.9.8 Therapeutische Überlegungen

Aus therapeutischer Sicht ist es wichtig, die Aufmerksamkeits- und Konzentrationsschwierigkeiten von Carola zu reduzieren. Ihr Vermeidungsverhalten soll abgebaut und einer depressiven Entwicklung muss vorgebeugt werden.

3.9.9 Therapieplanung und Verlauf

Im bisherigen Verlauf konnte eine vertrauensvolle und kooperative therapeutische Arbeitsbeziehung etabliert werden. Carola erlebt die Therapie als Entlastung. Sie konnte nach und nach ruhiger werden und sich zunehmend besser auf das in der Therapiesitzung Besprochene konzentrieren. Mithilfe einer Verhaltensanalyse konnten der Mutter und Carola Einblick in die Entwicklung und Aufrechterhaltung des störungsspezifischen Verhaltens vermittelt werden. Im sokratischen Dialog und mithilfe des ABC-Schemas wurden dysfunktionale Gedanken eruiert und hinterfragt. Mittels eines Entspannungsverfahrens lernte Carola, sich selbstständig zu beruhigen. Sie konnte so einen alternativen Weg zum Abbau ihrer inneren Anspannung erlernen. Es wurde eine klare Alltagsstruktur besprochen, an die Carola sich auch hielt. Auch in Bezug auf ihren Arbeitsstil wurde ein höheres Maß an Strukturierung und hilfreichen Strategien zur Konzentration, Aufmerksamkeit und Aufgabenbewältigung etabliert. Ihre Überforderungs- und Hilflosigkeitsgefühle konnten so abgebaut werden.

Carola erlernte Strategien zum Umgang mit Stresssituationen und konnte beim Aufbau adäquater Problembewältigungsstrategien unterstützt werden. Zentral war es, ihre Selbstwirksamkeit und das Zutrauen in die eigene Handlungsfähigkeit zu fördern, sodass es ihr zunehmend gelang, eine aktivere Haltung einzunehmen.

Insgesamt konnten auch die kommunikativen Kompetenzen innerhalb der Familie verbessert werden. Carola machte gute Fortschritte und auch die Lehrer berichteten, dass sich das Arbeitsverhalten von Carola verbessert hat, sie beteiligte sich auch zunehmend aktiv am Unterricht. Es gelang ihr immer besser, sich über einen längeren Zeitraum hinweg zu konzentrieren. Hierfür erlernte sie Strategien zur Förderung der Konzentration, Aufmerksamkeit und Aufgabenbewältigung (z. B. Systematisierung des Wahrnehmungs- und Arbeitsstils, Tempotraining, Modellieren und anleitendes Verbalisieren einzelner Arbeitsschritte, Selbstverbalisationen). Sie erkannte dann auch selbstständig ihre Schwierigkeiten und konnte rechtzeitig um Hilfe bitten. Sie benötigte viel Unterstützung, um ihre Aufgaben zu beginnen und in einem angemessenen Zeitrahmen zu Ende zu bringen.

Achtsamkeitsorientierte Übungen wurden zur Sensibilisierung für eigene Bedürfnisse, Gefühle und Grenzen angewandt. Sie lernte, eigene Gefühle angemessen ausdrücken und belastende Emotionen zu regulieren. In Rollenspielübungen wurde an den sozialen Fertigkeiten von Carola gearbeitet. Schwierig war für sie lange Zeit, andere Standpunkte zu akzeptieren, worauf sie beleidigend reagierte. Die Übernahme eigener Verantwortung für Misserfolge galt es in diesem Zusammenhang auszubauen. Sich abgrenzen und Konflikte aushalten und diese konstruktiv lösen, war immer wieder Thema. Es konnte sukzessive eine aktive Haltung angesichts von Problemsituationen etabliert werden und Carola übernahm immer mehr Eigenverantwortung.

Im Rahmen der Bezugspersonenstunden zeigte sich die Mutter trotz ihrer eigenen psychischen Beschwerden als sehr motiviert, aktiv eine Veränderung herbeizuführen. Die Mutter konnte in der Wahrnehmung der Bedürfnisse ihrer Tochter zunehmend sensibilisiert werden und es gelang ihr immer besser, die Motive des Handelns ihrer Tochter zu sehen. Sie erklärte sich bereit, vermehrt positive gemeinsame Zeiten in der Familie einzuführen und besonders mit Carola mehr Zeit zu verbringen. Dabei erlernte die Mutter den Umgang mit Verstärkerplänen, welche im Alltag der Familie etabliert wurden. Auch wurden gemeinschaftliche Aktivitäten geplant, wodurch sich die Stimmung in der Familie verbesserte. Die Maßnahmen zum Umgang mit Rückfällen konnten Carola gezielt auf einen Umgang mit rückfallkritischen Anforderungssituationen vorbereiten.

Teil II – Falldarstellungen komplexer Fälle aus psychodynamischer Sicht

4 Falldarstellungen aus der Therapie mit Kindern

4.1 Das entführte Kind

4.1.1 Vorstellungsgrund und Problematik

Die 3,5-jährige Joal wird von ihrer aus der Türkei stammenden Mutter vorgestellt. Sie komme auf dringenden Rat des Kindergartens und der Frühförderung. Laut Aussage der Psychologin der Frühförderung gebe es große Verhaltensprobleme. Joal klammere sich an die Mutter, wenn sie in den Kindergarten müsse und schreie exzessiv, wenn sie ihren Willen nicht bekomme. Die Mutter habe große Probleme mit der Erziehung und im Kindergarten gebe es große Integrationsprobleme. So könne Joal nicht mit anderen Kindern spielen, schlage sich mit anderen Kindern und reiße deren Sachen weg.

Joal halte keine Regeln und Grenzen ein und behalte oft stundenlang Nahrung im Mund, teils über Nacht, ohne zu schlucken. Sie stimuliere sich vor dem Einschlafen immer vaginal und zeige dieses Verhalten teils auch im Kindergarten, was die Mutter peinlich berühre und ihr große Sorgen bereite. Die Ess- und Schluckprobleme seien von Geburt an vorhanden gewesen. Problematisch sei auch, dass Joal noch einnässe, tagsüber wie auch nachts. Die massiven sozialen Verhaltensprobleme hätten sich bei Joal im Alter von eineinhalb Jahren eingeschlichen. Laut Aussage der Mutter sei Joal schon immer ein schwieriges Kind mit schwierigem Temperament gewesen. Die Mutter fühle sich völlig überfordert. Dies umso mehr, je älter Joal werde. Die Mutter leide zunehmend an depressiver Verstimmung und habe bereits selbst eine Psychotherapie begonnen.

4.1.2 Psychopathologischer Untersuchungsbefund

Joal ist in der Frühförderung (Ergotherapie, Heilpädagogik). In ihrer motorischen und sprachlichen Entwicklung ist sie verzögert. Auffällig ist eine hohe Körperspannung (sie läuft auf Zehenballen). Es besteht eine primäre Enuresis diurna und nocturna.

Die 34-jährige Mutter (Abitur, Polizistin, derzeit arbeitslos) erscheint in Begleitung der türkischsprachigen Psychologin der Frühförderung zum Erstgespräch, welche auch zukünftig dolmetschen wird. Die Mutter ist eine große, kräftige, modern gekleidete Frau, die auf den ersten Blick patent und selbstbewusst wirkt. Sie ist jedoch sichtlich sehr angespannt. Die Darstellung der Probleme ist ihr unangenehm, als dürfe sie nicht über ihre Schwierigkeiten mit der Tochter sprechen. Sie lässt sich aber zunehmend gut auf den Kontakt zur Behandlerin ein und vertraut sich an. Sie berichtet von einer Entführung ihrer Tochter durch den Kindsvater mit spürbarer Scham und zugleich aggressiver Regung beim Beschreiben des Mannes und dessen Familie. Sie wirkt, als könne sie selbst nicht verstehen, dass ihr all das passiert ist und sie sich in ihrer Hilflosigkeit und Verzweiflung erleben musste.

Joal ist ein recht großes, jedoch sehr dünnes, blasses Mädchen. Zunächst bleibt sie sehr eng bei der Mutter, beginnt dann jedoch am Puppenhaus zu spielen und malt. Dies geschieht alles schweigend, tendenziell wirkt sie motorisch unruhig, dabei ist sie äußerst wachsam beobachtend. Sie beäugt die Therapeutin aufmerksam, nimmt jedoch keinen Kontakt auf. Sie reagiert auch zum Schluss nicht auf die Verabschiedungsgeste der Therapeutin und wendet sich ab.

Sie bittet immer wieder die Mutter, mit ihr zu spielen und ihr zu helfen. Ihr einziges deutsches Wort: „Helfe!" Die Mutter wehrt ihre Bitte jedoch eher knapp ab und schickt sie zum Spiel zurück. Der entstehende Konflikt kann erst durch die Intervention der dolmetschenden Psychologin entspannt werden.

Laut der Testdiagnostik bewegt sich Joal kognitiv im Bereich unterhalb des Altersdurchschnitts (sprachfreier Test SON-R: IQ 72).

In der Übertragungsbeziehung erlebt sich die Therapeutin leicht befremdet vom kontaktabwehrenden Verhalten des Kindes. Doch ist sie auch überrascht und erlebt mit Respekt, wie stark sich Joal darin zeigt, ihr eigenes Ding zu machen. Die Therapeutin spürt Ärger über ihr so sehr eigenbestimmtes Verhalten, mit dem sie soziale Kontakte unterbindet und abwehrt. „Man bleibt außen vor" und erreicht sie nicht so leicht. Dennoch tut sie der Therapeutin leid. Mutter und Tochter appellieren stark an ihre Hilfsbereitschaft und ihr Engagement. Sie lösen gedanklich einen regelrechten Aktionismus in der Therapeutin aus, wie Hilfen initiiert, installiert und gestaltet werden können.

Die vorherrschenden Abwehrmechanismen zeigen sich bei Joal in Regression, Wendung gegen das eigene Selbst, Identifikation mit dem Aggressor, Verleugnung und Externalisierung (ihrer narzisstischen Wut) und Wendung von Passivität in Aktivität.

4.1.3 Anamnese und Biografie

Joal sei ein ungeplantes Kind. Die Eltern hätten sich vor der Zeugung nur kurz gekannt. Joal sei im Urlaub des Vaters (39 Jahre, Hauptschulabschluss und von Beruf Fahrer) in der Türkei gezeugt worden. Die Schwangerschaft mit Joal sei bis zum siebten Schwangerschaftsmonat unauffällig und zufriedenstellend verlaufen. Nach einem Umzug aus der Türkei nach Deutschland habe die Mutter einen „Schock" erfahren, da der Kindsvater hier in Deutschland mit einer anderen Frau gelebt habe. Diese Situation sei für die Mutter eine schwere psychische Belastung gewesen. Es sei zu massiven Streits, Gewaltandrohung und auch zu gewaltsamen Handlungen des Vaters gekommen. Seitdem sei sie vom Kindsvater getrennt und habe keine neue Beziehung mehr gehabt. Die kurze Beziehung zu ihm sei durch Lügen, Machtausübung und Dominanz bestimmt gewesen.

Die Geburt sei dann hier in Deutschland durch einen Kaiserschnitt erfolgt. Die Entbindung, den Klinikaufenthalt und den ersten Lebensmonat mit der Tochter habe die Mutter allein und ohne Unterstützung bewältigt. Dann sei Joal durch den Vater im zweiten Lebensmonat entführt worden. Sie sei sechs Monate lang von der Mutter des Vaters versorgt worden. Die Eltern des Vaters seien türkischer Herkunft, er selbst sei jedoch in Deutschland geboren. Laut der Kindsmutter sei das Kind dort mit Suppe und anderen unpassenden Dingen gefüttert worden. Über den Umgang der Kontaktpersonen mit Joal in den sechs Monaten ist wenig bekannt. Es seien enge Wohnverhältnisse gewesen und es habe viel Ärger gegeben. Der Vater habe die Mutter der Polizei und dem Jugendamt gegenüber als psychisch krank und sich als Retter des Kindes dargestellt. Die Mutter sei ohne Deutschkenntnisse und Unterstützung hilflos gewesen. Nur die Nachbarin habe ihr geholfen. Nach sechs Monaten sei die Rückführung des Kindes zur Mutter nach gerichtlichem Beschluss erfolgt. Laut der Mutter seien sie und das Kind seither glücklich, wieder zusammen zu sein. Die Familienatmosphäre in der Familie von Joal sei durch viel Spannung, viele Konflikte und monatelange Angst vor dem Vater bestimmt gewesen.

Joal sei mit drei Jahren in den Kindergarten gekommen. Dort gebe es große Integrationsprobleme. So wolle Joal sich nicht von der Mutter lösen und könne nicht mit anderen Kindern spielen. Sie sei dort eine Einzelgängerin. Es sei ein Wechsel in eine integrative Kita geplant, da Joal im Regelkindergarten nicht mehr tragbar sei. Sie habe einen geregelten Tagesablauf, aber keine Freunde und besuche zweimal die Woche die Frühförderung. Deutsch habe sie als Zweitsprache erst seit Kindergartenbeginn gelernt. Seither sei nur ein geringer Lernfortschritt zu beobachten.

Aktuell lebe Joal bei der Mutter und habe keinen Kontakt mehr zum Vater. Die Mutter sei arbeitslos und Hausfrau. Sie besuche zurzeit einen intensiven Deutschkurs (fünfmal pro Woche) und lebe von Hartz IV.

Sie sehe sich sehr in der Pflicht, eine gute Mutter zu sein, sei jedoch sehr überfordert und auch mit ihren eigenen Themen beschäftigt. Joal habe ein eigenes Zimmer. Die Mutter habe ein Schlaf-Wohn-Zimmer. Sie führe ein eher isoliertes, einsames Leben und nehme die Tochter mit zum Einkaufen und zu Besuchen der Freundin. Es fänden wenig altersgerechte Unternehmungen statt. Die Mutter bestrafe das Schreien und die Wutanfälle von Joal mit lautem Schimpfen, teilweise auch mit Zimmerarrest und in Ausnahmen auch durch körperliche Strafen (fest anpacken, Klaps auf dem Po), wofür sie sich schäme. Aber in der Not wisse sie keine Alternative. Eher unwillkürlich würden Belohnungen in Form von kleinen materiellen Geschenken erfolgen.

4.1.4 Psychodynamische Überlegungen

Die dramatischen Umstände während der Schwangerschaft stellen eine tiefgreifende Kränkung und einen Schock für die Mutter dar. Deren Wut auf den enttäuschenden und gewaltsamen Partner wird von ihr reaktiv abgewehrt. Sie ist nach der Emigration entwurzelt, sowohl geografisch als auch sprachlich und seelisch. Deshalb fehlt ihr die Kapazität zur feinen emotionalen Abstimmung, zur affektiven Schwingungsfähigkeit und zum lebendigen Kontakt zu ihrer Tochter. Gleichzeitig erfuhr Joal eine mehrfache Traumatisierung: durch die Entführung seitens des Vaters, durch die frühkindlichen Bedingungen der oralen Versorgung und durch die Wiederzusammenführung mit der Mutter, die nicht frei von Ambivalenzen war. Diese Erfahrungen führten bei Joal zu Wut und Aggression. Es bleibt die ungestillte Sehnsucht nach oraler Versorgung, nach Zuwendung und empathischer Spiegelung. Dem erfahrenen Kontrollverlust von Joal wird mit Kontrolle und Dominanzverhalten begegnet. In der Verweigerungsgeste beim Essen übt sie Macht aus, womit sie Ohnmachtsgefühle abwehrt. Gleichzeitig ist das Symptom ein Hinweis auf die Defizite in der sensiblen frühen Phase der oralen Zeit, in der es der Patientin unter den geschilderten Bedingungen an empathischer Spiegelung, an Sicherheit, Nähe und liebevollem Versorgtsein gefehlt hat. Somit sind das laute Schreien des Kindes und die Wutausbrüche der Schrei des ohnmächtigen und nach Spiegelung suchenden Kleinkindes. Gleichzeitig versucht Joal über die Identifikation mit dem Vater (aggressives Verhalten) eine labile, belastete, real nicht herstellbare Bindung vermeintlich zu stabilisieren und zu sichern. Die mangelnde libidinöse Besetzung Joals seitens des Vaters ist schmerzlich, ein Stich in ihre Seele und stellt eine tiefe narzisstische Kränkung dar. Ihr aggressives Verhalten ist zudem Ausdruck mangelnder Impulskontrolle im Sinne eines Strukturdefizits. Es stellt einen misslungenen Trennungsversuch dar, der dann wieder mit regressiver Sehnsucht nach Nähe und Verschmelzung beantwortet wird. Es ist Ausdruck des Versagens der Selbst-Objekt-Umgebung, da die destruktive Aggression durch die verletzte Seele motiviert ist. Die Neutralisierung der Aggression als wichtigste Energiequelle der Ich-Entwicklung ist defizitär. Selbst- und Objektanteile werden über projektive Identifizierung im Gegenüber untergebracht. Es kommt zur Reinszenierung von Angst und Aggression in der Realität. Beunruhigend ist die sexuelle Stimulation von Joal im sozialen Raum des Kindergartens. Hier fehlt die Scham, die Grenzziehung zwischen Subjekt und Objekt. Innen und Außen scheinen nicht ausreichend getrennt (auch sichtbar in der symbiotischen Beziehung zur Mutter und Externalisierung der Aggression). Es ist möglich, dass sich hierin auch wieder die Wendung von Passivität in Aktivität zeigt, indem traumatische Erfahrungen und schmerzhafte Affekte durch das Zeigen von aktivem und sexualisiertem Verhalten abgewehrt werden. Möglich ist auch, dass durch die gesteigerte Körperwahrnehmung Ängste des Selbstverlusts abgewehrt werden können (Zwang, Autoerotismus).

Mit dem Einnässen wird der ödipale Konflikt abgewehrt. Sowohl eine überstarke Bindung an die Mutter als auch ein bedrohlicher Vater verhindern das ödipale Rivalisieren. Neben der Vermeidung der ödipalen Weiterentwicklung müssen die Erfahrung der unsicheren Bindung sowie die unzureichende Autonomie und Selbstbehauptung als psychodynamischer Hintergrund gesehen werden. Die Enuresis ist eine Revolte der Patientin gegen die Fusion. Ein Konflikt zwischen Anklammerung und Loslösung, zwischen unterwerfender Hingabe und Autonomiestreben.

Durch das Fehlen des Vaters und durch dessen grenzüberschreitendes Verhalten war Joal einem „beschädigten Vertreter der Realität" ausgeliefert. Dies hat wiederum zu einer schwierigen Über-Ich-Entwicklung geführt und zeigt sich in der mangelnden Präsenz sozialer Regeln.

Das Zerstörerische im Verhalten der Patientin und ihre trotzigen Provokationen weisen darauf hin, dass die anale Phase mit der Loslösungs- und Autonomieentwicklung nicht bewältigt ist. In narzisstischer Omnipotenz, mit der sie Unlust und Kränkung zu vermeiden versucht, werden Regeln des sozialen Miteinanders missachtet. In der Beziehung zur Mutter stellt sich immer wieder ein wechselseitiger Macht-Ohnmachts-Konflikt ein. Die Mutter verhält sich bei Wut aggressiv, wird laut und schreit. Joal verhält sich wiederum provozierend und unkontrollierbar.

4.1.5 Diagnostische und differenzialdiagnostische Überlegungen

F92.8 G kombinierte Störung des Sozialverhaltens und der Emotionen (mit Trennungsangst des Kindesalters); F98.0 G nicht organische Enuresis, F98.9 G Masturbation bei Z61.1 Z. n. Herauslösen aus dem Elternhaus in der Kindheit vor dem Hintergrund einer emotional instabilen Neurosenstruktur

Intrapsychischer Konflikt nach OPD-KJ: Unterwerfung versus Kontrolle aktiver Modus bei mittlerem Strukturniveau

4.1.6 Zielanalyse und Therapieplanung

Die Mutter wünsche sich von der Therapie, dass Joal sich gut im Kindergarten integriert, mit anderen Kindern gut auskommt und mit ihnen unbeschwert spielt. Sie wünsche sich weiterhin, dass die Erziehungsprobleme aufhören, insbesondere das durchdringende Schreien und das Dominieren ihrer Tochter. Auch die Machtdemonstration in Form ihres Essverhaltens soll sich reduzieren.

Die Therapeutin sieht den Fokus in der Ablösung aus der zu engen, ausschließlichen Bindung zur Mutter und die Unterstützung der Autonomie- und der Selbstständigkeitsentwicklung von Joal. Ziel ist es, Joal einen Raum zur Verfügung zu stellen, in dem sie selbst Grenzen ziehen und eigene Bedürfnisse und Wünsche formulieren kann, ohne dass sie Gefahr läuft, das versorgende Objekt zu verlieren oder zu zerstören. In diesem Zusammenhang ist auch ihr Selbstwert zu stärken. Gefühle der Trauer, der Angst (vor dem Verlassenwerden) und der Wut über die Enttäuschungen durch den Vater und über die Ambivalenz der Mutter sollen aufgefangen, benannt und geformt werden. Hier ist die Therapeutin in ihrer Containing-Funktion gefragt.

Dabei wird Joal einen angemessenen Ausdruck für ihre Aggressionen finden. Unter Zuhilfenahme von Rollen- und Symbolspiel/Figurenspiel wird das Probehandeln und Finden des angemessenen Selbstausdrucks im Kontakt gestärkt. Die Lösung aus der engen, noch zu abhängigen Bindung zur Mutter soll gefördert werden. Wichtig ist auch die Klärung der neurotischen Themen der Mutter. Bearbeitet werden sollen ihre Depression, ihr negatives Männerbild und ihr eigenes Versagenserleben, damit Joal nicht länger als Stütze bzw. selbstwertstabilisierendes Objekt instrumentalisiert wird.

Wichtig ist, dass die Mutter über die normalen, entwicklungsphasentypischen Bedürfnisse und Verhaltensweisen ihres Kindes aufgeklärt wird. Sie soll die problematischen Verhaltensweisen ihrer Tochter besser einstufen können und angemessener darauf reagieren. Auch soll sie dazu bewegt werden, die Tochter aus der exklusiven, engen Bindung schrittweise zu entlassen und ihr altersgerechte Angebote für die Selbstentwicklung und den Selbstausdruck zu ermöglichen. Dies kann sie erreichen, indem sie Joal Kinderkontakte ermöglicht und diese positiv begleitet. Joal soll die Therapeutin als beständiges, nicht forderndes, verlässliches Objekt erfahren, das sie in ihrem So-Sein respektiert und akzeptiert, ihr damit Halt, Orientierung und, wo nötig, auch klare Grenzen gibt. Die Therapeutin wird ihr viel Raum für den Beziehungsaufbau und eine Vertrauensbasis anbieten und als triangulierende Dritte zur Verfügung stehen. Über kreative Medien, Puppen-, Rollen- und Bewegungsspiele soll der Selbstausdruck gefördert und unterstützt werden. Frei von Scham oder Schuld soll Joal emotionalen Ausdruck erfahren. Ihr wird der Weg zur Trauer und Wut über den Verlust des Vaters, über die einsame Situation, die verwehrten Entwicklungsangebote, das Entbehren eines angemessenen feinfühligen Gegenübers ermöglicht. Auch die Erfahrung, auf sich selbst gestellt zu sein, soll sie betrauern und in angemessenen Gefühlsausdruck überführen. Ihre Wut über die unzureichende Fähigkeit der Mutter, ihre kindlichen Emotionen zu spiegeln und zu containen, soll freigesetzt werden.

4.2 Wenn ich älter bin, will ich kein Kind kriegen

4.2.1 Vorstellungsgrund und Problematik

Die 9-jährige Sina kommt in Begleitung einer Heimerzieherin und auf dringende Empfehlung der behandelnden Ärzte in die psychotherapeutische Behandlung. Die Erzieherin berichtet, dass Sina in der Heimgruppe, in der sie seit dem sexuellen Missbrauch durch den Freund der Mutter untergebracht sei, weiterhin ein sehr aggressives und dominantes Verhalten zeige. Zudem lüge sie häufig andere Kinder an, aber auch ihre Erzieher. Sie sei zudem nur schwer dazu zu motivieren, auf ihre Körperhygiene zu achten. Sie müsse meist mehrmals dazu angehalten werden, sich die Zähne zu putzen oder duschen zu gehen. Im Rahmen ihrer frühen Kindheitsgeschichte habe die Patientin massive Vernachlässigung erfahren. Sie sei Zeugin von gewalttätigen Auseinandersetzungen zwischen der Mutter und deren wechselnden Partnern geworden. Sina nässe häufig ein und komme nach den Besuchskontakten der Mutter sehr unruhig und aufgewühlt in die Gruppe zurück. Im sozialen Kontakt zeige sie ein stark bevormundendes Verhalten und es falle ihr insgesamt schwer, eigene Impulse zu regulieren, sodass sie beispielsweise permanent dazwischenrede. Auch gegenüber den

Erzieherinnen vergreife sie sich oftmals im Ton. Sie leide zugleich unter starken Minderwertigkeitsgefühlen, sodass sie sich kaum zutraue, eine Aufgabe alleine zu bewältigen.

4.2.2 Psychopathologischer Untersuchungsbefund

Im Alter von sechs Monaten sei Sina an einem bösartigen Tumor am Steißbein erkrankt, mit zwei Rezidiven und zahlreichen stationären Aufenthalten. Dies sei mit verschiedenen Folgeerscheinungen, z. B. Komplikationen im Blasen- und Nierenbereich, verbunden gewesen. Psychotherapeutische Behandlungen habe es bisher keine gegeben. Es sei allerdings eine ausdrückliche Empfehlung auf eine tiefenpsychologisch fundierte Psychotherapie ausgesprochen worden.

Sina ist ein kleines (kleinwüchsiges), sympathisches Mädchen, das im Erstkontakt durch ihr häufiges und teilweise stereotyp wirkendes Lächeln auffällt. Vorsichtig und leise sprechend nimmt sie das therapeutische Beziehungsangebot an, begibt sich in das Spiel und beginnt, der Therapeutin Rollen zuzuweisen. Sie sagt oft „Ich kann das nicht" und braucht Ermutigung. Schließlich schafft sie es dann doch und erweitert ihren Spielraum etwas. Im Satzergänzungstest (SET) wird ihre Sehnsucht nach der Mutter bzw. der Wunsch, bei ihr zu leben, deutlich. Es ist anzunehmen, dass die Mutter ihre Tochter als Selbstobjekt wieder haben möchte; auffallend ist hier die Äußerung: „Wenn ich älter bin, möchte ich kein Kind kriegen." Im Blumentest kreiert die Patientin eine Sonnenblume mit Dornen. Sie kann zunächst nichts dazu sagen, als die Therapeutin sie fragt, ob die Dornen zum Schutz da sind, bejaht sie dies. Das Bild passt auch zu den gegensätzlichen Seiten von Sina: äußerlich strahlt sie, hat aber eine aggressive Thematik. Im Spiel mit dem Puppenhaus taucht bald die Leere hinter der Fassade auf, ein fröhlich spielendes Kind zu sein. Hervorstechend ist auch ein plötzlicher aggressiver Ausbruch im Spiel: So werden die Figuren, die sie Mama nennt, scharf zurechtgewiesen. Sina beendet dann das Spiel nach relativ kurzer Zeit. Auf ihr aggressives Verhalten innerhalb der Wohngruppe angesprochen, wechselt Sina sofort das Thema.

In der Gegenübertragung stellen sich mitfühlende und helfende Impulse sowie der Wunsch ein, Sina Halt und Sicherheit zu vermitteln.

Vorherrschende Abwehrmechanismen sind die Wendung gegen das Selbst und die bösen Introjekte, Verkehrung ins Gegenteil, Regression und Verschiebung, bei als durchschnittlich einzuschätzender intellektueller Leistungsfähigkeit sowie einer Beeinträchtigung der autonomen Ich-Funktionen und des Selbstsystems.

4.2.3 Anamnese und Biografie

Sina ist das zweitjüngste von insgesamt sechs Kindern (Geschwister: – 5 Jahre und + 6, + 5, + 3 und + 2 Jahre). Sie sei bei ihrer Mutter in stark verwahrlosten Familienverhältnissen aufgewachsen. Dies habe bereits früh zum Sorgerechtsentzug der älteren Geschwister geführt. Es sei vor diesem Hintergrund auch eine bereits über Jahre engmaschige Kontrolle der Lebens- und Wohnverhältnisse der Familie erfolgt. Dabei habe die Mutter, bei bekannter Alkoholproblematik, eng mit dem Jugendamt zusammengearbeitet. Nachdem Sina vom Freund der Mutter sexuell missbraucht worden sei, habe das Jugendamt eingegriffen, woraufhin die Heimunterbringung erfolgt sei. Insgesamt habe Sina im Rahmen ihrer Kindheitsgeschichte massive gewaltvolle Auseinandersetzungen zwischen der Mutter und wechselnden Partnern miterlebt. Aus den Berichten des Jugendamtes geht des Weiteren hervor, dass Sina im Kontakt zu der sehr überforderten Mutter einen Wechsel aus hohen Anforderungen an ihre Autonomie, übermäßiger Strenge und vernachlässigenden Verhaltensweisen erfahren habe. Ein Kontakt zum leiblichen Vater (alle Kinder sind von unterschiedlichen Vätern) habe nur phasenweise und stark eingeschränkt bestanden. Während des Heimaufenthalts von Sina habe die Mutter eine weitere Tochter bekommen, die sich aktuell noch in ihrer Obhut befindet. Ein Kontakt zu ihren Halbgeschwistern bestehe derzeit nicht.

Über den Verlauf der Schwangerschaft sowie der Geburt liegen keine näheren Informationen vor. Es seien jedoch Entwicklungsverzögerungen in den verschiedenen Bereichen auffällig geworden. Auch im Rahmen der Reinlichkeitserziehung seien bis heute massive Rückstände zu beobachten, die sich beispielsweise im Einnässen von Sina zeigen.

Sina habe den Kindergarten besucht und sei im Anschluss auf eine integrative Grundschule gekommen. Sie habe bereits im Kindergarten ein stark ambivalentes Bindungsverhalten gezeigt. Sie sei eine sehr gewissenhafte Schülerin, die gerne die Schule besuche und grundsätzlich in die Klassengemeinschaft integriert ist. Aufgrund ihres stark wechselnden Leistungsverhaltens habe sie die zweite Klasse wiederholen müssen. Aktuell besuche Sina die vierte Klasse der Grundschule. In der letzten Zeit vergesse sie jedoch häufig ihr Arbeitsmaterial. Auch könne sie sich laut Aussage ihrer Lehrer, zu denen ein sehr positiver Kontakt bestehe, nur schwer auf die an sie gestellten Aufgaben konzentrieren.

Sina sei seit zwei Jahren in einer Heimgruppe untergebracht und verfüge dort über ein eigenes Zimmer. Insgesamt habe sie sich sehr gut in den Gruppenalltag integriert. Zur Mutter bestehe ein 14-tägiger Besuchskontakt und es seien bereits erste Übernachtungen bei ihr erfolgt. Von den Besuchskontakten kehre Sina jedoch meist sehr unruhig und „aufgewühlt“ in den Alltag im Heim zurück. Zwar sei sie in die Wohngruppe gut integriert, doch habe sie auch aufgrund ihrer Lügen sowie ihrer aggressiven Verhaltensweisen Probleme damit, befriedigende und anhaltende soziale Kontakte zu gestalten. Auffällig sei, dass sie überwiegend die Nähe zu jüngeren Kindern (aktuell einem 4-jährigen Mädchen) suche, die sie im Spiel dominieren könne.

4.2.4 Psychodynamische Überlegungen

Als besondere Belastung im Rahmen der Entwicklungsgeschichte kann die körperliche Erkrankung der Patientin mit zahlreichen Folgeerscheinungen gesehen werden. Ebenso die entwicklungsunangemessene Betreuung durch die Mutter, die körperlichen Gewalterfahrungen (zwischen der Mutter und wechselnden Partnern) sowie der sexuelle Missbrauch durch einen Lebensgefährten der Mutter. Der Missbrauch wurde schließlich zur Anzeige gebracht, was die Aufnahme im Heim nach sich zog. Sina machte traumatisierende frühkindliche Erfahrungen und wuchs in einem sozialen Mangelmilieu auf. Sie erfuhr emotionale Vernachlässigung und wurde Opfer sexueller Übergriffe. Die Bedürfnisse von Sina nach Sicherheit, Halt und Geborgenheit sowie emotionaler Spiegelung wurden nur unzureichend befriedigt, sodass Sina kein stabiles Urvertrauen entwickeln konnte. Die alkoholkranke und offensichtlich selbst psychisch kranke Mutter scheint mit der Erziehung ihrer Tochter und der Erkrankung von Sina völlig überfordert gewesen zu sein. Dies hat sich in einem stark ambivalenten Erziehungsverhalten manifestiert. Durch diese äußerst unsichere Objektbeziehung konnte Sina keine stabilen Selbst- und Objektrepräsentanzen verinnerlichen. Sie erlebte ihre Umwelt als unberechenbar und in Anbetracht dessen, dass sie wiederholt Zeugin von Gewaltakten zwischen der Mutter und ihren Partnern wurde, als stark beängstigend. Insgesamt kann die aktuell vorliegende Symptomatik somit als Folge einer fehlenden Beantwortung der interaktionellen Bedürfnisse von Sina verstanden werden. Auch konnte sie vor diesem biografischen Hintergrund kein kohärentes Selbst und nur eine sehr labile narzisstische Homöostase bilden. Expansive und die Autonomie fördernde Impulse wurden von Sina aus Angst vor Verlust der sehr ambivalent erfahrenen Bindung sowie aus Angst vor Strafe nicht gelebt. Zudem erlebte Sina sich durch den Wechsel aus Autonomie fordernden und gleichzeitig unterbindenden Maßnahmen massiv irritiert und verunsichert. Die damit einhergehende Wut und Aggression auf das mütterliche Primärobjekt konnte sie jedoch aus Angst vor Objektverlust nicht ausagieren. Stattdessen introjizierte sie die ambivalenten Anteile der Mutter sowie die Übergriffe des Partners der Mutter (Täterintrojekt), was sie nur mittels Wendung gegen das Selbst sowie der Verschiebung der Aggression auf soziale Situationen abwehren kann. In der Verarbeitung der insgesamt traumatisierenden Erfahrungen blieb Sina vollständig auf sich alleine gestellt, was ihre Autonomie sowie ihrer Fähigkeit zur Emotionsregulation bei Weitem überstieg. Ihre mächtigen und frustrierten oral-fusionären Bedürfnisse manifestieren sich in der Enuresis als regressive Verarbeitungsform.

4.2.5 Diagnostische und differenzialdiagnostische Überlegungen

F91.2 G Störung des Sozialverhaltens bei vorhandenen sozialen Bindungen; F98.0 G nicht organische Enuresis, im Zusammenhang mit Vernachlässigung der Erziehung Z62.5 sowie sexuellem Missbrauch Z61.4 vor dem Hintergrund einer depressiv-negativistischen Neurosenstruktur

Intrapsychischer Konflikt nach OPD-KJ: Unterwerfung versus Kontrolle aktiver Modus

4.2.6 Zielanalyse und Therapieplanung

Ziel der Behandlung ist es, Sina die notwendige Unterstützung zur Verarbeitung ihrer traumatischen Erfahrungen zu geben. Im Rahmen der Therapie wird sie somit die Möglichkeit erhalten, Bindungssicherheit zu entwickeln und ein positiveres Selbstwertgefühl aufzubauen. Dafür stellt sich die Therapeutin als haltgebendes Objekt zur Verfügung, was zeitweise eine Containerfunktion übernimmt. In der Funktion eines Hilfs-Ichs wird die Therapeutin Sina ermöglichen, einen besseren Zugang zu sich selbst und zu ihren Gefühlen zu erlangen. Hierdurch können ihre Wut und ihre Aggressionen in einen angemessenen Ausdruck überführt werden. Dies wird ihr helfen, ihre aversiven Gefühle nicht mehr in sozialen Situationen (wie im Heim oder gegenüber anderen Kindern) auszuagieren. Über das Symbolspiel wird ihr die Möglichkeit gegeben, Konflikte und Belastungen zu inszenieren und zu bearbeiten.

Dabei wird sie die emotional korrigierende Erfahrung machen, dass die Therapeutin sie mit ihren aggressiven und aversiven Impulsen annehmen und diese aushalten kann, ohne dass die therapeutische Beziehung dadurch gefährdet wird. Auf diese Weise wird Sina der Umgang mit Aggressionen und ihren abgewehrten bedürftigen Anteile erfahrbar gemacht, sodass sie ihre Gefühle angemessener auszudrücken lernt. Sina wird sukzessive haltende innere Strukturen internalisieren und Aggressionen konstruktiv zur Autonomieentwicklung nutzen können. Dies sind wichtige Voraussetzungen, um das Ich von Sina zu stärken und eine positive und befriedigende Hinwendung zu Gleichaltrigen zu ermöglichen. Sina soll sowohl aggressive als auch rezeptive Impulse als sinnvoll und notwendig annehmen lernen. So wird sie gleichzeitig darin gefördert werden, sich mit ihrer Bedürftigkeit, ihren Schwächen, aber auch mit den durchaus vorhandenen Stärken an- bzw. wahrzunehmen. Insgesamt wird es notwendig sein, ihr negatives Täterintrojekt zu begrenzen. Des Weiteren ist der Aufbau von sichereren und stabileren Selbst- und Objektrepräsentanzen zu fördern, damit sie hier nicht mehr auf ihre Abwehr zurückgreifen muss. Eine Aufarbeitung der traumatischen Inhalte wird sekundäres Ziel der Behandlung sein, da zunächst die Mobilisierung der vorhandenen Ressourcen Sinas angestrebt werden muss. Es geht somit vorerst primär um eine affektive Stabilisierung, sodass es Sina gelingt, ihren Alltag zu bewältigen und altersentsprechenden sozialen Aktivitäten nachzugehen.

In den Gesprächen mit den Heimerzieherinnen wird es darum gehen, diesen eine Einsicht in die psychodynamischen Zusammenhänge zu vermitteln, auch um einer Überforderung von Sina vorbeugen zu können. So werden diese darin gefördert werden, die phasenspezifischen Bedürfnisse von Sina wahrzunehmen und ihre Autonomie bei gleichzeitigem Darbieten von Halt und Sicherheit zu fördern. Auch sollen sie Sina angemessene und nicht überfordernde Frustrationen zumuten.

4.3 Die Schlafwandlerin

4.3.1 Vorstellungsgrund und Problematik

Die 7-jährige Nora wird auf Anraten der Kinderärztin von der Mutter zur Therapie angemeldet. Sie leide unter Schlafstörungen und Albträumen, aus denen sie nicht herausfinde. Im ersten Drittel der Nacht erwache sie mit Panikschreien, Angstzuständen und heftigen Körperbewegungen. Beruhigungsversuche blieben erfolglos. Sie habe dann die Augen weit geöffnet und könne das Geschehene später kaum erinnern. In letzter Zeit sei sie auch gelegentlich schlafwandlerisch aufgestanden und herumgelaufen. Sie sei sehr nervös, kaue exzessiv Fingernägel und schon seit dem Babyalter gebe es große Probleme mit dem Essen. Auf den Schulbesuch reagiere Nora vermehrt mit Bauchschmerzen und müsse dann aus dem Unterricht nach Hause geholt werden. Sie reagiere auf Veränderungen sehr empfindlich und verhalte sich gegenüber fremden Personen zunehmend schüchterner und verschlossener. Am liebsten wolle sie nur zu Hause bleiben. Zuhause komme es häufig zu Wutausbrüchen mit Weinen, Schlagen und Treten gegen die Eltern. Nora trete sehr bestimmend und fordernd auf, wobei die Ursachen der aggressiven Ausbrüche häufig nicht nachvollziehbar seien. In der Schule wie auch in der Großfamilie sei sie sehr angepasst und wickele alle mit ihrem Charme um den Finger.

4.3.2 Psychopathologischer Untersuchungsbefund

Zum Erstgespräch erscheint Nora mit ihrem Vater, an den sie sich eng anschmiegt. Beide signalisieren, dass sie nicht alleine zur Therapeutin ins Therapiezimmer gehen wird. Nur mit Widerstand lässt sich der Vater in den Sitzbereich des Therapiezimmers verweisen.

Nora baut fast die ganze erste Stunde am Sceno-Test: Sorgfältig und langsam wird eine Haus- und Gartenszene gestaltet. Zunächst ein abgeschlossener Bereich für das Krokodil, wobei sie besonders darauf achtet, dass „hier auch alles zu ist". Im abgeschlossenen Bereich des Hauses sitzt der gut versorgte Vater (Obstschale, Toilette, Tafel) und die Mutter liegt im Garten im Liegestuhl. Obwohl sie das Bild als fertig bezeichnet, beginnt sie nun, neben dem Liegestuhl mit viel Sorgfalt ein Bett mit Baby aufzubauen. Nun müsse auch das ganze Haus umgebaut werden (eine Extra-Toilette und ein Kinderzimmer). Der Umbau wurde jedoch auf die nächste Stunde verschoben. Bei den Figuren konnte sie sich nicht entscheiden, ob es die Großeltern oder Eltern sein sollen.

In der zweiten Stunde läuft Nora wie selbstverständlich voraus, wobei der Vater auch hier Anstalten machte, ihr zu folgen. Ihr Auftreten ist offen und gelegentlich recht altklug. Sie scheint es gewohnt zu sein, die ungeteilte Aufmerksamkeit eines Erwachsenen zu haben. Im Familie-in-Tieren-Test sind alle Personen Schafe. Im Düss-Fabeltest verlangt sie, dass die Schafmama das ältere Schaf „dann aber mit der Flasche aufziehen muss", wenn ein Lämmchen dazu kommt (anstatt, wie vorgeschlagen, auf der Wiese frisches Gras zu fressen). Die Nähe zur Mutter wird sehr deutlich, aber auch Abgrenzungstendenzen zeigen sich, besonders im Sceno-Test: „Die Mutter nervt, wenn ich von der Schule nach Hause komme" und „Ich werde wütend, wenn Mama mich richtig nervt". Gleichzeitig sagt sie: „Es tut mir leid, wenn ich Papa oder Mama gehauen habe." Ebenso wird ihre ambivalente Haltung gegenüber anderen Kindern deutlich: „Andere Kinder mag ich nicht gerne" bzw. „Mädchen sind manchmal meine Freunde." Träume und Vorstellungen haben im Satzergänzungstest häufig mit Prinzessinnen zu tun. Und schließlich ergänzt sie: „Es ist mir peinlich, wenn ich im Schlafanzug zur Schule gehe", kann das aber nicht weiter erklären. Auf ihr nächtliches Aufwachen angesprochen sagt Nora, ihre Augen seien „wie zugeklebt" und sie würde nichts sehen. Mama und Papa würden immer sofort kommen „weil ich dann laut weine". Aber „wenn ich schlecht geträumt habe, kann ich mich nicht daran erinnern". Bei Nora liegen keine Hinweise auf mnestische Störungen oder psychotisches Erleben vor.

Die vorherrschenden Abwehrmechanismen sind Verleugnung, Regression und projektive Identifikation.

4.3.3 Anamnese und Biografie

Nora wächst als Einzelkind bei ihren leiblichen Eltern auf. Die Familie lebe nahe der Verwandtschaft in einem kleinen Eigenheim. Die Mutter, eine 35-jährige Verkäuferin berichtet, dass Nora ein „absolutes Wunschkind" sei. Sie sei in der Großfamilie das einzige Baby gewesen. „Ich hätte jahrelang schwanger sein können!". Auch die Geburt sei leicht gewesen. Als Säugling sei Nora „lieb und geduldig, einfach ein Traum" gewesen. Allerdings habe sie von Anfang an nie die „vorgegebene Menge" getrunken. Die Kindsmutter habe ihre Tochter nicht gestillt, da sie leicht geraucht und dem Kind nicht habe schaden wollen. Zudem habe sie Schmerzen in der Brust gehabt. Mit viereinhalb Jahren sei bei Nora ein vesiko-urethraler Reflux Grad IV festgestellt worden, sodass sie insgesamt fast drei Monate im Krankenhaus verbracht habe (künstlicher Harnleiterausgang). Trotz starker Schmerzen habe sie alles ganz geduldig über sich ergehen lassen: „Sie war ein zauberhaftes Kind." Nach einem Jahr Antibiotikabehandlung sei die Rückverlegung des Harnleiters erfolgt. Dabei sei es ihr gar nicht gut gegangen. So habe Nora bereits beim Anblick des Krankenhauspersonals panisch reagiert. Hier habe sie nun auch Schlafstörungen und ein „hyperaktives Verhalten" entwickelt, das besonders nachts „ganz schlimm" gewesen sei. Die Ärzte hätten erklärt, dies seien Nebenwirkungen der Medikamente und dass es von selbst wieder aufhöre. Die Eltern hätten sich damit vertrösten lassen. Erst die jetzige Kinderärztin habe diesen Zusammenhang in Zweifel gezogen. Das Essen habe sich „zum blanken Horror" entwickelt. Nora habe ständig zu wenig zu sich genommen (sie wiege seit zwei Jahren 20 Kilo), wachse nicht und nehme nicht zu. Im vergangenen Jahr habe Nora wegen einer Nierenfunktionsprüfung wieder ins Krankenhaus gemusst, erneut mit Vollnarkose und Krankenhausaufenthalt. Auch die zweite Fehlgeburt der Mutter sei im vergangenen Jahr gewesen. Nach dem Krankenhausaufenthalt hätten die Schlafstörungen wieder zugenommen und Albträume und Nägelkauen seien hinzugekommen. Inzwischen seien die Symptome fast jede Nacht und auch mehrfach in einer Nacht vorhanden. Nora reagiere auf Störungen (z. B. Gruppenwechsel im Kindergarten) mit vermehrten Schlafstörungen und Verweigerung. Nora besuche aktuell die erste Klasse der Grundschule. Damit es ihr gut geht, versuche es die Mutter mit gutem Zureden oder gebe nach, indem Sie Nora zu Hause lasse.

Die Mutter habe sich für ihre Tochter immer ein Geschwisterchen gewünscht, damit sie nicht irgendwann einmal alleine dastehe. Sie habe zwei Fehlgeburten erlitten (Zwillinge durch Totgeburt in der vierzehnten Schwangerschaftswoche und eine Fehlgeburt in der achten Schwangerschaftswoche). Die zweite Schwangerschaft hätten die Eltern vor Nora geheim halten wollen, doch Nora habe hiervon „durch Zufall, von einem Außenstehenden" erfahren. Auch wenn sie davon eigentlich gar nichts habe hören wollen, sei es ein Thema gewesen, dass sich die Mutter ständig habe schonen müssen. Dadurch, dass sie mit Abstand die Jüngste in der ganzen Verwandtschaft sei und auch durch ihre lange Krankengeschichte, sei sie bisher von allen immer „nach Strich und Faden verwöhnt" worden.

Aus ihrer eigenen Lebensgeschichte berichtet die Mutter, dass sie selbst mit 17 Jahren Abstand ein Nachzügler gewesen sei. Auch ihr Mann, ein 37-jähriger Maschinenbauer, sei mit Abstand das jüngste Kind in der Familie gewesen. Sie berichtet des Weiteren, wie trostreich ihre Geschwister beim frühen Tod des eigenen Vaters gewesen seien, da ihre Mutter in ihrer Trauer keine Hilfe war.

4.3.4 Psychodynamische Überlegungen

Zunächst einmal ist anzunehmen, dass die frühen Krankenhauserfahrungen von Nora durchaus traumatische Züge aufweisen. So sind diese von starken Schmerzen begleitet, Nora ist „ohnmächtig" und mehr oder weniger „nackt" den Ärzten ausgeliefert. Es ist daher anzunehmen, dass sie schon sehr früh unter großer Angst gelitten hat. Die elterlichen Objekte konnten sie in ihrer Angst nicht trösten und boten auch keinen Schutz vor erneuten intrusiven Übergriffen. Es besteht ein deutlicher Zusammenhang zwischen den Harnleiteroperationen und der unbewussten Nahrungsverweigerung, denn wo nichts rein kommt, muss auch nichts unter Schmerzen heraus. Nora muss also nur kontrollieren, was sie zu sich nimmt. Hinzu kommt der sekundäre Krankheitsgewinn: Nora erfährt durch die Familie zum einen eine besondere Schonung und nutzt gleichzeitig über die Nahrungsverweigerung die ihr zugebilligte Kontrolle und Machtposition aus. Zudem ließen sich die Eltern, ein wenig zu blauäugig, von den Argumenten der Ärzte, es handele sich um Nebenwirkungen der Medikamente, „vertrösten". Hier sind die Zweifel der Eltern, die durch den Vorwurf an die Ärzte abgewehrt und projiziert werden, deutlich zu spüren. Sie lassen darauf schließen, dass sie selbst dem trügerischen Trost nicht wirklich geglaubt haben. Von daher ist anzunehmen, dass aus diesem verdrängten Misstrauen auch Schuldgefühle resultieren. Es ist des Weiteren anzunehmen, dass diese Schuldgefühle ebenfalls dazu beigetragen haben, dass die Schonhaltung der Eltern zu einer Erweiterung der Machtposition Noras führte. Es bleibt die Frage, inwieweit Nora auch durch die beiden Totgeburten zusätzlich belastet wurde. Hier können Todeswünsche (aus Konkurrenzangst und Neid) zu unbewussten Schuldgefühlen geführt haben. Auch Überlebensschuld kann hier unbewusst wirksam geworden sein. Gleichzeitig bietet hier der zu erwartende Familienzuwachs reichlich Anlass zu regressiven Wünschen bzw. Forderungen, die von den Eltern, in beinahe vorauseilendem Gehorsam, befriedigt werden (um des lieben Friedens Willen).

Auf Seiten der Eltern wird deutlich, wie sehr sie ihr „zauberhaftes Traumkind" idealisiert haben, das sich nun ins Gegenteil um-„schlägt" und jetzt den „blanken Horror" verursacht. Es ist stark anzunehmen, dass die Eltern lange Zeit eigene Aggressionen gegenüber ihrer Tochter unterdrückt und verleugnet haben. So stillt die Mutter ihr Kind nicht unter einem altruistischen Vorwand und schiebt gleichzeitig ihre eigene Bedürftigkeit und „Schonung" in den Vordergrund. So ist Schonung bei Mutter und Tochter ein durchgängiges Thema. Schonung ist in dieser Beziehung ein passiv-aggressives Machtmittel, das das Gegenüber in ohnmächtige Wut versetzt. So gelingt es Nora, die eigene Ohnmacht im Außen zu inszenieren, und durch projektive Identifikation der Eltern bei ihnen zu deponieren und damit zu externalisieren. Der gegenseitige Schonungsanspruch legt gleichzeitig den Eindruck nahe, dass hier auch Konkurrenz eine Rolle spielt. Insbesondere wenn die neidvollen Untertöne herauszuhören sind, wenn die Mutter vom Charme ihrer Tochter und von der Verwöhnungshaltung der gesamten Großfamilie berichtet und sich auch der Vater mit seiner überbehütenden Bereitschaft den Wünschen und Bedürfnissen seiner Tochter zu unterwerfen scheint.

4.3.5 Diagnostische und differenzialdiagnostische Überlegungen

F51.4 G Pavor nocturnus; F51.3 V Somnambulismus vor dem Hintergrund einer abhängigen Neurosenstruktur mit passiv-aggressiven Anteilen

Intrapsychischer Konflikt nach OPD-KJ: Selbstversorgung versus Versorgtwerden passiver Modus und Unterwerfung versus Kontrolle aktiver Modus bei geringem Strukturniveau

4.3.6 Zielanalyse und Therapieplanung

Im Zentrum der Behandlung wird es darum gehen, Nora einen geschützten Raum zur Verfügung zu stellen, in dem sie Macht- und Ohnmachtsverhältnisse reinszenieren kann. So wird sie die therapeutische Beziehungserfahrung zu einem schützenden und haltgebenden Objekt verinnerlichen, das sich den intrusiven, angstauslösenden Objekten entgegenstellen kann. Gleichzeitig soll Nora eine emotionale Reifung ermöglicht werden, das ein Gegengewicht zu ihrer altklugen Notreife herstellen soll. Nora soll sich in der Therapie ganz im Hier und Jetzt vertiefen und ohne altkluge Attitüde ihrer inneren Konflikte in Bildern gestalten. Die Themen sind relativ offen: „Familienzuwachs" und „Krankenhaus".

In der Elternarbeit wird es primär darum gehen, die Überbehütungstendenzen und die Schonhaltung der Eltern dem jeweiligen Entwicklungsstand Noras anzugleichen, Schuldgefühle zu thematisieren und das herrschende Machtgefüge zu verändern.

4.4 Ein vaterloser Junge

4.4.1 Vorstellungsgrund und Problematik

Die Eltern kommen mit ihrem 8-jährigen Sohn in die Behandlung und berichten, dass Paul seit deren Trennung unter Albträumen leide und das Gefühl habe, zu kurz zu kommen.

Zudem sei er bei einem Urlaub mit dem Vater (erster Urlaub ohne die Mutter, vier Monate nach der Trennung der Eltern) mit dem Kopf voraus aus dem großen Laster seines Vaters gefallen. Daraufhin sei er mit schwerem Schädelbasisbruch (Impressionsfraktur, Schädelfraktur mit Blutung und anschließender Operation, Kraniotomie) ins Krankenhaus gekommen. Der Unfall sei in Anwesenheit der Schwester und des Vaters passiert. Die Mutter habe nirgendwo mit ihm hinfahren wollen und der Vater habe darauf bestanden, dass die Kinder mit ihm in den Urlaub kommen. Seither hätten sich die Ängste von Paul verstärkt, er sei oft durcheinander, wolle nicht mehr zum Vater und misstraue Erwachsenen. Er sei verstört und aus der Bahn geworfen, sehr irritiert. Schon vor dem Unfall habe sich Paul oft „vaterlos" gefühlt. Jetzt nach dem Unfall habe sich die Distanz zwischen Vater und Sohn verstärkt. Die Mutter wünsche sich, dass ihr Sohn seine Belastungen, Ängste und Traumata mit objektiven Personen bespreche und bewältigen lernt, weshalb sie jetzt mit ihm in die Therapie komme.

4.4.2 Psychopathologischer Untersuchungsbefund

Eine Psychotherapie habe bisher noch nicht stattgefunden. Schädelfraktur 4/2012 mit Blutung und anschließender Operation, Kraniotomie. Im Erstkontakt sieht die Therapeutin einen aufgeweckten Jungen mit frechen blonden Haarwirbeln und Kurzhaarschnitt. Er hat ein ansprechendes Lachen und wasserblaue, lebendige Augen und eine große Zahnlücke. Er spricht wie die Mutter mit deutlichem Dialekt. Paul ist von kleiner, zarter Statur, wirkt dabei zäh und drahtig. Er hat eine kindliche Sprache und nimmt das Therapiesetting sofort an. Allerdings muss die Mutter in den probatorischen Sitzungen im Therapiezimmer bleiben. Er baut sich eine große Inselwelt mit Piraten und mehreren Schiffen, die abhauen wollen. Alles will er miteinander verbinden, sodass kein Fortkommen möglich ist. Dabei ist er sehr erfindungsreich. Seine Albträume seien manchmal ganz schlimm. In den projektiven Tests wird der regressive Rückzug und der Versuch, den Vater einzubinden, deutlich.

Die Mutter ist eine kleine, sehr schmale und freundliche Frau mit kurzem, dünnem Haar. Sie wirkt ängstlich und ihr steht die Anstrengung ins Gesicht geschrieben. Sie hat etwas Herbes, eher Sprödes, Enttäuschtes und ist sehr auf ihren Sohn bezogen. Sie spricht oft im Dialekt und korrigiert sich ins Hochdeutsche. Der Vater von Paul ist ein großer kräftiger Mann mit dunkelblonden Haaren und tiefem Dialekt. Er ist alternativ gekleidet. In der Gegenübertragung spürt die Therapeutin Unsicherheit und Misstrauen sowie zögernde Einlassung.

Als Abwehrmechanismen sind Regression, Verdrängung, Identifikation mit mütterlichen Anteilen, Verschiebung, Entwertung und Idealisierung zu nennen.

4.4.3 Anamnese und Biografie

Paul sei ein Wunschkind und unehelich zur Welt gekommen. Schwangerschaft und Geburt seien komplikationslos verlaufen. Der Vater sei bei der Spontangeburt dabei gewesen. Die Neugeborenenphase sei unauffällig verlaufen, die Sauberkeitsentwicklung regelrecht. Paul habe gut geschlafen und sei sechs Monate gestillt worden, habe aber wenig gegessen.

Mit zweieinhalb Jahren sei er in den Kindergarten gekommen, dort habe es keine Probleme gegeben. Auch die Einschulung sei regelrecht mit sechs Jahren und ohne Probleme erfolgt. Aktuell besuche er die zweite Klasse der Grundschule. Paul gehe gerne in die Schule. Er rede viel, bekomme viele Strafarbeiten auf und das Verhältnis zu Mitschülern und Lehrern sei insgesamt gut, manchmal frech und in Opposition zu den Lehrern. An drei Tagen in der Woche besuche Paul ein Hort im Anschluss an die Schule. An den restlichen zwei Tagen komme er nach der Schule direkt nach Hause, da die Mutter an den Tagen nicht arbeite. Er komme gut mit Gleichaltrigen zurecht und habe 2–3 gute Freunde, mit denen er regelmäßig spiele. Seine Hausaufgaben mache er schnell, dann spiele er mit Freunden. Um 20 Uhr gehe er ins Bett. Sein Hobby sei sein Handballtraining. Auch sei er viel bei den Großeltern, besonders gerne habe er seinen Opa, er fange ihn auf und sei ein Vaterersatz. Die Beziehung zwischen Paul und der Mutter sei sehr eng, sehr aufeinander bezogen. Manchmal verhalte er sich seiner Mutter gegenüber respektlos.

Pauls Vater (45 Jahre, Abitur, Metallbauer) lebe in einem Monstertruck in einer Industriehalle. Er wolle kein Spießer sein. Er sei früher mal mit einem Wintergartenbau selbstständig gewesen. Seine Firma gebe es nicht mehr. Der Truck (das Haus auf Rädern) sei sein Wohnsitz, er habe ihn zwei Jahre lang teuer umgebaut, ein großer Lastwagen, mit dem er eine Weltreise machen wolle. Er habe die Idee perfektioniert und manchmal fahre er an den See damit, habe bisher keine Weltreise gemacht. Er sei bei der Kindsmutter gemeldet und ledig. Laut der Mutter sei der Vater für Paul nicht erreichbar, da dieser vollkommen mit seinem Projekt beschäftigt, sei. Er sei regelrecht besessen von der Idee der Freiheit mit und durch den Truck und habe keine Verantwortung für die Familie übernommen, auch nicht finanziell. Er stecke seine gesamte Freizeit und sein Geld in sein Projekt. Er lebe nur für seine Ideen, die Idee der Freiheit und die Idee, eine Schule in Albanien zu bauen. Er lebe eher alternativ, habe keinen festen Job und arbeite gelegentlich. Die Beziehung zu seinen Eltern sei immer sehr schwierig gewesen, es gebe kaum Kontakt zu ihnen. Das Verhältnis zu ihnen beschreibt der Kindsvater als gestört.

Die Kindsmutter (45 Jahre) habe sich akademisch hochgearbeitet und Medizin studiert. Sie habe eine sehr gute Beziehung zu ihren Eltern, diese machten alles für ihre eigenen Kinder und jetzt auch für die Enkel. Sie fühle sich von ihren Eltern unterstützt, damals wie heute. Es gebe ein sehr enges Verhältnis zwischen Großeltern und Familie, mit mehrmals täglichen Begegnungen und gemeinsamen Mahlzeiten.

Zur aktuellen Familiensituation ist zu berichten, dass Paul mit seiner knapp acht Jahre älteren Schwester bei der Mutter lebt, direkt gegenüber von den Großeltern. Die Kinder trügen den Nachnamen der Mutter. Die Schwester gehe sehr streng mit Paul um und habe Angst, dass die Mutter ihm zu viel erlaubt. Jedes zweite Wochenende solle Paul zum Vater. Er weigere sich aber, da ihm der Truck in der Halle nicht gefalle und der Vater nicht ganz berechenbar für ihn und oft kompromisslos sei. Paul habe vier Wochen lang nicht bemerkt, dass der „Papa nicht mehr" bei ihnen lebt, weil dieser psychisch und physisch nicht vorhanden gewesen sei, besonders die letzten zwei Jahre nicht.

4.4.4 Psychodynamische Überlegungen

Es ist zu vermuten, dass es eine frühe Angstproblematik gibt, die durch den traumatischen Unfall verstärkt wurde. Das ist darauf zurückzuführen, dass die Therapeutin die Kindsmutter sehr ängstlich und von der Welt enttäuscht erlebt. Die Mutter wird ihre eigene Ängstlichkeit und den Trennungsschmerz auf Paul übertragen haben und ihm dann auch die Außenwelt als etwas tendenziell Unsicheres und Gefährliches gespiegelt haben, bei gleichzeitiger Verwöhnung. Auch ist anhand der Schilderungen zu vermuten, dass Paul als Gattensubstitut herhalten muss, da die Kindsmutter sehr auf ihren Sohn fixiert ist. Hierdurch wird die Autonomiefähigkeit von Paul untergraben und eine Loslösung von der Mutter, die ihren Sohn als Selbstobjekt an sich bindet, erschwert. Auch im Kontakt zeigt sich die Mutter ängstlich-überbehütend, wobei die ältere Schwester aufgrund der exklusiven Bindung zwischen Mutter und Sohn die Rolle der strengen Mutter einnimmt.

Der Auszug des Vaters wird für Paul einen realen Objektverlust dargestellt haben, obgleich er diesen zunächst nicht bemerkte, da er den Vater schon zuvor als nicht anwesend wahrnahm. Auch wenn der Vater seinem Sohn kein ausreichendes Beziehungsangebot stellte, konnte Paul in dem Großvater ein stabilisierendes, väterliches, triangulierendes Objekt finden. Allerdings wird die Trennung auch zur Destabilisierung der Mutter geführt haben und Paul noch enger an sie gebunden haben. Dabei wird das fehlende Beziehungsangebot des Vaters auf Seiten von Paul eine massive narzisstische Kränkung bedeuten. Auch wird es aggressive Gefühle geschürt haben, die er gegen das eigene Selbst gewendet zu verarbeiten begann. Man kann vermuten, dass Paul seine (narzisstische) Wut über seine Benachteiligung in der Beziehung zum Vater, aber auch in der Beziehung zur überforderten Mutter, verdrängen musste. An den Wochenendbesuchen erlebt sich Paul von seinem Vater immer wieder aufs Neue narzisstischen Kränkungen ausgesetzt. Er fühlt sich nicht gesehen, da dem Vater sein Projekt über alles geht, was ihn in seinen phasenspezifisch verstärkt aufkommenden Bedürfnissen nach einem väterlichen Identifikationsobjekt frustriert. Paul war und ist es vor diesem Hintergrund nicht möglich, Selbstwirksamkeitserfahrungen zu sammeln und ein gesundes Selbstwertgefühl zu entwickeln. Der Unfall und die in der Folge noch stärkere Bindung an die Mutter und größere Distanz zum Vater, den Paul nicht als verlässlich wahrnehmen kann (und als der Unfall passierte nicht schützend wahrnehmen konnte), brachte ihn damit einhergehend mit seinen aggressiven Impulsen in Kontakt, die er abwehren musste. Durch den Unfall machte Paul erneut die Erfahrung von Ohnmacht, Hilflosigkeit und Verlassenwerden, weil er kein positives Bild des Vaters integrieren kann und gleichzeitig seine Wut gegen ihn abwehren muss. Er erlebt die Welt als enttäuschend und ungerecht, was zu verstärkter Angst und Abwehr vor allem gegen den Vater führte.

4.4.5 Diagnostische und differenzialdiagnostische Überlegungen

F43.23 G Anpassungsstörungen; F93.0 G emotionale Störung des Kindesalters vor dem Hintergrund einer depressiv-narzisstischen Neurosenstruktur

Intrapsychischer vorherrschender Konflikt nach OPD-KJ: Selbstversorgen versus Versorgung aktiver Modus

4.4.6 Zielanalyse und Therapieplanung

Das therapeutische Setting soll durch Spiegelung und Zuverlässigkeit von Paul eine gewisse narzisstische Stabilisierung ermöglichen und die notwendige Vertrauensbeziehung für die Bearbeitung des unbewussten Konflikts herstellen. Paul wird im therapeutischen Setting die Gelegenheit erhalten, seine Empfindungen von Wut, Trauer, Zorn und Ängsten, aber auch Anlehnungs- und Idealisierungsbedürfnisse sowie Abhängigkeitswünsche zum Ausdruck zu bringen. In diesem Sinne werden eine Integration der abgespaltenen Anteile und eine Stärkung der Ich-Funktionen angestrebt. Wichtig ist auch die Arbeit an der Selbstwertproblematik, damit Paul altersgemäße autonome Schritte vollziehen kann. Dabei gilt es, Paul in der Funktion eines Hilfs-Ichs einen besseren Zugang zu sich selbst und zu seinen Gefühlen zu ermöglichen. Mithilfe von Übertragung und Gegenübertragung, sowie Spielsymbolik soll die Regression in frühe Beziehungsthemen ermöglicht werden, um deren Integration auf höheren Entwicklungsstufen zu überführen.

In den Gesprächen mit den Eltern wird es darum gehen, sie zu der Klärung eigener Konflikte zu motivieren. Besonders auf Seiten der Mutter sollen deren eigene Ängste thematisiert werden, damit es ihr möglich wird, ihren Sohn stärker in der eigenen Autonomie zu fördern. Es muss den Eltern eine Einsicht in das Störungsbild sowie mögliche psychodynamische Überlegungen vermittelt werden, damit diese ihren eigenen Anteil an der Thematik erkennen und so Veränderungen herbeiführen können.

4.5 Das Windelkind, ein Fass ohne Boden

4.5.1 Vorstellungsgrund und Problematik

Die Mutter kommt mit ihrem fast 6-jährigen Sohn Thomas in die Behandlung und berichtet, dass ihr Sohn nachts und teilweise auch tagsüber einnässe. Er sei mit drei Jahren tagsüber trocken gewesen, trage aber seither immer eine Windel in der Nacht. Diese sei fünf Monate trocken geblieben, er habe sie dennoch nicht hergeben wollen, habe sich nachts nie von der Windel gelöst. Aktuell mache er sie auch täglich wieder nass, beharre stur auf sie. Es gebe Zeiten, in denen sei die Windel besonders nass. Er habe noch nie ohne Windel geschlafen. Deshalb schlafe er auch ungern bei anderen Kindern und vermeide enge Kontakte, weil er die Windel verstecken müsse. Manchmal renne er plötzlich weg, weil er sich nicht traue, auf die Toilette zu gehen. Dann mache er sich in die Hose oder er gehe „auf den letzten Drücker“. Auffällig sei, dass Thomas alle Probleme „weglache“. Damit ärgere er die Mutter. Er könne sich nur sehr schwer von der Mutter und dem Vater trennen. Die Mutter habe große Abgrenzungsschwierigkeiten. Wenn sie z. B. telefoniert, schreie Thomas ins Gespräch und hindere sie am Weitertelefonieren. Er schiebe, wenn ihm etwas nicht gelingt, alles auf die Mutter, die dann überreagiere und sehr hart werde. Sie habe dann ein Gefühl von Vergeblichkeit und Resignation. Es sei aber auch schwierig für sie, ihren Sohn abzugeben.

Die Eltern wünschen sich, dass ihr Sohn unabhängiger werde, insbesondere von der Windelsituation. Sie möchten, dass er trocken wird. Thomas selbst werde auch immer unglücklicher mit der Situation, die auch den Konflikt mit der Mutter verschärfe. Sie wäre gern gelassener, habe aber auch hohe Leistungsansprüche an sich selbst. Thomas bemerke ihre Grenzen, aber die Mutter sei selbst depressiv und komme nur schwer mit dem Verhalten ihres Sohnes zurecht.

4.5.2 Psychopathologischer Untersuchungsbefund

Bisher habe es keine psychotherapeutischen Behandlungen gegeben. Auch gebe es keine schweren körperlichen Erkrankungen. Die Enuresis sei ohne organischen Befund. Thomas leidet häufig an Anginen, die dann mit Antibiotika behandelt würden.

Thomas ist ein sehr zarter, blonder Junge mit sehr kleiner Statur. Er wirkt wie ein 3-Jähriger. In seiner Sprache und seinem Auftreten erscheint er sehr schüchtern. Die Mutter muss im Therapiezimmer bleiben, er versichert sich immer wieder ihrer Anwesenheit. Beim Spiel ist er hochkonzentriert. Er hat eine verwischte altersunangemessene Babysprache und versucht, die Therapeutin zu beschäftigen. Bei gleichzeitigen höchst intelligenten Fragen kontrolliert und beansprucht er ihre 100% ige Aufmerksamkeit. Dabei kommt der Therapeutin das Sprichwort „Fass ohne Boden“ in den Sinn, da Thomas ein Junge ist, der unglaublich viel narzisstische Zufuhr benötigt.

Seine Stimmung ist euphorisch und gereizt. Aus den projektiven Tests ergeben sich gebundene Aggression und eine Trennungsproblematik.

Die Mutter von Thomas ist eine sehr zarte durchsichtige Statur, mit hellen Augen und bleichem Gesicht. Sie wirkt erschrocken und unsicher. Sie hat blonde, zum strengen Pferdeschwanz gekämmte Haare, ist sehr aufmerksam und nah am Wasser gebaut. Im Kontakt wirkt sie depressiv, wie eine unglückliche Erscheinung. Deutlich im Kontakt werden ihre überhöhten Leistungsansprüche. Sie findet, dass sie Vieles nicht gut mache und keinen Erfolg habe. In der Gegenübertragung hat die Therapeutin das Gefühl der Anstrengung und alles gut zu machen, keine Fehler machen zu dürfen. Auch ist Konkurrenzdruck spürbar, bei gleichzeitigem Gefühl, ganz schnell in der Reaktion sein zu müssen.

Als Abwehrmechanismen zeigen sich Regression, Projektion bei schwachem Größenselbst, Verleugnung.

4.5.3 Anamnese und Biografie

Thomas ist der jüngere von zwei Söhnen (Bruder + 4 Jahre). Er sei ein geplantes Kind gewesen. Die Schwangerschaft mit ihm sei sehr schwer gewesen, die Mutter habe eine Chorionzottenbiopsie nach der zwölften Schwangerschaftswoche machen lassen, dabei habe man festgestellt, dass die

Nackenfalte zu groß ist. Die Ärzte hätten ihr Angst gemacht und gemeint, ihr Kind könne behindert sein und einen offenen Rücken haben. Im Ultraschall sei alles noch unklar gewesen. Sie habe zu der Zeit noch im Theater gespielt. Nach der Ultraschalluntersuchung habe die Ärztin gesagt: „Die meisten von denen gehen eh." Alle in ihrer Familie hätten ihr Angst gemacht und zum Abbruch geraten, nur der Kindsvater habe sie unterstützt und die Entscheidung, das Kind zu behalten, mitgetragen. Bis zur Geburt sei sich das Paar unsicher gewesen. Die Geburt sei schließlich spontan und natürlich verlaufen. Der Kindsvater sei anwesend gewesen. Es sei alles sehr schnell gegangen. Thomas habe Gelbsucht gehabt, schlecht geschlafen und den Schnuller und die Flasche verweigert, habe nur die Brust gewollt. Er sei zwölf Monate gestillt worden und sehr hungrig gewesen. Er habe alle zwei Stunden gegessen. Er und die Kindsmutter hätten nicht schlafen können, Thomas habe zudem viel geschrien. Die frühkindliche Entwicklung (Sitzen, Krabbeln, Laufen) sei regelrecht verlaufen und Thomas habe mit vierzehn Monaten angefangen zu sprechen, sei mit drei Jahren sauber gewesen und in den Kindergarten gekommen.

Mit anderen Kindern habe er sich gut verstanden, er sei Sympathieträger gewesen. Thomas werde im Herbst mit nicht ganz sechs Jahren als Kannkind eingeschult. Er habe mehrere Freunde und spiele Handball, Geige und bearbeite leidenschaftlich gerne Übungsheftchen für die erste Klasse. Er lese bereits, wolle weiter sein als die gleichaltrigen Freunde. In der Freizeit unternehme die Familie viel in kultureller Art. Grenzüberschreitungen werden bestraft, individuelle Lösungen belohnt.

Die Eltern lebten seit 23 Jahren zusammen, seien aber nicht verheiratet. Thomas lebe bei beiden Elternteilen, der Vater sei jedoch nur am Wochenende zu Hause. Die Eltern führten eine Fernbeziehung (Hamburg/Stuttgart) und seien nur an den Wochenenden zusammen. Der Kindsvater (40 Jahre) habe lange gebraucht, um beruflich Fuß zu fassen. Er habe eine Professur an einer Kunsthochschule. Er könne die Familie aus seinen Mitteln alleine nicht finanzieren. Die Kindsmutter könne nicht mit nach Stuttgart, ihr Netzwerk sei in Hamburg. In Stuttgart würde sie sich „komplett neu erfinden" müssen. Als Schauspielerin sei es für sie sehr schwierig, dort Engagements zu bekommen. Sie habe ein freies Engagement hier, während sie früher in renommierten Städten am Theater gespielt habe. Folgeengagements seien schwierig. Rational verstehe sie, dass ihr Mann weg ist, emotional nicht. Die Beziehung zwischen Thomas und seinem Vater sei sehr eng, Thomas wolle ihn nicht gehen lassen, schlafe dann oft im Bett des Vaters. Auch die Beziehung zur Mutter sei sehr eng und körperlich sehr nah.

Der Kindsvater komme aus einem gebildeten Elternhaus, sowohl die Eltern der Kindsmutter als auch des Kindsvaters hätten promoviert und seien inzwischen berentet. Die Mutter des Kindsvaters sei kränklich und wird als gluckenhaft beschrieben. Sie habe in einem großen Verlag gearbeitet und sei nur am Wochenende da gewesen. Die Eltern der Kindsmutter seien sehr vermögend. Der Vater der Kindsmutter sei Arzt, ebenso ihr älterer Bruder. Der wirtschaftliche Hintergrund zwischen beiden Elternteilen der Kindseltern sei sehr unterschiedlich.

Die Eltern lebten in der Wohnung der Eltern mütterlicherseits. Die Kindsmutter sei sehr mit den Eltern verbunden. Sie müsse nicht arbeiten und lebe von den Mieteinnahmen der Wohnungen, was sie von den Eltern abhängig mache. Sie sei für die Träume in der Familie zuständig; so lange sie an renommierten Theaterhäusern gespielt habe, sei sie für die Familie vorzeigbar gewesen. Jetzt sei das nicht mehr so. Sie habe Talent, aber kein Durchsetzungsvermögen. Ihre Herkunftsfamilie sei „ein Clan zänkischer Frauenhaushalt mit einer herrschsüchtigen Großmutter". Ihre kleine Familie mit den beiden Söhnen sei ihr Sehnsuchtsort. Die Brüder schliefen gemeinsam in einem Zimmer. Der ältere Bruder sei sehr introvertiert, vernünftig und stecke alles weg. Er sei der Beschützer der Familie, wenn der Vater unter der Woche nicht da ist. Auch sei er Vorbild für Thomas.

4.5.4 Psychodynamische Überlegungen

Thomas wird unter emotional schwierigen Bedingungen geboren (die Unsicherheit, ob bei ihm eine Behinderung vorliegt, Gelbsucht). So kommt es vermutlich zu Regulationsstörungen, die auf die Stressfaktoren während der Schwangerschaft der Mutter und deren Überforderung, auch durch die fehlende Unterstützung des Vaters (aufgrund der Fernbeziehung), zurückzuführen sind. Thomas war ein Schreikind und die Kindsmutter erlebte ihn als unersättlich. Die Neugeborenenphase war durch die äußeren Umstände deutlich erschwert. Es ist anzunehmen, dass die Kindsmutter in der oralen

Phase weder die emotionalen und narzisstischen Bedürfnisse ihres Sohnes ausreichend befriedigen konnte, noch ein wirksames Affekt-Containment (Beruhigung) anbieten konnte. Dadurch, dass die Mutter die Affekte des Sohnes nicht contained und stellvertretend gedeutet hat, konnte Thomas kein gutes haltendes und steuerndes inneres Objekt internalisieren. So blieb er von einem Selbstobjekt abhängig. Er bekam ungenügend Zuwendung und Aufmerksam seiner kindlichen Bedürfnisse. Thomas ist unsicher gebunden.

So entwickelte sich eine symbiotische Beziehung zu den Primärobjekten, welche sich offenbar selbst nicht von deren Herkunftsfamilien in Identifikation mit ihnen lösen können, was systemübergreifend erscheint. Auffällig erscheint in diesem Zusammenhang, dass der Vater einerseits nicht alleine finanziell für die Familie sorgen kann, die Mutter andererseits es jedoch könnte und nicht arbeiten muss, aber nicht nach Stuttgart will. Es scheint, als geschähe dies jedoch nicht aus dem Motiv heraus, sich nicht von den Eltern abhängig zu machen (was zu verstehen wäre), sondern eher aus der eigenen Bedürftigkeit der Kindsmutter heraus, welche die „Bühne" braucht, um ihr eigenes narzisstisches Defizit aufzufüttern und sich zu stabilisieren, so wie sie unbewusst ihre Söhne narzisstisch funktionalisiert, als Gattensubstitut und zur Regulation eigener Befindlichkeit (sie bezeichnet ihre kleine Familie, die Söhne, als Zufluchtsort). So diente die Kindsmutter ihrer Primärfamilie (erfolgreiche Schauspielerin und Vorzeigeobjekt) bereits als Selbstobjekt. Die Fernbeziehung zu ihrem Partner ist eine Kompromissbildung dergestalt, an der Option einer Verselbstständigung mit Gründung einer eigenen Familie festhalten zu können, ohne diese wirklich, mit der Konsequenz einer klaren Abgrenzung gegenüber der eigenen Familie realisieren zu müssen. Thomas spürt, dass die Mutter ihn braucht und dass er sich nicht trennen darf.

Der Vater (eine Vaterfigur) wird ganz besonders dringend als triangulierendes und als Identifikationsobjekt gebraucht, um sich aus der dyadischen Beziehung zur Mutter zu lösen. Dies sowie fehlende konsequente Maßnahmen der nicht durchsetzungsfähigen Mutter verhindert, dass Thomas klare und haltgebende Objekterfahrungen und somit sichere Bindungen verinnerlichen kann. Aufgrund fehlender entwicklungsangemessener und dosierter Frustration seiner kindlichen Bedürfnisse konnte und kann Thomas die guten Objekte nicht internalisieren. So fand keine phasengerechte Ablösung statt, da hierfür in diesem Familiensystem kein sicherer und haltgebender Rahmen bereit steht. Die mit der Enttäuschung und permanenten Frustration einhergehenden aggressiven Impulse zeigen sich bei Thomas in einem Spiel um Kontrolle und Macht (er kontrolliert die Mutter mit seinem Verhalten), das in regressiver Form ausgetragen wird. Über die Symptomatik scheint es Thomas zu gelingen, gegenüber den aus der Beziehung zu den Primärobjekten anbrandenden Aggressionen (Trennungsaggression) und den daraus resultierenden Ängsten, ein Mindestmaß an Kontrollempfinden herzustellen. Dies zeigt die Ausweglosigkeit: Einerseits bindet Thomas seine Mutter über regressive Verhaltensweisen (Einnässen, Babysprache, Verlust altersentsprechender Selbstständigkeit) noch intensiver an sich, andererseits möchte er sich auch lösen, hat aber niemanden, der ihn dabei unterstützt und spürt eben auch, dass er sich eigentlich gar nicht lösen darf. So ist die Enuresis als eine Revolte gegen die Fusion und einen Konflikt zwischen Anklammerung und Loslösung sowie Autonomiestreben zu sehen. Mit dem Einnässen gelingt es Thomas, den ödipalen Konflikt abzuwehren und seine Primärobjekte intensiv zu binden. Diese Probleme halten ihn klein und bedürftig. Sie halten das Kind in der mütterlichen Welt. Es besteht bei Thomas ein persistierendes Bedürfnis nach absolut sicherer Bindung und Anerkennung bei einem idealen immer verfügbaren Objekt, das niemals durch Trennung verloren gehen kann.

4.5.5 Diagnostische und differenzialdiagnostische Überlegungen

F93.0 G emotionale Störung des Kindesalters mit Trennungsangst; F98.0 G nicht organische Enuresis, mit ödipaler Abwehr, vor dem Hintergrund einer narzisstischen Neurosenstruktur

Intrapsychischer Konflikt nach OPD-KJ: Unterwerfung versus Kontrolle aktiver Modus

4.5.6 Zielanalyse und Therapieplanung

Das therapeutische Ziel besteht darin, dass sukzessiv haltende innere Strukturen internalisiert und Aggressionen konstruktiv zur Autonomieentwicklung genutzt werden können. Dies sind wichtige Voraussetzungen, um das Ich des Jungen zu stärken. Insgesamt benötigt Thomas die Therapeutin als stützendes und Triangulierungsobjekt, das zeitweilig eine Containment-Funktion übernimmt, damit Thomas einen Zugang zu sich selbst und seinen Gefühlen finden kann. Er soll sowohl aggressive als auch rezeptive Impulse als sinnvoll und notwendig annehmen lernen. Zudem gilt es, den Jungen somit auf seine bevorstehende Einschulung vorzubereiten und in der Schwellensituation zu unterstützen.

Thomas soll ein verlässliches und belastbares Beziehungsangebot gemacht werden, in der er zuverlässig Zuwendung und Aufmerksamkeit erfährt, um sein angeschlagenes Selbstwertgefühl zu stärken. In der ersten Phase der Behandlung wird Thomas die Therapeutin auch als mütterliches Objekt brauchen, mit dem er nicht ausreichend befriedigte regressive Bedürfnisse in verdeckter Form befriedigen kann. Im Rahmen der Übertragungsbeziehung und im Symbolspiel soll es ihm dann ermöglicht werden, seine ambivalenten Gefühle gegenüber vor allem wohl der Mutter zum Ausdruck zu bringen. Es gilt, die orale Fixierung und gebundene Aggression aufzulösen sowie deren Integration auf höheren Entwicklungsstufen zu ermöglichen. Dabei wird die Therapeutin auch stellvertretend als der Mutter gegenüber grenzensetzendes Objekt gebraucht, um Thomas dann die weiteren Autonomisierungsschritte zu ermöglichen. Wichtig ist auch die Klärung der neurotischen Themen der Mutter. Bearbeitet werden sollen ihr eigenes Versagenserleben und ihre inkonsequente Haltung. Der Mutter muss ihre eigene Beteiligung der Trennungsängste bei Thomas verstehbar gemacht werden. Sie muss einerseits ihren Sohn aus der Bindung entlassen und für die nächsten Schritte (Schule, Autonomieentwicklung) freigeben. Andererseits muss sie ihm einen haltgebenden Rahmen bieten, in dem sie ihm altersangemessene Frustrationen zumutet und er durchsetzungsfähiger wird. Insgesamt sollen die Eltern für die spezifischen Bedürfnisse ihres Sohnes sensibilisiert werden.

4.6 Die Nervensäge

4.6.1 Vorstellungsgrund und Problematik

Die knapp 6-jährige Lena wird von der Mutter wegen täglichen Einnässens und Zurückhalten des Stuhls (seit einem Jahr) vorgestellt. Sie könne ihren Stuhl kontrollieren, gehe aber immer zu spät auf die Toilette, sodass die Unterhose immer feucht oder nass sei. Sie vergesse es einfach. Sie müsse 4-mal pro Tag darauf aufmerksam gemacht werden, auf die Toilette zu gehen. Dies sei ein Ritual im Kindergarten. Sie stehe jede Nacht auf, um auf die Toilette zu gehen, ab und zu nässe sie nachts ein. Organische Ursachen hierfür lägen nicht vor. Auch könne sich Lena oft nicht trennen und klammere sehr an den Eltern. Ihr fehle die psychische Reife, auch für die Schule. So solle sie erst mit sieben Jahren im Herbst nächsten Jahres eingeschult werden, da der Kindergarten wie auch die Schule bestätigten, dass sie noch nicht schulreif sei. Lena halte manchmal an einem kleinkindlichen Verhalten fest und könne sich beim Zubettgehen nicht trennen. Dann beginne sie zu weinen. Sie leide unter Ein- und Durchschlafstörungen und falle in eine Babysprache. Mit vier Jahren habe sie über ein Jahr lang an Verstopfung gelitten, sodass ihr die Eltern sehr starke Abführmittel haben geben müssen. Lena habe ihren Stuhl nicht hergeben wollen, jeder Toilettengang sei zum Problem geworden: „Unsere Tochter ist eine richtige Nervensäge."

4.6.2 Psychopathologischer Untersuchungsbefund

Lena ist ein altersgemäß entwickeltes, kompaktes, hübsches Mädchen mit weichen kindlichen Zügen. Sie hat sehr große blaue Augen in einem pausbäckigen Gesicht, das dem Kindchenschema entspricht. Sie mustert die Therapeutin mit sehr direktem Blick und hält den Kontakt, um dann aus dem Kontakt in eine verträumte Haltung zur Umgebung in eine eigene innere Welt zu gehen. Sie wirkt äußerst empfindsam mit eher burschikosem Auftreten, handfest, anpackend, furchtlos, intelligent und differenziert. Während des ersten Kontakts will sie die Mutter im Therapiezimmer wissen und kann sich dann erst auf die Therapeutin einlassen. Dann jedoch zeigt sie großes Interesse am Therapiesetting. Sie vergewissert sich ständig der Anwesenheit der Mutter. Lena wirkt originell, mit sehr stark kindlich gefärbter Sprache, sie spielt sehr intensiv. In den projektiven Tests ergeben sich regressive Themen und Ambivalenzkonflikte sowie Progression versus gebremste Autarkie. Ihr Übergangsobjekt war ein Hase.

Die Kindsmutter ist eine dunkelblonde, flotte, attraktive, schlanke, sehr sympathische Frau mit halblangem Haar, die durch ihre offene, lustige Art sehr gewinnend ist. Sprachlich ist sie äußerst kompetent, sie setzt die Worte sehr gekonnt. Der Kindsvater ist ein Mann mit Glatze und großer schwarzer „Künstlerbrille", dunklen Augen und einem sehr dezenten Dialekt. Er wirkt sehr sympathisch und interessiert, ist ein ebenso attraktiver, schlanker Mann.

In der Gegenübertragung zu Lena fühlt sich die Therapeutin neugierig, furchtlos, aber gleichzeitig aggressiv zurückgehalten. Dies ist als Hinweis auf die Ambivalenz zu verstehen, die unbewussten aggressiven Triebregungen, die Lena auf die Therapeutin projiziert.

Vorherrschende Abwehrmechanismen sind Verleugnung eigenständiger Bedürfnisse und negativer Gefühle, Regression, Vermeidung, Projektion und Flucht aus der Realität in die Fantasie.

4.6.3 Anamnese und Biografie

Lena lebt mit ihrer älteren Schwester bei den leiblichen Eltern. Die Familie wohne etwas beengt in einer 2-Zimmer-Altbauwohnung, beide wechseln sich zweimal pro Woche mit der Betreuung der Kinder am Nachmittag ab.

Lena sei ein geplantes Kind, nachdem die verheirateten Eltern bereits dreizehn Jahre zusammen waren. In der Schwangerschaft sei der Kindsmutter ständig übel gewesen, auch habe sie unter beruflichem Stress gelitten. Sie habe vor der Geburt eine Therapie wegen Flugangst, Klaustrophobie und diffusen anderen Ängsten gemacht. Die Geburt sei natürlich und schnell (innerhalb von drei Stunden) verlaufen. Der Vater sei anwesend gewesen. Lena sei wenig gestillt worden, die Kindsmutter habe kaum Milch gehabt. Das habe ihr das Gefühl gegeben, als Mutter versagt zu haben. Lena sei ein Schreikind gewesen, habe immer schlecht geschlafen, nie durchgeschlafen und nicht einschlafen wollen. Sie habe stundenlang geschaukelt und beruhigt werden müssen. Nachts seien die Eltern mit ihr spazieren gegangen. Auch tagsüber habe Lena wenig Schlaf benötigt, nie Mittagsschlaf gehalten und sei eher wach geblieben. Ihre ersten Worte habe sie mit zwölf Monaten gesprochen, gelaufen sei sie vier Monate später und die Sauberkeitsentwicklung sei regelrecht verlaufen. Lena sei mit ca. vier Jahren sauber gewesen und habe ab dem vierten Lebensjahr nachts keine Windel mehr getragen.

Aktuell besuche Lena noch den Kindergarten von 9–16 Uhr. Sie komme sehr gut mit den Kindern dort zurecht, am besten mit Jungen. Diese akzeptieren sie und lassen sie immer mitspielen. Auch mit Mädchen komme sie gut zurecht. Sie habe ein breites Spektrum, sei originell und einfallsreich, ein „Kumpel". Die Einschulung solle wegen der nicht vorhandenen Schulreife (Einnässen, Einkoten) erst in einem Jahr erfolgen.

Lena habe viele Freunde und ihr Hobby sei Klarinette spielen, was sie mit großem Eifer mache. Sie besuche einen Turnverein und liebe Tiere: Sie habe ein Kaninchen. Sie stehe sehr früh auf und gehe erst um 21 Uhr ins Bett, da sie vorher nicht müde werde. Dann werfe sie sich aufs Bett und schreie. Sie haue ihre Gefühle raus, fordere Grenzen und stehe sehr stark unter Konkurrenzdruck mit der älteren Schwester.

Die Familienatmosphäre wird von den Eltern als gut, offen und wohlwollend beschrieben. Beide würden sich den Problemen und Herausforderungen der Kinder als moderne Eltern stellen. Der Vater trete oft als Verbündeter des Kindes bei irrationalen Themen auf und ziehe die Grenzen erst in eigener Verantwortung, wenn sich die Mutter aus der Verantwortung ziehe. Die Beziehung zu beiden Eltern sei sehr körperlich, zum Vater besonders eng. Sie seien sich sehr ähnlich. Die Beziehung zur Mutter sei aggressiv anklammernd, „irrational" geprägt. Die finanzielle Versorgung durch die Berufstätigkeit beider Eltern sei gesichert. Die Ehe der Eltern sei auf Augenhöhe, sie teilten sich die Erziehung der Kinder. Sie unternähmen viel mit Freunden und deren Kindern und lobten Lena für Individualität, straften sie bei überfordernden Grenzüberschreitungen.

Die Kindsmutter selbst (41 Jahre, Kommunikationswissenschaftlerin) sei ein Einzelkind, deren Eltern sich scheiden ließen, als diese gerade ein Jahr alt war. Der Vater der Kindsmutter (Künstler) sei mit Drogen abgestürzt. Zum leiblichen Vater habe die Kindsmutter seit dem zwölften Lebensjahr keinen Kontakt mehr. Insgesamt sei das Mutter-Kind-Verhältnis der Kindsmutter umgedreht gewesen und die Kindsmutter habe viel

Verantwortung tragen müssen, nie richtig Kind sein können.

Der Kindsvater (48 Jahre, selbstständiger Anwalt) habe einen deutsch-rumänischen Hintergrund und eine sehr enge Beziehung zu seiner Mutter. Sein Vater (ebenfalls Jurist) sei verstorben als der Kindsvater 14 Jahre alt war. Auch zu seiner jüngeren Schwester sei das Verhältnis besonders eng, fast symbiotisch. Die Familie sei nach Deutschland gekommen als er zwei Jahre alt war. Sie lebten erst im Aussiedlerheim, hätten nur zwei Kisten packen dürfen und am Anfang unter vielen Entbehrungen gelitten.

4.6.4 Psychodynamische Überlegungen

Aufgrund der Stressfaktoren während der Schwangerschaft der Mutter und deren Überforderung kam es zu Regulationsstörungen in der frühen Mutter-Kind-Beziehung. Die Kindsmutter wird vermutlich von Beginn an ihre eigenen Ängste und Versorgungswünsche auf Lena projiziert und überfürsorglich sowie autonomieverneinend agiert haben. Vor diesem Hintergrund konnte sie die emotionalen Bedürfnisse ihrer Tochter nicht ausreichend wahrnehmen, spiegeln und befriedigen. Vermutlich wird Lena sich nicht ausreichend sicher und geborgen gefühlt haben, was Ängste vor Objektverlust aktiviert haben wird. In der Folge konnte sie aversive Eigenbestrebungen und aggressive Impulse nicht adäquat ausdrücken. Sie musste ihre bedürftigen Impulse zurücknehmen bzw. regressiv verarbeiten.

Erste autonome Schritte gelingen ihr im Kindergarten und mit Freunden, sie ist gut integriert. Es ist zu vermuten, dass die Mutter aufgrund ihrer eigenen Lebensgeschichte die aggressiven, auf Ablösung und Verselbstständigung zielenden Impulse von Lena nicht aushalten kann. Es ist ebenfalls davon auszugehen, dass Lena bereits im Mutterleib die ambivalente Haltung der Mutter, die durch permanente Übelkeit gequält wurde, gespürt hat. Auch die beglückende Nähe beim Stillen wird vom ersten Tag an getrübt gewesen sein, wofür das Versiegen der Milch ein Hinweis sein kann. Aufgrund der mangelhaften Verinnerlichung guter Objekte konnten sich keine stabilen Selbstrepräsentanzen bilden, die Bindung an die Mutter bildete sich sehr unsicher und ambivalent aus und ist von aggressiver Anklammerung geprägt. Lena bleibt so von einem Selbstobjekt abhängig und entwickelte eine symbiotische Beziehung zu dem (auf die Therapeutin bedürftig wirkenden) Vater, der offenbar selbst mit der Herkunftsfamilie, insbesondere der Schwester, symbiotisch verbunden ist. Dass Lena besser mit Jungs zurechtkommt und in der Peer-Gruppe als Mädchen der Kumpeltyp ist, ist vor dem Hintergrund einer unsicheren weiblichen Geschlechtsidentität in Identifikation mit dem Vater zu verstehen, ebenso als Hinweis auf eine mögliche spätere Tendenz und Vorform einer hysterischen Bewältigung.

Die verdrängte (Autonomie-)Aggression zeigt sich vor allem in der Zubettgeh- und Schlafsituation. Das „nervende Verhalten“ stellt ein Minimum an Objektbezug sicher, da die Mutter Lena so wahrnehmen und auf sie reagieren muss. Der anstehende Wechsel auf eine Schule und die erhöhten Anforderungen an ihre Autonomie führten zu einem erneuten Anstieg der Ängste. Dabei kann das Zurückhalten des Kotes schon fast als verzweifelter Versuch seitens Lena gesehen werden, ein Minimum an Autonomie zu erlangen um das, was ihr gehört, nicht auch noch weggeben zu müssen. Über die hier zugrunde liegende Symptomatik scheint es ihr zu gelingen, gegenüber den aus der Beziehung zu den Primärobjekten anbrandenden Aggressionen (Trennungsaggression) und den daraus resultierenden Ängsten, ein Mindestmaß an Kontrollempfinden herzustellen. Mit ihren regressiven Verhaltensweisen (Einnässen, Babysprache, Verlust altersentsprechender Selbstständigkeit) bindet Lena die Primärobjekte noch intensiver an sich, andererseits möchte sie sich auch lösen.

4.6.5 Diagnostische und differenzialdiagnostische Überlegungen

F93.0 G emotionale Störung des Kindesalters mit Trennungsangst; F98.0 G nicht organische Enuresis vor dem Hintergrund einer abhängigen Neurosenstruktur, mit zwanghaften und histrionischen Anteilen

Intrapsychischer Konflikt nach OPD-KJ: Nähe versus Distanz aktiver Modus und Identifikationskonflikt im aktiven Modus

4.6.6 Zielanalyse und Therapieplanung

Primäres Ziel der therapeutischen Bemühungen wird es sein, die störungsspezifische Symptomatik abzubauen, indem Lena in ihren autonomen Fähigkeiten gefördert wird und altersentsprechende Entwicklungsschritte aufgebaut werden.

In der Funktion eines Hilfs-Ichs wird die Therapeutin Lena dabei unterstützen, einen Zugang zu ihren Gefühlen und Abgrenzungsimpulsen zu erhalten. Diese soll sie schließlich zur eigenen Autonomieentwicklung und Loslösung für sich nutzen. Um es ihr zu ermöglichen, ihr aggressives Potenzial konstruktiv zur Verselbstständigung und Selbstbehauptung zu nutzen, wird sie in der therapeutischen Beziehung bedingungslose Wertschätzung erleben. Dies bedeutet auch, dass sie sich mit ihren aggressiven bzw. auf Loslösung zielenden Strebungen angenommen fühlen soll. Zudem wird sie die Erfahrung sammeln, dass ihr Gegenüber diese aushalten und trotzdem emotional zugewandt bleiben kann, bei gleichzeitiger Befriedigung ihrer oralen Bedürfnisse (Geborgenheit, Nähe, vertrauter Umgang miteinander) und Affekt-Containment. Lena soll in einer verlässlichen und belastbaren therapeutischen Beziehung zunächst Bindungssicherheit erwerben und die Befriedigung ihrer oralen Bedürfnisse (Auftanken von Selbstwertgefühl, Geborgenheit und Halt) nachholen können.

In den begleitenden Bezugspersonengesprächen wird den Eltern zunächst ein psychodynamisches Grundverständnis vermittelt und es gilt, sie für ihre eigenen Anteile zu sensibilisieren. Dabei müssen mit den Kindseltern konkrete Möglichkeiten besprochen werden, wie sie ihre Tochter einerseits unterstützen, ihr andererseits aber auch altersentsprechende Aufgaben zutrauen können, um ihre Ich-Fähigkeiten zu fördern und ihr selbstwertstärkende Erfahrungen zu ermöglichen. Eine dringende Behandlungsbedürftigkeit besteht dahingehend, dass Lena die Entwicklungsaufgaben der anstehenden Einschulung bewältigen muss.

4.7 Ein absolutes Wunschkind

4.7.1 Vorstellungsgrund und Problematik

Der 11-jährige Tim kommt mit seiner Mutter in die Therapie, die sofort berichtet, dass Tim ein „übersensibles" Kind sei. Bei innerem Druck reiße er sich Wimpern und Augenbrauen aus. Zurzeit habe er weder Augenbrauen noch Wimpern. Organische Ursachen habe man nicht feststellen können. Tim sei schnell verzweifelt und weine aus nichtigen Anlässen. Seit der Kindergartenzeit habe er zu einem Jungen ein sehr ambivalentes Verhältnis. Den Jungen kenne er bereits seit dem Kindergarten. Er sei in seiner Gruppe gewesen, später auf derselben Grundschule und nun auch im Gymnasium in seiner Klasse, ebenso im Sportverein. Im Kindergarten habe man die beiden trennen müssen, da es täglich Streit gegeben habe. Tim habe später auch nicht auf diese Schule gehen wollen, weil dieser Junge in seiner Klasse sei. Sie hätten sich dann jedoch angefreundet, wobei der andere Junge Tim immer wieder als „Loser" bezeichne oder sage, „er tauge nicht fürs Gymi", was bei Tim dann wieder zu Tränen führe. Dieser Junge schaffe es immer wieder, Tim zu verunsichern, sodass er jetzt sogar überlege, nicht mehr zum Sport zu gehen. Mittlerweile habe er diverse Ängste entwickelt: Angst vor Arbeiten in der Schule, Angst zu verschlafen und zu spät in die Schule zu kommen, Angst davor, mit Autos zu fahren (weil die explodieren könnten). Außerdem habe er aufgrund seiner Ängste auch Durchschlafprobleme.

4.7.2 Psychopathologischer Untersuchungsbefund

Beim Ersttermin mit Tim fällt dem Therapeuten auf, dass er ein nervöses Augenzucken hat und sein Gegenüber gar nicht richtig wahrnimmt. Er geht neugierig, aber mit gesenktem Blick an den Therapeuten vorbei ins Therapiezimmer, schaut sich dort gleich alles an und gibt Kommentare dazu ab. Auf die Frage weshalb er denn glaube, dass seine Mutter wolle, dass er hierherkomme, kann er zunächst keine Antwort geben. Das wisse er nicht so genau. Erst nach weiterem Nachfragen sagt er dann, es könne sein, dass er Ängste habe.

Die Mutter ist eine Frau, die verbraucht und wesentlich älter wirkt als sie ist. Sie macht sich große Sorgen um ihren Sohn. Als der Therapeut sie nach einer möglichen Erklärung dafür fragt, warum Tim sich die Wimpern und Augenbrauen ausreißt, meint sie, dass er übersensibel sei. Sie nehme an, dass er diese Gemütsverfassung während ihrer Schwangerschaft mitbekommen habe, nachdem ihr Vater gestorben sei. Die Mutter bricht dann in Tränen aus und ist sichtlich noch immer tieftraurig über den frühen Tod ihres Vaters.

In den probatorischen Sitzungen gelingt es dann, Tim näher kennenzulernen und eine tragende Arbeitsbeziehung aufzubauen. Tim wurde eine Beruhigungsübung gezeigt und beim nächsten Termin erzählt er dann ganz stolz, dass er sich viel besser fühle. Beim Satzergänzungstest zeigten sich diverse Ängste wie Angst vor dem Sterben und dem Tod und die Angst davor, nicht gemocht zu werden. Bei der Feenfrage wünscht er sich, dass niemand, den er mag, sterben muss und dass auf der ganzen Welt Frieden herrscht. Im therapeutischen Kontakt zeigt Tim sich offen und wissbegierig. Die Mutter berichtet, dass er sehr gerne in die Stunden komme und sie zwischendurch auch frage, wann denn der nächste Termin sei. In der Gegenübertragung spürt der Therapeut Sorge und Hilflosigkeit, ebenso stützende Impulse.

Dominierende Abwehrmechanismen sind regressive Verhaltensweisen, Reaktionsbildung, Wendung der Aggression gegen den eigenen Körper.

4.7.3 Anamnese und Biografie

Tim sei ein Nachzügler und nach einer vorherigen Eileiterschwangerschaft ein absolutes Wunschkind gewesen. Während der Schwangerschaft sei plötzlich der Vater der Kindsmutter an Knochenkrebs verstorben, nur sechs Wochen nach der Diagnose.

Die Kindsmutter, eine 53-jährige Sachbearbeiterin (im Betrieb des Mannes), habe dies unglaublich mitgenommen. Sie sei bis heute traurig, wenn sie an den schnellen und frühen Tod ihres Vaters denke. Vermutlich deshalb sei Tim von klein auf ein sensibles und schreckhaftes Kind gewesen. Er habe aber von Anfang an gut geschlafen und getrunken; sie habe ihn bis zum achten Monat gestillt.

Der Kindsvater (56 Jahre) arbeite viel im eigenen Betrieb und habe wenig Zeit für die Kinder. Er sei sehr eingespannt und wenig zu Hause.

Tim sei mit drei Jahren in den Kindergarten gekommen und seit dieser Zeit gebe es diese ungute Beziehung zu dem anderen Jungen. Tim und er hätten sich täglich gestritten bis die Erzieherinnen die beiden in unterschiedliche Gruppen haben unterbringen müssen. Da Tim sehr harmoniebedürftig sei, habe er unter dem ewigen Streit sehr gelitten. Vor der Einschulung habe er große Angst gehabt, weil er befürchtet habe, dass er mit dem anderen Kind in eine gemeinsame Klasse komme, was dann auch so geschehen sei. Doch „wie ein Wunder" hätten die beiden Jungs sich angefreundet. Zwei Jahre sei dies gut gegangen. Die beiden hätten sich regelmäßig zum Spielen getroffen. Dann sei von einem Tag auf den anderen die alte Feindschaft wieder ausgebrochen, nachdem Tim bei diesem Jungen zuhause gespielt und dessen Mutter sie beide im Zimmer eingeschlossen habe. Nach dem Wechsel auf das Gymnasium sei dieser Junge wieder zu ihm in die Klasse gekommen und mobbe Tim nun zusammen mit anderen Jungs. Seit dieser Zeit habe Tim keine Wimpern und Augenbrauen mehr.

Tim lebe mit seinen zwei älteren Schwestern (+15 Jahre und +14 Jahre) bei seinen Eltern in einer Mietwohnung. Es gebe noch eine weit ältere Schwester, die bereits verheiratet sei und ein 2-jähriges Kind habe. Die Mutter sei die Hauptbezugsperson für ihren Sohn, da der Vater nur an den Wochenenden für die Familie Zeit habe.

4.7.4 Psychodynamische Überlegungen

Schon aufgrund der anamnestischen Daten könnte man vermuten, dass Tim die Funktion eines Selbstobjekts für die Mutter hat. Diese wurde mit ihm schwanger, als die Familiengründung eigentlich schon abgeschlossen war und sich ihre beiden älteren Töchter in der Pubertät befanden, also in einer Phase, wo es um Trennung durch Ablösung geht. Das unbewusste Motiv für die späte Schwangerschaft der Mutter könnte also sein, dadurch die (bevorstehende) Ablösung der Töchter zu kompensieren. In der Schwangerschaft stirbt dann der Vater der Kindsmutter. Diese Trennung durch Objektverlust hat sie bis dato nicht verarbeiten können, weil sie vermutlich noch mit dem Vater in einer selbstobjekthaften Beziehung verbunden war. Es ist anzunehmen, dass die Kindsmutter durch den Tod ihres Vaters dann emotional so absorbiert war, dass sie für den Sohn in der Primärbeziehung als emotional responsibles Objekt nicht verfügbar war und die Funktionen des Affekt-Containments (Reizschutz, Containment, stellvertretende Deutungen der Antriebsbasis) nicht übernehmen konnte.

Tim konnte so keine Fähigkeiten internalisieren, sich selbst zu beruhigen oder seine Affekte (Ängste) zu regulieren und bleibt von der Mutter abhängig. Mutter und Sohn verschmolzen sozusagen in der „übersensiblen Gemütsverfassung" der Mutter, von der diese annimmt, der Sohn habe sie während ihrer Schwangerschaft „mitbekommen". Die von der Mutter positiv konnotierte Harmoniebedürftigkeit von Tim und seinen Wunsch nach Frieden auf der Welt kann man als Ausdruck einer massiven Aggressionshemmung verstehen. Diese ist darauf zurückzuführen, dass er ein Verbot, sich von der Mutter zu trennen, internalisiert hat. Die Ängste von Tim vor dem Sterben und dem Tod sind einerseits sicherlich Ausdruck seiner Angst vor dem Verlust des haltenden mütterlichen Selbstobjekts, andererseits aber auch Ausdruck seiner Angst vor den eigenen nicht integrierten Aggressionen, und davor, dass es zu einer destruktiven Explosion kommen könnte. Von der Mutter in einer quasi symbiotischen Beziehung festgehalten, hat Tim nicht in den phasenspezifischen Ablösungskonflikten die Erfahrung machen können, dass Aggression kontrolliert und konstruktiv für eine altersgemäße Ablösung genutzt werden kann, sodass die Beziehung trotzdem erhalten bleibt.

Er richtet dann seine Trennungsaggression und seine Wut über die einengende Mutter in der auffälligen Symptomatik des Ausreißens von Wimpern und Augenbrauen gegen den eigenen Körper. Er kann seine aggressiven Impulse nicht objektbezogen äußern, weil die Mutter vermutlich schon sehr früh, in der Phase der Ausdifferenzierung von Selbst- und Objektrepräsentanzen, seine autonomen Regungen unterbunden bzw. ihn nicht gefördert hat. Eine Ablösung Tims aus der ambivalent erlebten Abhängigkeit von der Mutter ist offensichtlich auch dadurch erschwert gewesen, dass die familiäre Position des triangulierenden Objekts durch den wenig verfügbaren Vater nicht ausreichend besetzt ist. Der Vater scheint für seinen Sohn auch als Vorbild für eine männliche Identifizierung wenig verfügbar, denn er ist bisher in den Stunden mit ihm kaum aufgetaucht, taucht auch so in Erzählungen kaum auf. Ihm fehlt ein väterliches (männliches) Identifikationsobjekt, auch bzgl. Durchsetzung und Selbstbehauptung. Der Dauerkonflikt mit dem anderen Jungen besteht deshalb, weil Tim sich aufgrund seiner Aggressionshemmung gegen diesen Jungen nicht zur Wehr setzen kann. Dabei konnte er aufgrund seines fragilen Selbstwertgefühls zum Mobbingopfer werden.

4.7.5 Diagnostische und differenzialdiagnostische Überlegungen

F63.3 G Trichotillomanie vor dem Hintergrund einer ängstlichen (selbstunsicheren) Neurosenstruktur

Intrapsychischer Konflikt nach OPD-KJ: Nähe versus Distanz aktiver Modus und Selbstwertkonflikt im passiven Modus

4.7.6 Zielanalyse und Therapieplanung

Tim wird über die Hilfs-Ich-Funktionen des Therapeuten mehr Zugang zu seinen Affekten finden, die er als körperliche Spannungszustände erlebt und selbst nicht regulieren kann. Therapieziel ist, dass er seine Gefühle differenzierter wahrnehmen und situativ einordnen kann. In den probatorischen Sitzungen ist deutlich geworden, dass er solche Hilfestellungen für sich gut nutzen kann und auch stolz darauf ist, sich selbst beruhigen zu können, weil er dann seinen Affekten nicht mehr so hilflos ausgeliefert ist. In dem Maße, wie er mehr Halt in sich findet, seine Mentalisierungsfähigkeit sich verbessert und er Erfahrungen von Selbstwirksamkeit gemacht hat, sollte es ihm dann auch möglich werden, in Symbolspielen eine angemessene Ausdrucksform für die in ihm angestaute Wut zu finden. Der Therapeut wird mit Tim erarbeiten, dass er Aggression braucht, um aus der passiven Opferrolle herauskommen zu können, aber dass er diese auch kontrollieren und konstruktiv nutzen kann. Dabei wird ihm der Therapeut als triangulierendes, männliches (väterliches) Identifikationsobjekt zur Verfügung stehen, um ihm die Ablösung aus der symbiotischen Mutterbeziehung zu ermöglichen, aber auch um ihm dabei zu helfen, sich in der Peer-Gruppe durchzusetzen und seine Aggressionshemmung zu lockern.

In den begleitenden Elterngesprächen mit der Mutter ist es wichtig zu thematisieren, wie schwer es ihr fällt, ihren Sohn altergemäß loszulassen. Es muss mit ihr daran gearbeitet werden, wie sie ihren Sohn dabei unterstützen kann, autonomer zu werden. Ein wichtiges Ziel der Elterngespräche wird auch sein, den Vater einzubinden, damit Tim Orientierung für ein männliches Rollenverhalten bekommt.

4.8 Der Mannschaftskapitän

4.8.1 Vorstellungsgrund und Problematik

Daniel, ein 10-jähriger Junge, kommt in Begleitung seiner Eltern und auf dringende Empfehlung des behandelnden Kinderarztes in die Psychotherapie. Er versuche seit einem halben Jahr, den Schulbesuch zu verweigern. Begonnen habe alles damit, dass er sich vor einer Mathearbeit vor der gesamten Klasse übergeben habe und nun bei jedem „Magenkribbeln" befürchte, dies könne wieder passieren. Insgesamt leide er unter starken Versagensängsten, Unsicherheiten und Überforderungsgefühlen. Aufgrund seiner Übelkeit am Morgen sowie seinen „heftigen Wutausbrüchen", wenn der Schulbesuch anstehe, besuche er aktuell kaum noch den Unterricht. Mit Kritik könne er insgesamt nur schwer umgehen und reagiere meist sehr aggressiv auf diese. Die Mutter habe bereits „alles Mögliche" versucht, um Daniel zum Schulbesuch zu motivieren, „leider" vergeblich. „Das höchste der Gefühle" sei, wenn sie erreiche, dass er zumindest für ein paar Stunden am Unterricht teilnehme. Die Eltern hätten zudem eine „schleichende Ausweitung seiner Ängste" beobachtet. So sei er auch im Rahmen seines „heiß geliebten" Rudersports (Daniel sei Mannschaftskapitän) unsicherer und ängstlicher geworden.

Da die Mutter keinen Rat mehr wisse und ein verhaltenstherapeutischer Behandlungsversuch nach fünf Stunden gescheitert sei, erhoffe sie sich nun im Rahmen einer tiefenpsychologischen Behandlung die notwendige Unterstützung für ihren Sohn.

4.8.2 Psychopathologischer Untersuchungsbefund

Daniel weist keine für die Psychotherapie relevanten körperlichen Vorerkrankungen auf. Er ist ein ordentlich und altersentsprechend gekleideter Junge, der zunächst einen sehr angepassten Eindruck vermittelt. Seine Haare wirken modern geschnitten und bedecken einen Teil seiner Augen, sodass er damit beschäftigt ist, sich die Haare aus den Augen zu halten. Er wirkt sportlich, was durch seine sportliche Kleidung noch unterstützt wird. Seine Haltung und sein Antrieb wirken unauffällig und altersentsprechend. Er kann auf die Fragen des Therapeuten direkt reagieren, wobei sich besonders seine starken Scham- und Überforderungsgefühle zeigen. Neben seinem groß gewachsenen Vater wirkt er klein und hilfsbedürftig. Die Mutter wirkt unscheinbar, stark beunruhigt und ängstlich angespannt. Der Vater, der mehr Redeanteil genießt, fährt seiner Frau häufiger über den Mund. Diese wirkt genervt, sagt aber nichts. Die affektive Lage von Daniel erscheint insgesamt bedrückt und ängstlich getönt. Auffallend bei der Schilderung seiner Symptomatik ist, dass er gedanklich auf seine körperlichen Beschwerden (Bauchschmerzen) und seine Angst, sich erneut zu übergeben, fixiert ist. Das Thema Ängste scheint insgesamt mit massiven Schamgefühlen behaftet zu sein. Er ist durchschnittlich intelligent, differenziert und verfügt über Introspektionsfähigkeit. Es gibt keinen auffälligen psychopathologischen Befund. Es bestehen phobische Ängste mit ausgeprägter vegetativer Begleitsymptomatik sowie der Tendenz zur Generalisierung. Bei positiver Spontanübertragung empfindet der Therapeut in der Gegenübertragung einerseits innere Anteilnahme bezüglich seiner offensichtlichen Unsicherheit, andererseits auch zunehmend Ärger in Anbetracht seiner extremen Verweigerungshaltung bezüglich des Schulbesuchs.

Als dominierende Abwehrmechanismen zeigen sich Verdrängung, Verschiebung, Regression und Somatisierung.

4.8.3 Anamnese und Biografie

Daniel wachse gemeinsam mit seinen zwei Geschwistern (Schwester +6 Jahre, Bruder –4 Jahre) in einer laut Berichten der Eltern behüteten Familienatmosphäre auf. Die Mutter (38 Jahre, Malerin) stehe grundsätzlich in einer sehr harmonischen Beziehung zu Daniel, doch komme es seitdem er den Schulbesuch verweigere besonders am Morgen zu heftigen Auseinandersetzungen. Auch sie stehe der gesamten Situation mittlerweile völlig hilflos gegenüber und reagiere somit zunehmend gereizt und ungeduldig auf das Verhalten ihres Sohnes. Der Vater (42 Jahre, leitender Angestellter) stehe in einer positiven Beziehung zu seinem Sohn. Er sei jedoch auch vom Verhalten seines Sohnes zunehmend „irritiert und genervt". Innerhalb der Erziehung sei er sehr viel weicher als seine Frau und könne lediglich in Extremsituationen auch mal „mit der Hand auf den Tisch hauen". Der Vater sei aus beruflichen Gründen sehr eingespannt, versuche jedoch, seinen Sohn regelmäßig zum Rudertraining zu begleiten. Die geschwisterliche Interaktion wird besonders zwischen Daniel und seiner Schwester als angespannt beschrieben, da auch sie sich von seinem morgendlichen „Affentanz“ genervt fühle.

Die Schwangerschaft sowie die Geburt mit Daniel seien regelrecht und ohne Komplikationen verlaufen. Aufgrund einer vorangegangenen Fehlgeburt habe die Mutter besonders in den ersten Schwangerschaftsmonaten große Ängste ausgestanden. Im Anschluss an ihre Fehlgeburt habe sie sich aufgrund von Panikattacken in psychotherapeutische Behandlung begeben. Sowohl im Rahmen der motorischen als auch der sprachlichen Entwicklung habe es keine Auffälligkeiten gegeben. Die Reinlichkeitserziehung sei ohne Besonderheiten verlaufen, sodass Daniel zu Beginn seiner Kindergartenzeit trocken gewesen sei. Besonders innerhalb seiner ersten drei Lebensjahre habe er sehr intensiv die Nähe der Mutter gesucht.

Daniel sei im Alter von drei Jahren in den Kindergarten gekommen, den er durchgängig gerne besucht habe. Er habe schnell Freunde gefunden und sich gut in den Gruppenalltag integriert. Auch im Verlauf seiner Grundschulzeit sei er immer ein sehr guter, beliebter und vernünftiger Schüler gewesen. Er habe bei seinen Klassenkameraden aufgrund seines Gerechtigkeitssinns immer großes Ansehen genossen und es sei ihm nie schwer gefallen, Kontakte zu knüpfen. Aufgrund seiner guten Leistungen sei vonseiten seiner Lehrer die Empfehlung für den Besuch eines Gymnasiums ausgesprochen worden. Sein bester Freund besuche mittlerweile eine Realschule, was für ihn nicht leicht gewesen sei. Zwar habe er sich mittlerweile gut in seine neue Klassengemeinschaft integriert, doch äußere er seit Beginn der fünften Klasse auch zunehmend seine Überforderungsgefühle und Versagensängste. In seiner Freizeit gehe er leidenschaftlich gerne seinem Sport nach. Auch in diesem Zusammenhang sei von den Eltern beobachtet worden, dass Daniel sich zunehmend unsicher und ängstlich verhalte, obwohl er immer der „Motivator“ der Gruppe gewesen sei. Als belastende Ereignisse werden der Tod seines Opas, die Trennung von seinem besten Freund aus der Grundschule sowie die Bewältigung der Schwellensituation benannt.

Die Familie lebe in gesicherten finanziellen Verhältnissen. Daniel verfüge über ein eigenes Zimmer.

4.8.4 Psychodynamische Überlegungen

Hintergrund der aktuell vorliegenden Symptomatik ist das Aufwachsen in einer sehr behüteten Familienatmosphäre, in der die Autonomieentwicklung von Daniel nur unzureichend gefördert wurde. Im Kontakt zu seiner Mutter, die aufgrund der vorangegangenen Fehlgeburt bereits zu Beginn ihrer Schwangerschaft massive Ängste erlebte, erfuhr Daniel vermutlich einen überbehütend-ängstlichen Erziehungsstil. Dieser zeichnete sich durch ein Übermaß an Bedürfnisbefriedigung sowie fehlendes Zumuten entwicklungsangemessener Frustrationen aus. Diesen Kompensationsversuch, in Bezug auf die eigenen Objektverlustängste der Mutter, wird Daniel bereits früh unterschwellig wahrgenommen haben, was sich in seinem Nähe suchenden Verhalten in den ersten drei Lebensjahren auszudrücken begann. Eine differenzierte Wahrnehmung eigener Bedürfnisse und Gefühle konnte er somit nicht entwickeln und blieb in der eigenen Emotionsregulation auf die Mutter angewiesen. Die durch die Versagung seiner Autonomieentwicklung entstandene Wut konnte er in der Angst vor Objektverlust, die auch zumindest teileweise die Angst der Mutter zu repräsentieren scheint, nicht ausagieren, sodass die phasenspezifische Loslösung verhindert wurde. Auch konnte er vor dem Hintergrund der mütterlichen Überbehütung bzw. Ängste keine ausreichenden Selbstwirksamkeitserfahrungen sammeln und kein positives Selbstwertgefühl entwickeln. Der Aufbau einer reifen Objektkonstanz und Überwindung der kleinkindlichen Trennungsangst blieb aus. Zudem scheint der Vater nicht ausreichend verfügbar gewesen zu sein, was in Kombination mit dem bindenden Verhalten der Mutter eine phasengerechte Triangulierung behinderte. Unter diesen Umständen entsteht aktuell eine starke Ambivalenz zwischen einerseits massiven Verlustängsten sowie aversiven Impulsen und andererseits entwicklungsangemessenen autonomen Strebungen, was Daniel vor einen unlösbaren Konflikt stellt. Seine Bauchschmerzen sind somit als regressiver Modus der Konfliktverarbeitung zu verstehen. In Form von Somatisierung gelingt es Daniel, intensive Nähe zur Mutter herzustellen und seine Ängste vor Objektverlust abzuwehren. Auch zeigen sich hier in symbolischer Form, die nicht vollzogene Ablösung von der Mutter sowie seine großen symbiotisch-fusionären Wünsche.

Als neurosenspezifischer Auslöser ist klar die aktuelle Schwellensituation (Übergang in die weiterführende Schule) zu sehen, die vor dem Hintergrund des zugrunde liegenden Abhängigkeits-Autonomie-Konflikts seine Ängste vor Objektverlust sowie seine Abgrenzungsimpulse entfachen. Als weiterer Auslöser scheint die Trennung von seinem besten Freund (stabilisierendes Objekt) relevant, die die Angst vor Objektverlust weiter schürte und somit das Sicherheitsgefühl von Daniel enorm irritierte. Er verfügt nicht über die ausreichenden autonomen Fähigkeiten, die er dafür benötigt, die steigenden schulischen Anforderungen bei gleichzeitiger Integrationsnotwendigkeit zu bewältigen. So entstehen bei Daniel massive Überforderungs- und Hilflosigkeitsgefühle. Diese versucht er, wie auch die aufsteigenden und als bedrohlich empfundenen Trennungsaggressionen und Ängste vor Objektverlust, nun über Verschiebung auf die schulische Situation sowie die körperliche Ebene abzuwehren.

4.8.5 Diagnostische und differenzialdiagnostische Überlegungen

F40.2 G spezifische Phobie im Sinne einer Schulphobie, vor dem Hintergrund einer abhängigen Neurosenstruktur

Intrapsychischer Konflikt nach OPD-KJ: Nähe versus Distanz (Autonomie versus Abhängigkeit) passiver Modus

4.8.6 Zielanalyse und Therapieplanung

Das primäre Ziel ist, die Beschulung von Daniel wieder zu gewährleisten. Der Therapeut wird Daniel in der Funktion eines Hilfs-Ichs dabei unterstützen, einen Zugang zu seinen aggressiven Regungen und Abgrenzungsimpulsen zu erhalten. Diese soll er dann zur eigenen Autonomieentwicklung nutzen, um so die Schwellensituation sowie den Übergang in die Adoleszenz bewältigen zu können. Er wird den Raum erhalten, ausreichend Selbstwirksamkeitserfahrungen zu sammeln und ein positiveres Selbstwertgefühl zu entwickeln. Um es Daniel zu ermöglichen, sein aggressives Potenzial konstruktiv zur Verselbstständigung zu nutzen, soll er in der therapeutischen Übertragungsbeziehung die Erfahrung sammeln können, mit seinen aggressiven bzw. auf Loslösung zielenden Strebungen angenommen zu werden. Zudem wird er die Erfahrung machen, dass sein Gegenüber dies aushalten und trotzdem emotional zugewandt bleiben kann, bei gleichzeitiger Befriedigung seiner oralen Bedürfnisse (Geborgenheit, Nähe, vertrauter Umgang miteinander) und Affekt-Containment.

In den begleitenden Elterngesprächen wird es darum gehen, den Eltern ein psychodynamisches Grundverständnis zu vermitteln. Die Eltern sind in der Einnahme einer die Autonomie ihres Sohnes fördernden Haltung zu unterstützen. Der Therapeut wird mit den Eltern konkrete Möglichkeiten besprechen, wie sie ihren Sohn einerseits unterstützen und ihm andererseits auch die altersentsprechenden notwendigen Frustrationen zumuten können, um seine Ich-Fähigkeiten zu fördern und ihm selbstwertstärkende Erfahrungen zu ermöglichen. Auch der Vater soll stärker in den familiären Alltag einbezogen werden, damit Daniel ihn als Triangulierungsobjekt nutzen kann. Auch gilt es an dieser Stelle, mögliche Verlust- und Trennungsängste auf Seiten der Mutter zu thematisieren sowie sie, falls notwendig, zu einer Eigentherapie zu motivieren. Des Weiteren soll der Vater in Bezug auf die Wahrnehmung seiner Bedeutung (z. B. Aufbau männlicher Geschlechtsidentität) in der spezifischen Entwicklungsphase seines Sohnes sensibilisiert werden.

4.9 Ich will nicht groß werden

4.9.1 Vorstellungsgrund und Problematik

Die 12-jährige Laura kommt in Begleitung ihrer Mutter in die psychotherapeutische Behandlung. Als Vorstellungsgrund wird von der Mutter das „Schielen“ ihrer Tochter benannt, für das vom behandelnden Arzt keine neurologische Ursache zu finden sei. So schiele Laura „auch nicht ständig“, sondern es komme lediglich in bestimmten Situationen dazu. Zudem sei Laura häufig sehr traurig, was sie einerseits mit ihrem Schielen, andererseits mit ihren mangelnden sozialen Kontakten begründe. Laura selbst berichtet, dass ihr Schielen meist „automatisch“ auftrete, sodass sie es weder kontrollieren noch „einfach abschalten“ könne. Manchmal empfinde sie allerdings auch „einen starken inneren Druck“, den sie durch ihr Schielen zu reduzieren versuche. Dies sei besonders dann der

Fall, wenn sie sich alleine fühle. Auch verfüge sie über „verschiedene Formen" des Schielens, die sie in solchen Situationen einsetzen könne. Insgesamt fühle Laura sich häufig sehr traurig, da es ihr nicht gelinge, feste Freunde in ihrer Klasse zu finden. Sie wünsche sich, ihr Schielen endlich loszuwerden und befriedigende Kontakte zu Gleichaltrigen.

4.9.2 Psychopathologischer Untersuchungsbefund

Laura ist ein großes und schlankes Mädchen, das sehr ordentlich und altersgerecht gekleidet erscheint. Im Kontakt vermittelt sie einen sehr eingeschüchterten sowie zurückhaltenden Eindruck und die Symptomatik scheint mit massiven Schamgefühlen behaftet zu sein. Die Mutter vermittelt dagegen einen sehr strukturierten und kompetenten Eindruck. Auffällig in der Mutter-Tochter-Beziehung werden die hohe Hilfsbereitschaft der Mutter sowie ihre Tendenz, für ihre Tochter auf Fragen zu antworten. Auch vermittelt sie bei der Therapeutin den Eindruck, dass sie keinen Widerspruch duldet. Im Verlauf der probatorischen Sitzung taut Laura jedoch zunehmend auf, öffnet sich und lässt sich auf das therapeutische Beziehungsangebot ein. Inhaltlich ist sie auf ihr Schielen sowie ihre mangelnden sozialen Kontakte fixiert. Es zeigt sich ein hoher Leidensdruck. Deutlich spürbar werden ihr schwaches Selbstwertgefühl sowie ihre mangelnde Selbstwirksamkeitserwartung besonders im sozialen Bereich. Ihre intellektuellen Fähigkeiten sowie ihre Introspektionsfähigkeit sind als durchschnittlich einzuschätzen. Ihre affektive Lage ist insgesamt niedergestimmt, doch situationsadäquat. Deutlich werden eine empfundene innere Anspannung sowie der Versuch, diese über das Schielen abzubauen (z. B. beim Alleinsein). Phasenweise tritt das Schielen unwillkürlich auf. Ansonsten ist der psychopathologische Befund unauffällig. In der Gegenübertragung empfindet die Therapeutin einerseits deutlich mütterlich-schützende Impulse, andererseits auch zunehmend Anspannung und Anstrengung, bei der teils stark hilfsbedürftigen Haltung von Laura.

Dominierende Abwehrmechanismen sind Verdrängung, Verschiebung, Affektisolation sowie Wendung gegen das Selbst.

4.9.3 Anamnese und Biografie

Laura wachse als Einzelkind bei den leiblichen Eltern auf, die die familiäre Atmosphäre als grundsätzlich harmonisch und behütend beschreiben. Zu ihrer Mutter, einer 39-jährigen Köchin, stehe Laura in einer sehr engen und vertrauensvollen Beziehung, sodass sie in Problemsituationen meist ihren Rat suche. In Anbetracht der Symptomatik fühle sich die Mutter mittlerweile jedoch völlig hilflos, da sie keinen Weg finde, ihrer Tochter zu helfen. Der Vater, ein 49-jähriger Techniker, reagiere auf das Verhalten der Tochter mittlerweile stark genervt. Insgesamt stehe Laura jedoch auch zu ihm in einer positiven, allerdings auch deutlich distanzierteren Beziehung als zur Mutter. Der Vater sei aus beruflichen Gründen sehr eingespannt, weshalb er lediglich am Wochenende Zeit für gemeinsame Aktivitäten erübrigen könne. Die Ehe der Eltern wird insgesamt als stabil und durch einen liebevollen Umgang geprägt beschrieben.

Die Schwangerschaft mit Laura sei normal verlaufen, doch habe die Mutter die Geburt als sehr anstrengend erlebt. Sie habe währenddessen unter „Dauerwehen" gelitten und Laura habe, aufgrund einer Steißlage, gedreht werden müssen. Ihre motorische und sprachliche Entwicklung sei phasengerecht verlaufen und auch im Rahmen der Reinlichkeitserziehung habe es keine Auffälligkeiten gegeben.

Laura sei im Alter von drei Jahren in den Kindergarten gekommen, den sie insgesamt gerne besucht habe. Sie habe keine übermäßigen Trennungsängste gezeigt, sei allerdings auch immer froh gewesen, von der Mutter am Mittag abgeholt zu werden. Eine Trotzphase habe es kaum gegeben. Im Verlauf der Grundschulzeit sei die mangelnde Integration in die Klassengemeinschaft erstmals auffällig geworden. Zudem habe Laura sich zum Ende ihrer Grundschulzeit zunehmend zurückgezogen und eine Außenseiterrolle eingenommen. Sie habe jedoch ein gutes Leistungsniveau gezeigt und eine Gymnasialempfehlung bekommen. Nach dem Übergang in das Gymnasium sei es ihr nicht gelungen, sich in die neue Klassengemeinschaft zu integrieren. Bis heute verfüge sie somit kaum über gleichaltrige Bezugspersonen und enge soziale Kontakte.

Aktuell lebe Laura gemeinsam mit ihren Eltern in gesicherten finanziellen Verhältnissen und verfüge über ein eigenes Zimmer. Sie besuche die sechste Klasse eines Gymnasiums, bei guten Leistungen. In ihrer Freizeit spiele sie gerne Gesellschafts- und Computerspiele, beschäftige sich mit kreativen Tätigkeiten oder höre CDs. Über soziale Kontakte verfüge sie nicht. Als besonders belastendes Ereignis wird die erste Klassenfahrt in der Grundschule benannt, während der Laura unter großem Heimweh gelitten habe. Vor diesem Hintergrund habe sie „panische Angst" vor einer erneuten Klassenfahrt gehabt, eine weitere dann allerdings gut überstanden.

4.9.4 Psychodynamische Überlegungen

Laura wächst in einer harmonischen und behüteten Familienatmosphäre auf, in der ihre autonomen Strebungen jedoch nur unzureichend gefördert wurden. So erfuhr sie im Kontakt zu der sehr kompetent wirkenden Mutter zwar ausreichend emotionale Zuwendung und Aufmerksamkeit, aber auch einen überbehütenden Erziehungsstil. Dieser ließ Laura nur unzureichend Raum für das Verfolgen autonomer Schritte. Dies hemmte einerseits den Aufbau eines stabilen Selbstwertgefühls, andererseits war es ihr somit nicht möglich, sich in ihrer Selbstwirksamkeit zu erleben. Es scheint, als habe die Mutter zudem die Bedürfnisse ihrer Tochter größtenteils erahnt und unmittelbar befriedigt, sodass Laura kaum entwicklungsgerechte Frustrationen zugemutet wurden. Im Verlauf der Individuationsphase konnte sie nicht die Erfahrung sammeln, dass das stabilisierende und haltgebende Objekt „Mutter" auch beim Nachgehen ihrer aversiven Strebungen zugewandt bleibt. Dies wird vor allem in der Interaktion zwischen der Mutter und Laura deutlich, wenn diese für ihre Tochter antwortet, mit einer Art, die keine andere Antwort zulässt. In Anbetracht dessen, aber auch in Folge des unzureichenden Beziehungsangebots des Vaters, konnte Laura den Triangulierungsprozess nicht umfassend vollziehen und blieb sehr eng und dyadisch mit der Mutter verbunden.

Die Schwellensituation (Übergang in die weiterführende Schule) stellte somit eine massive Überforderung für die autonomen Fähigkeiten von Laura dar. Es gelang ihr in Anbetracht mangelnder sozialer Kompetenzen nicht, sich in die Klassengemeinschaft zu integrieren. Im Zusammenhang mit ihrer beginnenden pubertären Entwicklung keimten zudem zunehmend Bedürfnisse nach Abgrenzung und Autonomie auf, die Laura vor dem Hintergrund ihrer Objektverlustängste nicht zu verfolgen wagte. Die aktuell vorliegende Symptomatik, die teils anmutet wie eine Zwangs- aber auch Tic-Störung (Schielen zur Spannungsreduktion sowie unwillkürliches Schielen), kann in Anlehnung an das Konzept von Fenichel [14] als Konversionsvorgang interpretiert werden. Sie ist somit als symbolischer Ausdruck des zugrunde liegenden Konflikts zwischen Autonomie und Abhängigkeit zu verstehen. Trotz des Konversionscharakters entspricht die dahinterliegende seelische Struktur einer Zwangsneurose, was die diagnostische Einordnung deutlich erschwert. Das Schielen kann als symbolischer Ausdruck der fusionären Wünsche von Laura verstanden werden, da es ihr über diesen Weg gelingt, die Mutter intensiv zu binden (Aufmerksamkeit, Trost). Zugleich verhindert die Symptomatik den Übergang in die Pubertät (stärkere Orientierung an sozialen Gruppen) und somit die Loslösung von der Mutter, was als Wendung der Trennungsaggression gegen das eigene Selbst gewertet werden kann und somit die Abwehr der Angst vor Objektverlust sichert.

4.9.5 Diagnostische und differenzialdiagnostische Überlegungen

F95.1 G chronische Tic-Störung vor dem Hintergrund einer abhängigen Neurosenstruktur

Intrapsychischer Konflikt nach OPD-KJ: Autonomie versus Abhängigkeit passiver Modus

▶ **Differenzialdiagnose.** Die differenzialdiagnostische Einschätzung in diesem speziellen Fall ist nicht ganz leicht, da die Symptomatik sich einerseits durch ein unwillkürliches Schielen, andererseits durch willkürliches Schielen, das eine Spannungsreduktion nach sich zieht, zusammensetzt. Daher wurde sowohl die Diagnose einer Zwangsstörung (F42.1) als auch die einer abnormen Gewohnheit bzw. Störung der Impulskontrolle (F63.8) in Erwägung gezogen. Nach Fenichel [14] jedoch stellt die vorliegende Symptomatik (wie z. B. auch das Stottern) neben der Hysterie und der Zwangsneurose eine dritte Art der Neurose dar, die er als „prägenitale Konversionsneurose" bezeichnete und die das Ergebnis eines Konflikts bzw. einander widerstreitender Bestrebungen, wie auch bei Laura, ist. Vor diesem Hintergrund wurde der Diagnose der Tic-Störung der Vorrang gegeben.

4.9.6 Zielanalyse und Therapieplanung

Bei Laura wird die Autonomieentwicklung im Fokus stehen. Es kann davon ausgegangen werden, dass sich das Schielen mit zunehmender Autonomieentwicklung vermindert. Ziel ist, dass sie sich im Kontakt zu Gleichaltrigen selbstsicherer fühlt und so in ihrer Selbstwirksamkeit gefördert wird. Sie wird in die Lage versetzt, in Kontakt zu Gleichaltrigen zu treten, Freundschaften zu schließen und sich so aus der exklusiven Beziehung zur Mutter zu lösen. Laura ist zu einer differenzierten Selbstwahrnehmung sowie zu einem positiven Selbstwertgefühl zu verhelfen.

Insgesamt wird ein supportiver und ressourcenorientierter Interventionsstil verfolgt, sodass Laura die Möglichkeit erhält, einen Zugang zu ihren vitalen Anteilen zu finden. Dabei wird die Therapeutin Laura einerseits in der Funktion eines Hilfs-Ichs zur Verfügung stehen, sodass es ihr möglich wird, ausreichend korrigierende emotionale Erfahrungen zu sammeln, ihr andererseits aber auch entwicklungsangemessene Frustrationen zumuten. Wesentlich wird es sein, dass Laura innerhalb der therapeutischen Beziehung die Erfahrung sammeln kann, ihren aversiven Strebungen und Abgrenzungsversuchen nachgehen zu können, ohne die Zuwendung des Gegenübers zu verlieren. So wird sie schrittweise in die Lage versetzt, ihren Alltag entsprechend ihren phasenspezifischen Bedürfnissen zu gestalten und sich befriedigende soziale Kontakte aufzubauen. Ressourcen sind zu spiegeln, was ihr ein selbstbewussteres Verhalten ermöglichen soll. Dazu wird es im weiteren Verlauf notwendig sein, die Trennungsaggression, die Laura aktuell gegen das eigene Selbst wendet, zugänglich zu machen, damit sie diese zur Verselbstständigung nutzen kann. Insgesamt wird sie Zuwendung, Raum und Wertschätzung finden, durch die sie sich selbst explorieren und so nach und nach eigene Bedürfnisse spüren, verbalisieren und erste Schritte unternehmen kann, eigene Wünsche umzusetzen.

Im Rahmen der Bezugspersonenstunden gilt es, den Eltern ein psychodynamisches Grundverständnis zu vermitteln und die Wahrnehmung der phasenspezifischen Bedürfnisse ihrer Tochter zu differenzieren. Die Eltern sollen gefördert werden, eine Haltung einzunehmen, die die Autonomie ihrer Tochter stärkt und ihr die dazu notwendigen Frustrationen zumutet.

Insbesondere die Mutter muss angeleitet werden, ihre Tochter in der Autonomie zu stärken. Hier zeigte sich im Verlauf, dass die Mutter große Probleme damit hat, was zu verstärkten Konflikten führte, worauf Laura mit massiven Verlustängsten reagierte und gleich wieder ihre aversiven Impulse versuchte abzuschwächen. Hier kam es dann auch wieder zu verstärktem Schielen. Es war immer wieder wichtig, die zugrunde liegenden Objektverlustängste zu bearbeiten und eine positive Vater-Tochter-Beziehung zu fördern, der stärker in den Familienalltag eingebunden wurde.

4.10 Asperger

4.10.1 Vorstellungsgrund und Problematik

Der 4-jährige Marc wird von seinen Eltern vorgestellt. Im Alter von eineinhalb Jahren sei erstmals auffällig geworden, dass Marc „etwas anders" sei. Die Hoffnung, dass sich dies im Kindergarten lege, wenn er gezwungen sei, sich mit anderen Kindern auseinanderzusetzen, habe sich nicht erfüllt. Seit dem Kindergarteneintritt seien die Auffälligkeiten sehr massiv geworden. Er habe Probleme im Kontakt, habe panische Angst vor anderen Kindern und verweigere jeglichen Kontakt zu diesen. Interaktionen seien nur mit Erwachsenen und auch hier nur eingeschränkt möglich, da er auch Erwachsenen gegenüber ängstlich und zurückhaltend sei. Oft versuche er, sich zu verstecken, wenn er anderen Menschen begegne, klammere sich eng an die Eltern, müsse sich häufig ihrer Anwesenheit versichern. Im Kindergarten rede und spreche er nicht, er lächle nicht und beteilige sich nicht an Spielen. Er warte einfach, bis er abgeholt werde. Zudem traue er sich nicht zu sagen, wann er zur Toilette müsse, gehe auch nicht allein, weshalb er schon eingenässt habe. Auch nachts nässe er noch ein. Seine Umwelt, ebenso Gefühle und Interaktionen und seine vor einigen Wochen geborene Schwester, scheine er kaum wahrzunehmen. Wenn er selbst Gefühle zeige, seien diese häufig unangemessen. Gelegentlich habe er viel Antrieb, sei unruhig und zappelig. Im Spiel zeige er ein stereotypes Verhalten. Er sei dabei auf technische Details, Dinge, die sich drehen, und gerade Linien und Strukturen fixiert. Dabei zeige er ein eingeschränktes Repertoire an Interessen und Aktivitäten und stelle immer wieder die gleichen Fragen. Er habe Angst, neue Dinge auszuprobieren (z. B.

Fahrradfahren) und reagiere sehr wütend, wenn etwas nicht sofort und perfekt klappe. Er sage dann schnell: „Ich kann das nicht". So habe er sich auch lange nicht zugetraut, sich die Schuhe selbstständig anzuziehen. Wenn er sich freue, zeige er stereotype, seltsam anmutende motorische Bewegungen (Zappeln, Flattern mit Händen und Armen).

4.10.2 Psychopathologischer Untersuchungsbefund

Marc ist zu Beginn der Therapie kaum in der Lage, Kontakt zur Therapeutin aufzunehmen und auf diese zu reagieren. Es kostet viel Mühe und Fantasie, einen Kontakt herzustellen und zu vertiefen sowie seine Spiel- und Gedankenwelt zu erweitern.

So klammert er sehr ängstlich an seine Mutter, die ebenfalls ängstlich und zurückhaltend auf die Therapeutin wirkt. Die Mutter versteckt ihre aparte Erscheinung hinter einem unauffälligen Erscheinungsbild. Auf die Begrüßung der Therapeutin reagiert Marc weder verbal noch mit Blickkontakt. In der nächsten Stunde kommt er zur Begrüßung ganz nah an das Gesicht der Therapeutin, um es anzuschauen, als wolle er es Zeile für Zeile lesen. Seine Sehfähigkeit ist intakt, es scheint eher, als könne er es sonst nicht erfassen. Die Grobmotorik scheint altersgerecht entwickelt, die Orientierung ist jedoch schlecht, er hat auch in den weiteren probatorischen Sitzungen stets Probleme, den Weg zum Therapieraum zu finden. Er spricht in der ersten Stunde von sich aus wenig und schaut sich auf dem Boden liegend drehende Räder an. Es müssen einige Handpuppen aus dem Therapieraum entfernt werden (Zauberer, Spinne, Räuber), weil diese Ängste bei Marc auslösen. Er wird im Wechsel von der Mutter in Begleitung der jüngeren Schwester und dem Vater gebracht. Die Eltern gehen zugewandt mit ihm um, die Beziehung scheint vertrauensvoll. Beide Eltern wirken besorgt um ihren Sohn. Zunächst wird ein Gefühl der Anstrengung ausgelöst, da es mühevoll ist, Kontakt aufzubauen und seine Spiel- und Gedankenwelt zu erweitern. In der Übertragung wird spürbar, wie schwer es für ihn ist, Gesichter wahrzunehmen und sich im Raum zu orientieren und wie viel Angst dies bei ihm auslöst. Ich spüre Verständnis, wenn er sich mit dem Anschauen drehender Räder beruhigen möchte. So kann langsam und vorsichtig im Spiel ein Zugang zu ihm gefunden werden. Marc möchte nur Räder drehen und diese beobachten, stellt dann aber z. B. von sich aus eine Katze dar, die krabbelt und miaut. Dabei kann die Therapeutin bei ihm Interesse wecken, in dem sie dies aufgreift und seine Spielszenen einfühlsam verarbeitet.

Der Vater ist ein freundlicher, schüchterner, jungenhafter Mann, der es nicht gewohnt zu sein scheint, über seine Gefühle zu sprechen. Die Reaktionen von Marc auf andere Kinder scheinen ihn zu bedrücken. Auf projektive Verfahren kann der Patient sich gut einlassen. Er verzaubert seine Familie in Dinosaurier (Dreihorn-Mama, Langhals-Papa, sich selbst als Tyrannosaurus Rex). Die Schwester kommt nicht vor. In der freien Zeichnung malt er einen „Krikelkrakelkreis", der durch einen Zaun von den Bösen beschützt werden muss. In anderen Testverfahren werden Bedrohungsgefühle und massive Verlust- und Vernichtungsängste deutlich. Nach einigen Sitzungen beginnt Marc, sein Spektrum zu erweitern, von sich aus zu erzählen und Kontakt mit der Therapeutin aufzunehmen und Fragen zu stellen. Er greift Themen auf und vertieft sie mit enormem Interesse, wobei er ungewöhnliche kognitive Leistungen zeigt. So kann er bis 1000 zählen, technische Details oder Buchstaben benennen und hat eine erstaunliche Merkfähigkeit. Zunehmend entwickelt er aber auch originelle Ideen.

Es zeigen sich keine Hinweise auf mnestische Störungen oder psychotisches Erleben. Die intellektuelle Leistungsfähigkeit wird als überdurchschnittlich eingeschätzt. Bei einer Wahrnehmungsstörung wird von einer Hochbegabung ausgegangen, die es zu testen gilt. Es gibt keine relevanten somatischen Vorerkrankungen, ebenso keine stationären oder ambulanten Vortherapien.

Dominierende Abwehrmechanismen sind Regression, Spaltung, Projektion, Verschiebung.

4.10.3 Anamnese und Biografie

Marc lebe gemeinsam mit der jüngst geborenen Schwester bei den Eltern in stabilen finanziellen Verhältnissen. Er habe ein eigenes Zimmer. Die Kindsmutter sorge sich um ihn wegen der Ängste und seinem geringen Selbstwertgefühl. Marc sei verschlossen, oft in seiner eigenen Welt, suche aber die Nähe der Eltern. Er klammere sich körperlich an sie, könne nur einschlafen, wenn die Mutter bei ihm am Bett bleibe. Die Bindung an die Eltern sei eng.

Marc sei ein Wunschkind und die Schwangerschaft sei ohne Komplikationen verlaufen. Wegen

Steißlage habe jedoch ein Kaiserschnitt durchgeführt werden müssen. Marc sei ein ruhiges, pflegeleichtes, aber ernstes Baby gewesen, das kaum den Lächelreflex gezeigt habe. Im Alter von dreizehn Monaten sei er gelaufen. Mit 14 Monaten habe die Familie Verwandte der Mutter im Nahen Osten besucht. Marc habe hohes Fieber bekommen, woraufhin die Eltern seine Füße mit Wasser gekühlt hätten, daraufhin habe er bis zum zweiten Lebensjahr Angst vor Wasser gehabt. Im Alter von eineinhalb Jahren sei er tagsüber trocken gewesen. Bei Gängen zum Spielplatz habe er geschrien und versucht, vom Spielplatz wegzulaufen. Mit zwei Jahren habe er bereits ganze Sätze gesprochen. Seither zeige er technisches Interesse. Es dürfe sich nur die Person, die ihm Spiele oder Zusammenhänge erstmals gezeigt habe, mit ihm damit beschäftigen. Im Alter von drei Jahren sei er in den Kindergarten gekommen und habe sich zunächst gegen den Kindergartenbesuch gewehrt. Er besuche aktuell den Kindergarten, obwohl er es „doof" finde. Er zeige dort ein auffälliges Verhalten, was sich zunehmend massiv verschlimmert habe. Treffen mit anderen Kindern müssten stets von der Mutter organisiert werden, da Marc selbst nicht den Wunsch äußere, sich mit anderen Kindern zu verabreden. In seiner Freizeit interessiere sich Marc für Turnen, sei am liebsten draußen, möge Unternehmungen wie Besuche von Zoos, Ausstellungen und Ausflüge.

Der Vater von Marc (39 Jahre, Techniker) sei im Arbeitermilieu groß geworden. Seine Familienatmosphäre sei vom Alkoholkonsum der Eltern und aggressiven Ausbrüchen des Vaters überschattet gewesen. Die Eltern des Kindsvaters lebten in der gleichen Straße wie dieser und seien mit Nachbarn und Bekannten zerstritten. Er sei bemüht, oberflächlichen Kontakt zu halten und sie gelegentlich auch mit den Kindern zu besuchen. Die Kindsmutter (35 Jahre, Bankkauffrau) stamme aus Osteuropa. Ihre Mutter sei Osteuropäerin, ihr Vater stamme aus dem Nahen Osten. Der unklare Aufenthaltsstatus der Familie sei der Kindsmutter als Kind verschwiegen worden. Ihr Vater sei autoritär gewesen und habe hohe Leistungsanforderungen gestellt, denen sie auf dem Gymnasium nicht gewachsen gewesen sei. Sie habe darunter gelitten, sei vordergründig angepasst gewesen, habe jedoch heimlich rebelliert. Sie wolle ihren Sohn Marc deswegen antiautoritär erziehen. Die Beziehung zu den eigenen Eltern sei aktuell entspannter, diese kümmerten sich liebevoll um Marc.

Die Kindsmutter berichtet bei der Schilderung ihrer eigenen Biografie, dass ihr Marc mit seinen Kontaktproblemen und Eigentümlichkeiten oft wie ihr eigener Vater, „nur in klein", vorkomme.

4.10.4 Psychodynamische Überlegungen

Es ist davon auszugehen, dass bei Marc aufgrund einer Wahrnehmungsstörung eine genetische Determinierung nicht auszuschließen ist. Ebenso dass die Eltern aufgrund ihrer eigenen Ängstlichkeit ihn kaum zu autonomen Schritten ermutigen und ihm in ihrer eigenen Besorgnis zu wenig als Halt und Sicherheit vermittelnde Objekte zur Verfügung stehen und keine ausreichende positive Spiegelung bereitstellen. So ist es Marc nicht möglich, ein besänftigendes elterliches Objekt zu introjizieren und positive und negative Objektanteile zu kohärenten, stabilen und Sicherheit vermittelnden Selbst- und Objektrepräsentanzen zu integrieren. Er konnte kein Urvertrauen entwickeln und kein „Liebesverhältnis" zur Welt eingehen. Die Eltern sind in ihrer Ängstlichkeit und Besorgtheit autonomieverneinend, projizieren eigene Ängste und symbiotische Sehnsüchte auf Marc, dem sie kaum Frustrationen und autonome Schritte zumuten. Erste autonome Schritte, z. B. beim Gang zum Spielplatz, aber insbesondere auch eine Auslandsreise zu Verwandten der Mutter, die einen Verlust seines gewohnten Umfelds bedeutet, überfordern Marc, der sich im Raum und in Bezug auf Gesichter sehr schlecht orientieren kann. Frustrationswut kann er nicht angemessen in die Beziehung zu den selbst belasteten Primärobjekten einbringen. Marc beginnt, sich einerseits von der als bedrohlich erlebten Objektwelt zurückzuziehen, um Verlust- und Vernichtungsängste abzuwehren und das fragile Selbst zu schützen, klammert sich gleichzeitig jedoch in einem starken Rückbezug auf das mütterliche Objekt an die Mutter. Eine altersgerechte Autonomieentwicklung gelingt nicht. Marc bleibt den Eltern gegenüber in einer abhängig-regressiven Position, während er Nähe zu Gleichaltrigen aber auch fremden Erwachsenen vermeidet.

Durch die Schwellensituation im Übergang zum Kindergarten und die Geburt der jüngeren Schwester gerät Marc in eine anhaltende Überforderungssituation. Dies aktualisiert schließlich den ungelösten Konflikt um Autonomie und Abhängigkeit. Den Verlust der uneingeschränkten Aufmerksamkeit der Mutter durch die Geburt der jüngeren Schwester wird Marc als Objektverlust erlebt haben. Notwendige autonome Schritte sind angstbesetzt. Wünsche nach symbiotischer Verschmelzung stehen einer notwendigen Subjekt-Objekt-Differenzierung entgegen. Negative Anteile der Primärobjekte werden abgespalten bzw. auf Gleichaltrige und fremde Erwachsene projiziert, sodass autonome Impulse von Verlust- und Vernichtungsängsten begleitet sind. Frustrationswut kann nicht integriert werden. Wünsche nach symbiotischer Verschmelzung werden an die Eltern adressiert, sodass Marc in einer anklammernden, regressiven Haltung auf die Eltern, insbesondere das mütterliche Objekt, fixiert bleibt und sich außerhalb ihrer Präsenz von der als bedrohlich erlebten Objektwelt zurückzieht, Kontaktaufnahmen und Interaktion verweigert und einzelne Objekte (z. B. die Schwester) ganz „zu verbannen“ scheint.

4.10.5 Diagnostische und differenzialdiagnostische Überlegungen

F84.5 G Asperger-Syndrom; F98.0 G nicht organische Enuresis vor dem Hintergrund einer selbstunsicheren Neurosenstruktur mit schizoiden Anteilen

Intrapsychischer Konflikt nach OPD-KJ: Nähe versus Distanz aktiver Modus bei geringem Strukturniveau

4.10.6 Zielanalyse und Therapieplanung

Die Behandlung wird stabilisierend und fokussiert auf das aktuelle Konfliktgeschehen erfolgen. Dabei gilt es zunächst, Vertrauen zu Marc aufzubauen und die Eltern, die sich sehr motiviert zur Mitarbeit und Selbstreflexion zeigen, eng mit einzubeziehen.

Die Therapeutin wird Marc eine haltgebende Übertragungsbeziehung anbieten, in der er sich öffnen und in Kontakt treten kann, ohne Verlust- und Vernichtungsängste erleiden zu müssen. Ziel ist, dass er mit seinen Gefühlen wie Angst, aber auch Eifersucht gegenüber der Schwester und Frustrationswut, in Kontakt kommt. Er soll die Möglichkeit erhalten, diese im Spiel stellvertretend auszuagieren und so angemessenere Ausdrucksmöglichkeiten, auch außerhalb von Spielsituationen, zu entwickeln. Indem das zugrunde liegende Konfliktgeschehen spielerisch inszeniert wird, soll es einer Bearbeitung zugänglich gemacht werden, damit Marc besänftigende Objekte introjizieren und nach der Bearbeitung des Konflikts das symbiotische Anklammern und die aggressiven Projektionen zugunsten einer altersadäquateren Autonomieentwicklung aufgeben kann. Seine Autonomie gilt es zu fördern, sodass er sich trotz Schwierigkeiten in der Wahrnehmung unabhängig von der physischen Präsenz der Eltern sicherer fühlt und sich mehr zutraut. Orientierungshilfen und Möglichkeiten zur Problemlösung müssen erarbeitet werden. Marc wird lernen, mit altersgerechten Frustrationen umzugehen, anstelle sich über stereotype Verhaltensweisen oder das Klammern an die Mutter zu beruhigen. In der Therapie wird er dazu ermutigt werden, sein Interesse am Spiel anderer Kinder zu vertiefen und das Spektrum seiner Interessen dahingehend zu erweitern, dass er für gemeinsames Handeln motiviert wird. Die Bindung zur Schwester muss vertieft werden und im Kindergarten soll Marc im Hinblick auf gemeinsame Spielmöglichkeiten in die Lage versetzt werden, auf Kontaktaufnahmen anderer Kinder zu reagieren und selbst Kontakt aufzunehmen. Auch gilt es ihn zu befähigen alleine einzuschlafen, ohne dass die Mutter an seinem Bett sitzen muss. Wichtig ist auch, dass er selbständiger in Bezug auf den Toilettengang wird. Insgesamt soll sein rigider Selbstanspruch gelockert werden und er wird lernen, Neues auszuprobieren, ohne von sich zu verlangen, es sofort perfekt beherrschen zu müssen.

In den begleitenden Elterngesprächen wird es darum gehen, dass die Eltern ihren Sohn mehr loslassen und ihm Frustrationen und autonome Schritte zumuten, ohne ihn zu überfordern. Die Eltern sollen als haltgebende Objekte unabhängig von ihrer physischen Präsenz wahrnehmbarer und dabei unterstützt werden, selbst offener für neue Erlebensmöglichkeiten und neue Kontakte zu werden. Dabei müssen sie darin gefördert werden, Marc in seinen phasenspezifischen Bedürfnissen und in seiner Verlust- und Vernichtungsangst wahrzunehmen. Sie werden dazu angeleitet, ihren Sohn dabei zu unterstützen, seine Interessen- und Gedankenwelt zu erweitern und sich Kontakten gegenüber zu öffnen.

4.11 Auf der Hut

4.11.1 Vorstellungsgrund und Problematik

Der 9-jährige Florian wird von der Mutter wegen einer Kontaktphobie und Vergiftungsängsten vorgestellt. Er leide sehr darunter, weil er sich damit auch von den anderen Kindern in der Schule isoliere. Die Türen mache er nur mit dem Ellbogen auf, er verstecke seine Finger unter dem (bis übers Handgelenk heruntergezogenen) Pullover, um nichts direkt anfassen zu müssen. Er könne sich Gleichaltrigen gegenüber nicht durchsetzen, werde ausgeschlossen und sei hochempfindsam. Er übernehme viel Verantwortung, speziell bei Aufgaben, die die Mutter habe, um diese zu entlasten, sei deshalb oft „auf der Hut". Seine Ängste hätten sich während des letzten Umzugs vor eineinhalb Jahren wieder verschlimmert, er habe dann gar nichts mehr anfassen wollen. Er sei sehr schüchtern und sehr harmoniebedürftig, weshalb es ihm auch schwer falle, eigene Bedürfnisse zu vertreten.

Florians Beziehung zum Vater sei eher distanziert, wenn der Vater seinen Sohn anbrülle, was schon mal vorkomme, setze Florian dem nichts entgegen. Es herrsche eine sehr angespannte Atmosphäre im Haus, auch zwischen den Eltern, worunter Florian besonders leide und auf die er angstvoll und zurückgezogen reagiere. Die Familie, so der Vater, stehe stark unter der Kontrolle der Mutter. Diese habe immer das letzte Wort, die Antwort des Vaters zähle nicht und Florian hole sich immer ausnahmslos die Rückversicherung bei der Mutter ein.

4.11.2 Psychopathologischer Untersuchungsbefund

Florian ist ein ausgesprochen hübscher Junge mit feinen Gesichtszügen, hellblondem, halblangem Haar und kräftigen Augenbrauen. Er wirkt auf die Therapeutin sehr schüchtern, hochempfindsam, feinstofflich. Mit seinen mittelblauen Augen schaut er diese ernst, vorsichtig und kritisch an. Bei der Exploration wirkt er anfangs schüchtern und auch, als er Vertrauen gefasst hat, noch in Körperhaltung und Ausdruck gebremst und kontrolliert, kritisch, mit auffallend ernsthaftem und erwachsenem Ausdruck. Er hat ein feines Auftreten, faltet ständig die Hände gegeneinander, sodass er nichts anfassen kann. Im Kontakt macht er einen hoch konzentrierten Eindruck, er spricht nicht altersgemäß, sondern bedient sich einer Erwachsenensprache. Dabei wirkt er angestrengt, sein Gesicht steht unter starker Spannung. Er zeigt großes Interesse am Therapiesetting und besteht darauf, dass die Mutter während des ersten Gesprächs und weiterer Kontakte mit der Therapeutin im Zimmer bleibt. Es ist seine erste Therapieerfahrung.

Die Mutter macht einen sehr differenzierten, nachdenklichen Eindruck. Sie ist eine dunkelblonde, schlanke Erscheinung mit strenger, dunkel umrandeter Brille und langen Haaren, die zu einem strengen Dutt zurückgebunden sind. Sie macht einen verunsicherten, gehetzten Eindruck, hat aber gleichzeitig etwas sehr Bemühtes, Freundliches und Sympathisches. Sie berichtet, dass sie einen IQ von 144 habe. Der Kindsvater ist ein korpulenter, großer, dunkelblonder Mann mit ansprechendem Gesicht. Er tritt selbstbewusst auf.

Aus den projektiven Tests werden die gebremsten und gehemmten Impulse, depressiven Ängste, die zwanghafte Störung und Identifikation mit der Mutter deutlich. Im Sceno-Test wird die Eisenbahn mit einem Pinzettengriff gegriffen, Florian hat Hemmungen, die Teile in die Hand zu nehmen. Diese werden ganz kurz aufgestellt, ohne Figuren. Am Rand des Sceno-Tabletts werden diese kurz bewegt. Die Kindsmutter bleibt im Therapiezimmer in Versorgungsbereitschaft und -funktion. Florian zieht seinen Pullover bis zum Handgelenk nach unten und geht mehrmals auf die Toilette, um sich dann ausgiebig die Hände zu waschen. Er streckt der Therapeutin die Fingerspitzen der Hand bei der Begrüßung und dem Abschied zögernd entgegen, zieht aber die ganze Hand zurück. Er traut sich nicht die Türklinke anzufassen und zu öffnen, macht dies mit dem Ellbogen im Pullover. Er will, dass die Therapeutin beim Toilettengang hinter der Tür dabei ist. Dann wäscht er sich ausgiebig die Hände, macht seine Hose nicht ganz auf und hat sie deshalb nass gemacht. Er will das Nasse aber nicht ausziehen, „weil Mama dann mehr waschen muss". Er untersucht Gegenstände mit den Augen oder mit Pinzettengriff.

Vorherrschende Abwehrmechanismen sind Projektion, Verdrängung, Ungeschehenmachen, Reaktionsbildung, Spaltung.

4.11.3 Anamnese und Biografie

Florian wachse mit seiner drei Jahre jüngeren Schwester (Frühchen, Wunschkind) bei den leiblichen Eltern auf. Die Eltern seien seit 8 Jahren verheiratet und hätten sich bei der Heirat bereits 14 Jahre gekannt.

Schwangerschaft und Geburt, in Anwesenheit des Vaters, seien unauffällig verlaufen, ebenso die Neugeborenenphase. Florian habe jedoch schlecht und wenig gegessen, mit acht Monaten habe er gesessen, nicht gekrabbelt und das Bein nachgezogen. Mit zwölf Monaten habe er erste Worte gesprochen, aber später erst richtige Sätze (mit zwei Jahren Zweiwortsätze). Gelaufen sei er mit eineinhalb Jahren. Die Sauberkeitsentwicklung sei regelrecht verlaufen, Florian habe vier Jahre lang mehrere Schmusetiere als Übergangsobjekt gehabt. Mit vier Jahren sei sein Sprachverhalten wegen schlechter Grammatik und Aussprache überprüft worden. So habe ihn keiner verstanden (Dysgrammatismus, undeutliche Babysprache bis zum fünften Lebensjahr). Er habe Anspruch auf einen integrativen Kindergarten gehabt, sei aber dann im normalen Kindergarten geblieben. Im Kindergarten sei er oft gehänselt worden, andererseits habe man ihn als extrem lernbegierig wahrgenommen. Er habe sich aber bei den anderen Kindern nicht durchsetzen können. Die Einschulung sei regelrecht mit sechs Jahren erfolgt.

Aktuell besuche er die dritte Klasse einer Grundschule. Er sei Einzelgänger. Die Sprache in der Schule sei jetzt gut. Nach Schulschluss besuche er einen Hort. Sein wichtigstes Hobby sei die Eisenbahn.

Die Kindsmutter, eine 40-jährige Managerin, habe alles für die Kinder aufgegeben und sei jetzt Hausfrau, während sie vorher einen „super Job" gehabt habe. Sie komme aus einem leistungsorientierten, intellektuellen Elternhaus. Ihr Vater (Kaufmann) sei gerecht und streng gewesen. Ihr Großvater, der bei ihnen gelebt habe, habe überall uriniert, deshalb habe es Plastikbahnen in ihrem Elternhaus gegeben. Sie habe das schrecklich gefunden und sei damals wie heute geruchsempfindlich. Sie sei viel gereist und habe in Frankreich einen tollen Job gehabt, überhaupt fühle sie sich in Frankreich besser verstanden und aufgehoben. Sie lebe mit dem Gedanken, sich nicht gut genug ausdrücken zu können. Auch habe sie ebenfalls Kontaminierungsängste (sie fasse Türklinken auf fremden Toiletten nicht an) und bis zur fünften Klasse am Daumen gelutscht. Dies habe sie nur beendet, weil sie mit ihren Fingern mal in Kontakt mit verschimmeltem Obst gekommen sei. Das sei ihr Schlüsselerlebnis gewesen.

Sie kenne keine Grenzen, auch beim Umzug habe sie alles übernommen und mache alles, damit ihr Mann ein angenehmes Leben habe. Er nenne sie eine Niete, sie seien eigentlich wie geschiedene Leute und versuchten, die Kinder jeweils auf ihre eigene Seite zu ziehen. Über ihre Herkunftsfamilie berichtet die Kindsmutter, dass sie zwei ältere Brüder habe, vor denen sie sich „immer geduckt" habe, beide seien Tyrannen. Die Mutter der Kindsmutter sei psychisch krank und in der frühen Kindheit der Kindsmutter in der geschlossenen Psychiatrie gewesen. Auch deren Geschwister seien schizophren. Die Eltern der Kindsmutter hätten viel gestritten.

Der Kindsvater (41 Jahre, Führungskraft) sei der jüngste von zwei Söhnen. Er komme aus intellektuell eher einfachen Verhältnissen, lebe aber einen anspruchsvolleren Rahmen nach außen. Sein Vater sei Industrieller, die Eltern des Kindsvaters hätten sehr oft gestritten und stritten auch noch heute sehr häufig.

Nach Ansicht der Kindsmutter „sauge" der Vater des Kindsvaters ihren Mann finanziell aus. So überlasse er ihm zufällig offene Handwerkerrechnungen und zahle diese dann nicht zurück. Die Mutter des Kindsvaters sei dominant und habe hren Sohn im Griff. Sie kontrolliere die ganze Familie bis heute. Ihr Mann sei früher verhätschelt worden. Die Schwiegereltern ignorierten die Kindsmutter, sagten nicht mal „Guten Morgen" zu ihr, wenn sie dort zu Besuch sei. Sie müsse sich dort dauernd verteidigen. Auch zu Florian meinten sie oft, „das hast du von deiner Mutter". Der Kindsvater brülle die Kinder und die Kindsmutter ständig an und sei oft cholerisch. Er habe die nächste Stufe auf der Karriereleiter erklimmen sollen, mit knapp 4 000 Mitarbeitern unter sich und mache seine Frau dafür verantwortlich, dass dies nicht funktioniert habe. Nach eigener Aussage lehne er Florian zunehmend ab. Er verliere den Spaß an seinem Sohn, zur Tochter habe er eine größere Affinität. Seine Frau habe eine andere Wortwahl, wenn sie mit Florian spreche und sei viel schroffer zur Tochter. Auch beschäftige sie sich mehr mit ihrem Sohn. „Wir machen nichts, ohne dass die Frau es will, sie bestimmt". Florian müsse die Mutter stets verteidigen und bekomme die Abwertungen des Vaters gegenüber der Mutter mit.

Die Familie lebe in einer Art Reihenhaussiedlung mittlerer Größe in einer Großstadt in Süddeutschland. Die Kindsmutter arbeite nicht und kümmere sich alleine um die Kinder, der Kindsvater arbeite in einem großen Unternehmen. Weil die Kindsmutter nicht arbeite und den ganzen Tag „Zeit" habe, dürfe sie keinerlei Unterstützung im Haus haben, weder eine Putzfrau noch einen Babysitter, was zur Folge habe, dass das Ehepaar nie zusammen ausgehe. Als Paar hätten sie so gut wie keine Kontakte. Immer wieder gebe es Umzüge, auch wegen Abmahnungen aufgrund von Ruhestörung, da bei ihnen viel und laut geschrien werde. Dies mache der Kindsmutter aber nichts aus. Veränderung sei für sie früher immer selbstverständlich gewesen, sie gehe gern schnell woanders hin, sei sowieso immer viel unterwegs und nicht so sesshaft.

4.11.4 Psychodynamische Überlegungen

Florian wächst in einer Familienatmosphäre auf, in der er keinen ausreichenden Raum für Expansion fand. Das Familiensystem ist kontrollierend und feindselig mit einem väterlichen Primärobjekt, das strafende und erniedrigende Qualitäten aufweist. Auf Seiten des mütterlichen Primärobjekts liegt eine fusionäre symbiotische Beziehungsgestaltung vor, in der Florian als selbststabilisierendes Objekt für die abhängige und selbst ängstlich strukturierte Mutter dient. Es findet sich in der Biografie des Jungen ein Mangel an empathischer Spiegelung wider, was aus einer Bindung zu einer völlig überforderten und psychisch belasteten Mutter resultiert. Die Beziehung der Mutter zum Sohn scheint schon früh durch die partnerschaftlichen Probleme bestimmt gewesen zu sein. Die Mutter wird vermutlich von Anfang an nicht ausreichend in der Lage gewesen sein, auf die kindlichen Bedürfnisse ihres Sohnes einzugehen. Zudem ist eine unausgesprochene latente Schuldzuweisung zu vermuten, dass sie alles für die Kinder hat aufgegeben müssen. Infolge des wenig Halt vermittelnden und konfliktreichen Familienklimas wird die Erziehung der Kinder für die Mutter eine Belastung gewesen sein. Sie kann Florian keine kindgerechte Rolle zuweisen und er hat der Mutter als Hilfsfunktion zu dienen. Die kindgerechte Bedürfnisäußerung musste unter dem Eindruck eines ablehnenden und cholerischen Vaters unterdrückt werden. Selbstbestärkung erhält er für gewisse Kompetenzen oder Kompetenzerwartungen (sekundäre Fähigkeiten wie Leistung, Entlastung der Mutter). Jedoch bekam er keine Anerkennung im So-Sein und machte keine Erfahrung bedingungsloser elterlicher Liebe. Die Eltern sind selbst verlorene, alleingelassene, überforderte und narzisstisch gekränkte Objekte und zeigen eine projektive Abwehr. Eigene feindselige Selbstanteile und aggressive Impulse gegen die Primärobjekte als Reaktion auf Kränkung und Mangelerfahrung dürfen nicht bewusst gemacht werden und müssen von Florian durch Projektion und Ungeschehenmachen abgewehrt werden. Da der Vater als libidinös zu besetzendes Objekt ausfällt, kann er seine Funktion als trianguläres Objekt nicht erfüllen (alternatives Objekt, Herausführung aus der symbiotischen Verstrickung mit der Mutter.) Die Allianz von Mutter und Sohn sowie Vater und Tochter verhindert dies. Eine Identifikation mit dem Vater ist nicht möglich, was zu einer hohen Objektabhängigkeit seitens Florians führt. Die andrängenden aggressiven, gegen die Introjekte gerichteten Affekte, seine Wut auf den Vater, aber auch auf die versagende Mutter, versucht er auf phobische Weise mit Zwängen zu bewältigen. Die Angst vor Kontaminierung ist Ausdruck der schuldhaft erlebten Triebhaftigkeit und resultiert aus der Einschränkung des vitalen Ausdrucks des Kindes: der Einschränkung seiner Autonomiewünsche durch übermäßige Kontrolle und Strenge der Eltern und einer überprotektiven erzieherischen Kontrolle seitens der Mutter. Aus einem Elternkonflikt wird ein innerseelisches Drama, das im Zwang als Abwehr von Schuldgefühlen bei gleichzeitiger Wiedergutmachung mündet. Wie sehr Florian auch Symptomträger des ganzen Systems der Ursprungsfamilie ist, zeigt sich in seiner Angst vor einer Vergiftung, als Projektion der inneren Bedrohung durch die bösen und zerstörerischen Introjekte. Der Zwang erfüllt so ein fundamentales Sicherungs-und Kontrollbedürfnis des Jungen, endlich Ordnung ins Chaos zu bringen. Er sichert die Kontrolle und stellt aktiv Grenzen her. Deutlich wird auch eine schizoide Abwehr von Kontakt, um sich vor weiteren destabilisierenden narzisstischen Kränkungen und weiteren Enttäuschungen in Beziehungen zu schützen.

4.11.5 Diagnostische und differenzialdiagnostische Überlegungen

F42.2 G Zwangsgedanken und -handlungen, gemischt vor dem Hintergrund einer abhängigen Neurosenstruktur, mit schizoiden Anteilen, bei früher Mutter-Kind-Störung

Intrapsychischer Konflikt nach OPD-KJ: Nähe versus Distanz passiver Modus und Schuldkonflikt passiver Modus

4.11.6 Zielanalyse und Therapieplanung

Das vorrangige Therapieziel besteht im Abbau der störungsspezifischen Symptomatik sowie der Förderung der Autonomieentwicklung des Jungen. Dabei werden projektive Abwehrmechanismen und frühe Ängste im Mittelpunkt stehen. In diesem Sinne werden eine Integration der abgespaltenen Anteile und eine Stärkung der Ich-Funktionen angestrebt. Mithilfe von Übertragung und Gegenübertragung sowie Spielsymbolik soll eine Regression in frühe Beziehungsthemen ermöglicht werden, um eine Fixierung und gebundene Aggression zu lockern. Zudem soll deren Integration auf eine höhere Entwicklungsstufe ermöglichen werden. Florian soll einen Zugang zu seinen vitalen Anteilen finden und in die Lage versetzt werden, sich nicht nur besser zu spüren, sondern eigene Bedürfnisse und Gefühle auch angemessener auszudrücken und in Beziehungen einbringen zu können, ohne unangemessene Ängste und Schulderleben. Er soll daran herangeführt werden, eigenen Bedürfnissen und Gefühlen Raum zu geben und diese in den Lebensvollzug zu integrieren, damit diese nicht mehr dysfunktional abgewehrt werden müssen. Die Therapeutin wird Florian dabei in der Funktion eines Hilfs-Ichs zur Verfügung stehen. Diese wird ihm ermöglichen, ausreichend korrigierende emotionale Erfahrungen zu sammeln und seinen aversiven Strebungen und Abgrenzungsversuchen nachgehen zu können, ohne die Zuwendung des Gegenübers (eines mütterlichen Objekts) zu verlieren. Die Hintergründe für seine Ängste und entsprechenden Affekte sind zu bearbeiten und zu integrieren, damit Florian zu einem konstruktiveren und selbstfürsorglicheren Umgang mit sich selbst findet und seine Beziehungen in der Peer-Gruppe weniger von Angst und Abhängigkeit bestimmt gestalten kann. Dabei ist der Fokus auf die Bearbeitung der perfektionistischen (leistungsbezogenen) Selbstanteile des Jungen zu richten. In kindgerechter Weise sollen ihm diese verstehbar gemacht und relativiert werden. Therapieziel ist insgesamt eine Abmilderung des rigiden Über-Ichs.

Im Rahmen der Bezugspersonenstunden gilt es, den Eltern ein psychodynamisches Grundverständnis zu vermitteln und die Wahrnehmung der phasenspezifischen Bedürfnisse ihres Sohnes zu differenzieren. Insgesamt sollen die Eltern dahingehend gefördert werden, eine Haltung einzunehmen, die die Autonomie von Florian stärkt und eine schuldfreie Ablösung von der Mutter ermöglicht. Auch soll der Vater stärker in den Familienalltag eingebunden sowie der Aufbau einer positiven Vater-Sohn-Beziehung gefördert werden, damit Florian diesen als Triangulierungsobjekt nutzen kann.

4.12 Machtspiele

4.12.1 Vorstellungsgrund und Problematik

Die 6-jährige Jasmin wurde als Baby von ihren Eltern als langersehntes Wunschkind adoptiert und zeigt vom Kindergartenalter an Probleme, sich in Gruppen zu integrieren. Sie entwickelte sich zuhause bei den Eltern zunehmend mehr zur „kleinen Haustyrannin". In der Vorschule gelte sie derzeit als unbeschulbar, weil sie Aufträge verweigere und meist das Gegenteil von dem mache, was man ihr sage. Sie zeige wenig Ausdauer und versuche, bei allem den Ton anzugeben und Befehle zu erteilen. Sie könne auch nur mit kleineren Kindern spielen, die sie dann rumkommandieren könne. Jede Regel müsse sie ausdiskutieren und Wutanfälle seien täglich an der Tagesordnung, vor allem, wenn die Eltern etwas durchsetzen wollen. Am schlimmsten sei das abendliche Zubettgehen, da komme es regelmäßig zu einem, teilweise stundenlangen Machtkampf.

4.12.2 Psychopathologischer Untersuchungsbefund

Vor einiger Zeit habe es einen Termin auf der Erziehungsberatungsstelle gegeben, die Eltern hätten sich dort aber nicht verstanden gefühlt. Logotherapie drei Jahre zuvor, einmal wöchentlich sei Jasmin vor einem Jahr in Ergotherapie gewesen, um sie motorisch zu fördern.

Zum Erstgespräch erscheinen zunächst die Adoptiveltern. Die Adoptivmutter ist sehr dünn, wirkt kränklich und hustet ständig. Sie sieht älter aus als sie ist. Sie führt das Gespräch, schaut dabei aber immer wieder zu ihrem Ehemann. Der Adoptivvater ist ein sympathischer, ruhiger Mann. Er wirkt unsicher bis ängstlich, lächelt häufig etwas hilflos und bestätigt das Gesagte durch Kopfnicken. Beide Eltern berichten, dass es ihnen schwerfalle, konsequent zu sein. Falls sie es versuchten, würde der Opa oder die Uroma dazwischenfunken. Das Regiment führe ihre Tochter Jasmin, sie habe die ganze Familie fest im Griff.

Als Jasmin zum Erstgespräch kommt, sitzt sie im Wartezimmer auf dem Schoß der Mutter. Sie würdigt die Therapeutin keines Blickes, zeigt ihr auch nach Ansprache die kalte Schulter und weder Mutter noch Vater fordern sie auf, die Therapeutin zu begrüßen, sondern lassen sie gewähren. Als die Therapeutin die kleine Patientin bittet, die Schuhe auszuziehen, knien sich die Eltern sofort nieder und ziehen ihr die Schuhe aus. Im Therapieraum klammert sich Jasmin abwechselnd an Mama und Papa. Sie setzt sich nicht auf einen eigenen Stuhl und kommt auch nicht der Aufforderung nach, sich doch mal umzuschauen. Erst als die Therapeutin die Aufmerksamkeit von ihr wegnimmt, hüpft sie von einem Spielzeug zum anderen, ohne jeweils zu verweilen. Irgendwann entdeckt sie die Puppenküche und kocht etwas für die Therapeutin.

Es geht einige Stunden so, dass Jasmin mit kleinen Machtkämpfen die Rollen zu tauschen versucht und jedes Mal Regeln und Struktur versucht zu unterlaufen.

Hinweise auf mnestische Störungen oder psychotisches Erleben haben sich bei Jasmin nicht ergeben. In der Gegenübertragung erlebt die Therapeutin zunächst Anteilnahme, dann wechseln sich zunehmend Engagement und Zuversicht mit Angestrengtheit und gehemmtem Ärger ab.

Bevorzugte Abwehrmechanismen sind Regression, Externalisierung und Verleugnung.

4.12.3 Anamnese und Biografie

Jasmin sei zweieinhalb Wochen vor dem errechneten Geburtstermin ohne Komplikationen auf die Welt gekommen. Die Adoptiveltern (seit 20 Jahren verheiratet) hätten sie als Neugeborenes nach ihrer Entbindung in Empfang genommen. Die leiblichen Eltern seien beide psychisch krank und lebten in einem betreuten Wohnheim. Die Adoptiveltern hätten sie zunächst in Pflege genommen. Nach vier Monaten hätten die Eltern sie zur Adoption freigegeben. Diese entschieden sich für eine offene Adoption und wie die Adoptiveltern berichten, wisse Jasmin, dass sie „nicht aus dem Bauch ihrer Mama gekommen" sei. Die Adoptivmutter leide an einer leichten Form von Mukoviszidose und Epilepsie. Aufgrund der Erkrankung habe die Adoptivmutter keine eigenen Kinder bekommen können und sich deshalb zur Adoption entschlossen. Seit Jasmin auf der Welt sei, habe die Adoptivmutter zweimal einen Kuraufenthalt ohne Jasmin gemacht. Sie müsse täglich inhalieren, ansonsten bekomme Jasmin wenig von der Krankheit mit.

Die leiblichen Eltern zeigten kein großes Interesse an Jasmin und hätten seit der Geburt bis heute erst viermal Kontakt zu ihr aufgenommen. Beide Elternteile dürften nur mit Betreuung zu Besuch kommen.

Die Adoptiveltern lebten auf dem Grundstück des Großvaters mütterlicherseits in einen Anbau. Der Bau des Anbaus habe von Anfang an zu massiven Spannungen geführt, da der Großvater sehr bestimmend und dominierend sei und seine Tochter wie ein Kleinkind behandele. Im gleichen Haus wohne auch die rüstige 93-jährige Uroma. Die Großmutter mütterlicherseits sei bereits mit 58 Jahren an einem Herzinfarkt gestorben. Von da an habe die Kindsmutter alles für ihren Vater gemacht. Den Großeltern habe man nach der Geburt der Adoptivmutter gesagt, diese werde nur maximal drei Jahre alt. Ihre ältere Schwester sei im Alter von zwei Jahren an der gleichen Krankheit (Mukoviszidose) verstorben.

Jasmin sei der „Augenstern" der Familie und werde von beiden Elternteilen sehr verwöhnt. Die Erziehung sei nicht so konsequent und die Eltern hätten von Anfang an Mühe gehabt, Regeln durchzusetzen.

Mit drei Jahren sei Jasmin in den Kindergarten gekommen. Sie sei sehr gerne dorthin gegangen, allerdings habe es jeden Morgen kleine Kämpfe gegeben. Sie habe sich nicht in die Gruppe integrieren können, immer wieder Aufträge verweigert. Jasmin habe später nur mit jüngeren Kindern gespielt, weil sie diese befehlen könne. Den Eltern sei dann die Vorschule für Jasmin empfohlen worden. Dort habe die Lehrerin dringend eine Psychotherapie empfohlen, da Jasmin sich nicht integrieren könne und so nicht beschulbar sei. Sie sei rechthaberisch, widerspreche ständig und widersetze sich Aufforderungen und Regeln. Der Hausarzt habe ebenfalls seit langem den Eltern zu einer psychologischen Beratung geraten.

Jasmin lebe bei ihren Adoptiveltern als einziges Kind mit und auf dem Grundstück der Großeltern.

4.12.4 Psychodynamische Überlegungen

Jasmin wächst in einem schwer einschätzbaren Feld zwischen Unter- und Überversorgung auf. Als lang ersehntes Wunschkind legen die Eltern eine sich jeder Ordnung entziehende Willkür hinsichtlich des Erziehungsverhaltens an den Tag. Auch vom Großvater sowie von der Urgroßmutter erfährt Jasmin eine ausgiebige Verwöhnung. Auf der anderen Seite muss die Kleine innerhalb des Familiensystems schon früh Verantwortung übernehmen und hat als einziges Kind hohe Anforderungen und Hoffnungen von der Mutter zu bedienen. Diese klammert sich auf der einen Seite sehr an ihre Tochter, ist jedoch auf der anderen Seite u. a. aufgrund ihrer chronischen Erkrankung nicht in der Lage, ihrer Tochter als haltgebendes Objekt zur Verfügung zu stehen. Die damit verbundene reale und psychische Abwesenheit (mehrmalige Kuraufenthalte) führte dazu, dass Jasmin weder Objektkonstanz noch ein basales Selbstwertgefühl erwerben konnte. Aufgrund von Unsicherheiten und der eigenen Schwäche der Mutter konnte diese nicht als Hilfs-Ich in der frühen Entwicklung die für das unreife Ich bedrohlichen Affekte containen und beruhigend auf das Kleinkind einwirken. Infolgedessen hat Jasmin keine haltenden und steuernden guten inneren Objekte internalisiert und verfügt kaum über autonome Fähigkeiten, ihre Affekte und die narzisstische Homöostase zu regulieren. Wut und Enttäuschung über die vielen frühen unsicheren Bindungserfahrungen (sowohl die leiblichen Eltern als auch die Adoptiveltern stehen ihr nicht als sichere Objekte zuverlässig zur Verfügung) dürfen von ihr aus Angst vor Objektverlust jedoch nicht als solche ausgelebt werden, sondern werden stattdessen in einem permanenten Machtkampf um Unterwerfung bzw. Kontrolle inszeniert und die Tochter bleibt ambivalent an die Mutter gebunden. Erschwerend kommt noch hinzu, dass der Vater nur physisch anwesend erscheint. Als triangulierendes Objekt steht er jedoch nicht ausreichend zur Verfügung. Demnach kommt er für die Patientin nicht als Hilfsmittel in Frage, sich aus der symbiotisch anmutenden Beziehung zur Mutter zu befreien. Der Großvater erscheint in seiner Rolle ebenso zu schwach besetzt, als dass er die ambivalente, zu enge Bindung an die Mutter auszugleichen vermag. Die oben aufgeführten Aspekte führen schließlich dazu, dass Jasmin ihre Affekte nicht ausreichend regulieren kann. Ängste vor Objektverlust und Anspannungen können folglich nicht bewältigt werden. Das aggressive Verhalten von ihr ist somit Ausdruck mangelnder Impulskontrolle und Ausdruck tiefer Wut und Enttäuschung über unsichere Bindungserfahrungen, die nach außen externalisiert werden. Ebenso ist es Ausdruck abgewehrter Ängste vor Objektverlust und Ausdruck misslungener Trennungsversuche von der Mutter. Im Grunde genommen leiden sowohl Mutter als auch Tochter unter der gleichen Angst vor Verlust und vor Autonomie. Die Mutter ist aufgrund dessen nicht in der Lage, ihrem Kind Strenge entgegenzubringen und Grenzen zu setzen. Anhand des Mehrgenerationenhaushalts wird zum einen deutlich, dass die Kindsmutter (womöglich aufgrund ihrer Erkrankung) zur Unselbstständigkeit bzw. zur „Schwäche" erzogen wurde, zum anderen kann jedoch angenommen werden, dass enge Bindungen respektive mangelnde Autonomie im Familiensystem der Mutter generationenübergreifend weitergegeben wurde. Jasmin ist damit die Symptomträgerin für das gesamte Familiensystem. Ihr Wunsch nach Selbstständigkeit wird neben der Angst vor Objektverlust zusätzlich schuldhaft besetzt sein, da sie als lang ersehntes Wunschkind die Hoffnungen und Anforderungen der Mutter nicht enttäuschen darf.

Die aktuelle Schwellensituation (Übergang in die weiterführende Schule) kann als Aktualkonflikt bezeichnet werden. Dieser zeichnet sich vor allem dadurch aus, dass Jasmin vor neuen autonomiefordernden Aufgaben steht, die eine stärkere Ablösung von der Mutter erfordern und somit ihre Verlust- und Trennungsängste schüren. In der Angst vor Objektverlust gelingt es Jasmin nicht, ihre Gefühle zu bewältigen, die sie nun durch ihr aggressives bzw. Verweigerungsverhalten abzuwehren versucht. Unter diesen Umständen entsteht eine starke Ambivalenz zwischen einerseits massiven Verlustängsten und aversiven Impulsen und andererseits entwicklungsangemessenen autonomen Strebungen, was die Patientin aktuell vor einen unlösbaren Konflikt stellt.

4.12.5 Diagnostische und differenzialdiagnostische Überlegungen

F93.0 G Trennungsangst des Kindesalters; F91.3 G Störung des Sozialverhaltens mit oppositionellem, aufsässigem Verhalten vor dem Hintergrund einer ängstlichen und emotional instabilen Neurosenstruktur

Intrapsychischer Konflikt nach OPD-KJ: Unterwerfung versus Kontrolle aktiver Modus

4.12.6 Zielanalyse und Therapieplanung

In der Therapie soll Jasmin die Möglichkeit erhalten, Bindungssicherheit zu entwickeln und ein positives Selbstwertgefühl aufzubauen. Im geschützten Rahmen des therapeutischen Settings gilt es, eine vertrauensvolle und Sicherheit bietende Arbeitsbeziehung aufzubauen, innerhalb derer die Therapeutin Jasmin als haltgebendes Objekt zur Verfügung steht. Die familiären Strukturen des Systems lassen es nicht zu, dass Jasmin ihre Ängste offen zeigen und auch einmal schwach sein darf, da diese Rolle bereits der Mutter zugeteilt wurde. Auch im Kontakt zu ihren leiblichen Eltern, die beide psychisch sehr krank sind, muss Jasmin stets Stärke demonstrieren. Innerhalb des geschützten Therapierahmens wird die Therapeutin durch die Funktion eines Hilfs-Ichs Jasmin ermöglichen, einen besseren Zugang zu sich selbst und zu ihren Gefühlen zu bekommen. Sie soll die Erfahrung machen können, Schwäche zeigen zu dürfen, und dass man ihre aggressiven Impulse aushalten kann, ohne dass sie gleichzeitig Bindungsverlust fürchten muss. Dadurch kann der Umgang mit Schuldgefühlen, Enttäuschungen, Aggressionen und Verlustängsten erfahrbar und ein angemessener Ausdruck der Spannungsregulation gefunden werden. Jasmin soll spielerisch Grenzen austesten können, dabei aber auch angemessen begrenzt werden, sodass sie vor allen Dingen lernt, sich an Regeln zu halten, damit sie zukünftig beschulbar wird.

Das therapeutische Ziel besteht weiterhin darin, dass sie sukzessive haltende innere Strukturen internalisiert und ihre Aggressionen konstruktiv zur Autonomieentwicklung nutzen kann. Dafür muss die Mutter ihre Tochter als „Nesthäkchen" aus der zu engen Bindung entlassen und für die nächsten Schritte (Schule, Autonomieentwicklung) freigeben. Sowohl Mutter als auch Tochter sollen mit ihren abgewehrten Trennungs- und Verlustängsten in Berührung kommen, um diese ausdrücken zu können und nicht länger abwehren zu müssen. Mithilfe des Symbolspiels soll Jasmin zu einem altersentsprechenden Umgang mit dem Thema Tod bzw. Verlust herangeführt werden. Dies erscheint aufgrund ihrer Trennungsängste und evtl. bevorstehender Verluste (Großeltern, Mutter, die aufgrund ihrer Erkrankung eine nur begrenzte Lebenserwartung hat) von Bedeutung. Dies sind zudem wichtige Voraussetzungen, um das Ich von Jasmin zu stärken und eine erneute Hinwendung zu sozialen Gruppen zu fördern. Die Eltern sollen bei der Entwicklung von angemessenen Erziehungskompetenzen unterstützt werden. Sie werden darüber aufgeklärt, dass die Dominanz ihrer Tochter im Grunde genommen ein Ausdruck ihrer eigenen Ängstlichkeit ist. Des Weiteren sollen gemeinsam Ansatzpunkte für ein autonomie- und selbstwertförderndes Verhalten erarbeitet werden. Auch die Mutter wird darin gefördert, einen Zugang zu ihren eigenen Gefühlen und Impulsen zu finden, um ihre Rolle im Familiensystem besser zu verstehen. So wird es ihr gelingen, sich zukünftig vermehrt gegen ihren Vater und die Urgroßmutter durchzusetzen, insbesondere wenn es um ihr Erziehungsverhalten geht. Zentraler Fokus der Behandlung ist die Unterstützung der Eltern, dass sie klarere Grenzen aufzeigen können und konsequenter handeln. Den Kindsvater gilt es vermehrt in seinem Erziehungsverhalten zu unterstützen, damit er für die Tochter greifbarer wird und auch als triangulierendes Objekt zur Verfügung stehen kann.

4.13 Liebe

4.13.1 Vorstellungsgrund und Problematik

Die 8-jährige Maja kommt gemeinsam mit ihrer Pflegemutter in die Praxis. Die Pflegemutter berichtet von stark sexualisierendem Verhalten ihrer Pflegetochter. Die Verhaltensauffälligkeit bestehe schon länger und habe sich vor ca. drei Jahren zunehmend verstärkt. Maja ziehe sich in der Öffentlichkeit und vor Jungs aus und fordere sie zum Geschlechtsverkehr auf. Sie nehme unkontrollierte Gelegenheiten wahr. So habe die Pflegemutter z. B. im Nachhinein einmal feststellen müssen, dass Maja mit einem 22-jährigen Nachbarn im Wald spazieren war. Sie sei deshalb sehr besorgt. Vor drei Jahren habe sich Maja auch die Arme aufgekratzt und die Tapete in ihrem Zimmer mit ihrem Blut bemalt. Vor kurzem sei diese Symptomatik nach langer Pause wieder aufgetreten. Darüber hinaus berichtet die Pflegemutter von Majas Hang zum Lügen, zu Fantasiegeschichten und von enormer Egozentrik, da sie immer die alleinige Aufmerksamkeit für sich beanspruche. Auch fühle sie sich immer gegenüber ihren Brüdern zurückgesetzt. Seit kurzem wollten auch ihre Mitschüler nichts mehr mit ihr zu tun haben. Sie habe nur Kontakt zu Jungs aus der vierten Klasse, mit denen sie sich im Gebüsch verstecke. Im Hort sei sie vor kurzem aus einer Sportgruppe (Selbstverteidigung) herausgeflogen. In schulischen Leistungen sei Maja überdurchschnittlich gut. Nach einem Klinikaufenthalt sei die Symptomatik kurzzeitig rückläufig gewesen.

4.13.2 Psychopathologischer Untersuchungsbefund

Im ersten Moment ist der Therapeut völlig überrascht von der Erscheinung des Kindes. Er hatte, nach dem Vorgespräch mit der Pflegemutter, ein großes, robustes und schon jugendlich anmutendes Mädchen erwartet. Maja dagegen ist ein zuckersüßes, zierliches, kleines, eher 6-jährig anmutendes, blondes Mädchen, das im ersten Kontakt schüchtern und kokett erscheint. Sie zieht den Therapeuten gleich in ihren Bann und schenkt ihm am Ende der Sitzung ein selbst gemaltes Bild mit seinem Vornamen drauf. Nachdem Maja schnell zu dem Behandler Vertrauen gefasst hat, ziert sie sich ein wenig, ihr Geheimnis zu benennen, macht es aber dann doch bereitwillig. Aus sicherem Versteck hinter der Pflegemutter erklingen schließlich die Worte: „Ich sexualisiere!“ In der Probatorik spielen der Therapeut und Maja Vater und Kind. Die Mutter sei tot und sie müssten in einem gemeinsamen Bett schlafen. Weil sie erst eingezogen seien, habe sie auch noch kein eigenes Bett.

Die projektiven Tests und der Satzergänzungstest werden vom Thema Liebe bestimmt: Die erste Liebe, die große Liebe, Liebe, die zu Ende geht, Jungen sind süß.

Im Wartegg-Test zeigen sich im Ganzen die Lösungen überwiegend formal (Buchstaben dienen als Symbole). Es gibt wenig dynamische Sachlösungen, wenig physiognomische Lösungen als möglicher Verweis auf Magerkeit, Leere, Schizoidität. Die Lösungen sind auch groß geraten, was womöglich auf Begeisterungsfähigkeit (große Entwürfe) hinweist. An Ressourcen verfügt Maja über ein sehr differenziertes Denken und eine sehr gute sprachliche Ausdrucksfähigkeit sowie kreative (Malen, Spielen) und sportliche Fähigkeiten (Tanzen, Selbstverteidigung, Schwimmen).

Es gibt keine Hinweise auf mnestische Störungen oder psychotisches Erleben. In früher Kindheit habe Maja unter starken Allergien, Schlafstörungen und Appetitstörung mit Erbrechen gelitten. Auch habe ein Verdacht auf Magenschleimhautentzündung bestanden, später auch Neurodermitis. Sie leide zudem unter häufigen Erkältungskrankheiten. Es habe bereits zwei Operationen gegeben, eine Polypenentfernung und eine Ohrenoperation. Vor einem Jahr habe Maja sich in einer stationären Unterbringung in der Kinder- und Jugendpsychiatrie aufgrund stark sexualisierenden Verhaltens befunden.

Dominierende Abwehrmechanismen sind Sexualisierung und Externalisierung.

4.13.3 Anamnese und Biografie

Maja ist das zweite von insgesamt fünf Kindern (zwei Brüder und zwei Schwestern alle im Abstand von einem Jahr) sehr junger Eltern (Mutter + 19 Jahre, Vater + 22 Jahre).

Die ältere Schwester lebe noch bei der Mutter. Die jüngere sei in einer Pflegefamilie untergebracht. Die Eltern seien beide Heimkinder gewesen. Als Maja acht Monate alt war sei es aufgrund von Verwahrlosungs- und Vernachlässigungserscheinungen zur Herausnahme erst der ersten beiden, später auch des drittgeborenen Kindes aus der Familie gekommen. Die Kinder wurden in einem Kleinstheim mit einer innenwohnenden Erzieherin untergebracht. Die Erzieherin betreue die drei Kinder seit frühester Kindheit bis heute und sehe sich inoffiziell als ihre Pflegemutter an. Traumatisch sei nach Einschätzung der „Pflegemutter“ die erste Sommerreise für Maja (im Alter von zwei Jahren) gewesen. Die Kinder hätten auf Anweisung der Heimleitung mit anderen Betreuern mehrere Wochen verreisen müssen, da die Pflegemutter ihren Urlaub habe antreten müssen. Ein Jahr später sei die Pflegemutter für vier Monate ins Krankenhaus gekommen, weshalb die Kinder von ca. acht Erziehern im Wechsel betreut worden seien. Wieder ein Jahr später (im Alter von vier Jahren) seien drei weitere Mädchen in Majas Gruppe gekommen, worauf sie sehr eifersüchtig reagiert habe. Aufgrund von weiteren Streitereien zwischen der „Pflegemutter" und ihrem Träger sei es später (im Alter von fünf Jahren) dann zur unangekündigten Herausnahme der Kinder aus dem Kleinstheim durch die Leitung und der Unterbringung in einer anderen Heimeinrichtung gekommen. Der „Pflegemutter" gelang es, die Kinder unter der Obhut eines neuen Trägers nach vier Wochen wieder bei sich aufzunehmen. Die Pflegemutter berichtet, dass sich Maja seit dieser Zeit „unheimlich" geändert habe und seitdem die Auffälligkeiten begonnen hätten. In der vierwöchigen Unterbringung soll es zu sexuellen Übergriffen eines 9-Jährigen an Maja und ihrem Bruder (er habe ihnen die Zunge in den Mund gesteckt) und eines 15-jährigen Jungen (dieser soll seinen Penis in den Po der Kinder gesteckt haben) gekommen sein.

Die anfängliche Schulentwicklung von Maja sei insofern negativ gewesen, da sie von ihrer ersten Lehrerin als „Heimkind" abgelehnt worden sei. Nach der Umschulung im Zuge des Umzugs zur „Pflegemutter" sei die schulische Entwicklung dann sehr positiv verlaufen. Maja habe sich zur besten Schülerin entwickelt und habe anderen Schülern geholfen. Dann habe sie allerdings zunehmend weniger auf den Unterricht geachtet, „sondern sich ständig neue Möglichkeiten überlegt, das Interesse der Jungs auf sich zu ziehen". Nach der Entlassung aus der Klinik habe sie keine Schwierigkeiten gehabt, wieder voll akzeptiert in die Klasse zu kommen. In ihrer Freizeit male Maja mit Leidenschaft, besuche auch eine Kunstschule, bekomme Tanzunterricht und wolle jetzt auch ein Instrument lernen.

Maja lebe aktuell in einer Heimeinrichtung mit anderen Kindern. Die Pflegemutter habe einen eigenen erwachsenen Sohn, den sie alleine großgezogen habe, da sich ihr Partner und sie schon sehr früh getrennt hätten. Die Pflegemutter habe dann einige wechselnde Partnerschaften gehabt, aber überwiegend sei sie alleinerziehende Mutter, wie jetzt auch bei ihren Pflegekindern, gewesen.

4.13.4 Psychodynamische Überlegungen

Es ist davon auszugehen, dass durch den Ausfall der ganz frühen quasi symbiotischen Mutter-Kind-Beziehung eine wichtige Erfahrung fehlt, die mit dem Aufbau von Grundvertrauen zu tun hat und deren Ausfall eine erhöhte Vulnerabilität bedingt. Andererseits ist Maja sehr früh in eine Umwelt gekommen, die verlässliche Objektbeziehungen zur Verfügung gestellt hat. Es ist daher eher davon auszugehen, dass grundsätzlich die frühen Defizite recht gut kompensiert werden konnten. Auch die von der „Pflegemutter" aufgebrachte Hypothese, dass die sexualisierenden Verhaltensweisen von Maja auf sexuellen Missbrauch durch ältere Jungen zurückzuführen sind, hält der Therapeut, wie dies auch im Klinikbericht eingeschätzt wird, für eher unwahrscheinlich. Naheliegender erscheinen folgende Überlegungen:

Maja hatte nicht die Möglichkeit, in triangulierende Beziehungen hineinzuwachsen. Zum einen entsteht der Eindruck, dass die Pflegemutter Maja in gewisser Weise als bessere Mutter für sich vereinnahmt und sich schwer damit tut, andere in diese dyadische Beziehung hineinzulassen. Zum anderen gibt es in der Familie der Pflegemutter kein väterliches Objekt, das erste Ablösungsprozesse hätte erleichtern können. Mangels Personal hatte Maja dann nicht die Möglichkeit, eine adäquate ödipale Phase zu durchlaufen und ihre ödipalen Beziehungswünsche und die damit verbundenen sexuellen Triebwünsche persönlichkeitskonstitutiv zu verdrängen. Beides hat zur Folge, dass sie nicht das Niveau triangulierter Objektbeziehungen erreichen konnte, auf dem es ihr möglich war, ohne Angst vor Objektverlust zu tolerieren, dass emotional wichtige Bezugspersonen auch zu anderen nahe und exklusive Beziehungen haben können. Die permanente Mittelpunktseinsforderung von Maja hat vermutlich mit fehlender Bindungssicherheit zu tun. Sie hat Angst, allein gelassen zu werden, wenn sie nicht andere ständig durch werbendes und dominierendes Verhalten an sich bindet.

Die Integration von Maja in soziale Gruppen wäre in der Gruppe und durch die dortigen Erzieher zu fördern. Exemplarisch erscheint in diesem Zusammenhang, dass Maja ihre Hausaufgaben nicht, wie vorgesehen, im Schulhort macht, sondern zu Hause bei der Pflegemutter. Objektiv hat dies zur Folge, dass Maja gegenüber den anderen Schulkindern in eine Außenseiterposition gerät und bei den Erziehern eine Sonderrolle einnimmt. Die Pflegemutter begründet dies damit, dass Maja ganz viel Einzelbetreuung braucht, während sie der Einschätzung des Therapeuten nach u. a. im schulischen Bereich eher entwicklungsfördernde Frustrationen und klare Grenzen bräuchte. Was sich der Pflegemutter als Bedarf an Einzelbetreuung darstellt, ist zum Teil Folge ihrer narzisstischen Besetzung von Maja als Problemkind, das von anderen nicht verstanden wird und ihre besondere Zuwendung braucht und es ihr so ermöglicht, sich als bessere Mutter zu erweisen. Vermutlich steht die „Pflegemutter" und damit auch Maja unter einem starken Druck, gegen das Stigma des typischen Heimkindes angehen zu müssen. Gefördert werden vor allem musische Fähigkeiten, also eine Ausbildung nach dem Vorbild höherer Töchter. Hier stellt sich die Frage, inwieweit Maja überhaupt Kind sein und sich z. B. schmutzig machen und unartig sein durfte. Da die Pflegemutter tatsächlich die verlässlichste Bezugsperson ist, muss Maja als deren Aushängeschild erscheinen. Auch ist sie diejenige, die in Identifizierung mit der Pflegemutter den anderen Kindern bei den Hausaufgaben hilft. In diesen Kontext eingerückt könnte das sexualisierende Verhalten – im Kontrast zu den abverlangten Sublimierungsleistungen – als Abgrenzung gegenüber der vereinnahmenden „Pflegemutter" geradezu als deren Brüskierung verstanden werden, gleichzeitig als Ausdruck ihrer verzweifelten und appellativen Suche nach einer männlichen Bezugsperson.

Vermutlich hat die Sexualisierung vor allem aber auch Kompensationsfunktionen: Maja, die mit ihren altersgemäßen Bedürfnissen nicht gesehen worden ist, zeigt stattdessen ihren Körper. Sie benutzt also überbesetzte Partialtriebrepräsentanzen wie die Exhibition dazu, Befriedigung für Ich-Bedürfnisse zu finden und wehrt Gefühle von Ohnmacht und Hilflosigkeit aufgrund des Fehlens eines haltenden inneren Objekts durch die Aktivität ihres sexualisierenden Verhaltens ab. Vor allem aber hat die Sexualisierung im Sinne der antisozialen Tendenz eine Appellfunktion, nämlich auf die große innere Not Majas und das Versagen der Umwelt aufmerksam zu machen.

4.13.5 Diagnostische und differenzialdiagnostische Überlegungen

F94.2 G Bindungsstörung des Kindesalters mit Enthemmung vor dem Hintergrund einer histrionischen Neurosenstruktur mit schizoiden Anteilen

Intrapsychischer Konflikt nach OPD-KJ: ödipaler Konflikt aktiver Modus

4.13.6 Zielanalyse und Therapieplanung

Maja wird den Therapeuten auch als Selbstobjekt und Hilfs-Ich benötigen, das ihr ein basales Gefühl von Wertschätzung, die an keine Bedingung geknüpft ist, vermittelt und ihre Affekte stellvertretend deutet, damit sie Fähigkeiten einer eigenständigen Regulierung des Selbstwertgefühls und ihrer Affekte internalisieren und so frühe Defizite ausgleichen kann. Des Weiteren wird der Therapeut ihr einen Raum zur Verfügung stellen, in dem sie sich altersgerecht entwickeln und über das dringend benötigte triangulierende Objekt verfügen kann. Therapieziele sind die Integration von Maja in soziale Gruppen und der Abbau des altersunangemessenen und sie auch gefährdenden sexualisierenden Verhaltens. Die Szene in der Probatorik, als Maja und der Therapeut Vater und Kind gespielt haben, ist dabei so etwas wie ein Modell für die inneren Konflikte von Maja und deren Lösung: Maja braucht die Erfahrung, dass sie ein männliches Objekt auch ohne Sexualisierung für sich einnehmen kann. Sie muss erfahren, dass zwei Parteien, nämlich die Pflegemutter und der Therapeut, auch miteinander kooperieren können, ohne dass jemand tot sein oder es zu einer Spaltung kommen muss. Der therapeutische Handlungsbedarf wird noch dadurch verstärkt, dass sich Maja mit ihrem Verhalten hier objektiv in Gefahr begibt.

Einen Unsicherheitsfaktor stellt bei der Behandlung eher die „Pflegemutter" dar, die – bei aller Bereitschaft sich für das Wohl des Mädchens zu engagieren und aller erklärten Compliance – in der Therapie doch leicht eine Konkurrenz sehen könnte, die sie narzisstisch kränkt. In den begleitenden Elterngesprächen mit der Pflegemutter wird es daher darum gehen, diese in ihrer Bedeutung für Maja zu stärken und gleichzeitig die Notwendigkeit von Ablösungsschritten zu unterstreichen.

4.14 Wählerisches Essverhalten

4.14.1 Vorstellungsgrund und Problematik

Die Mutter kommt mir ihrer 4,8-jährigen Tochter Lara auf Empfehlung des behandelnden Kinderarztes in die ambulante Therapie. Die Mutter berichtet im Erstgespräch, dass bei ihrer Tochter bereits im Verlauf der Schwangerschaft eine Wachstumsretardierung festgestellt und sie auf eine mögliche

Behinderung „vorbereitet“ worden sei. Mittlerweile sei nach umfangreichen Testungen sowie bei bekannter Mikrozephalie klar, dass Lara unter einer leichten Intelligenzminderung leide. Aufgrund ihrer Entwicklungsverzögerung in den Bereichen der Sprache und der sensorischen Integration befinde sie sich bereits seit längerem in Behandlung (Ergotherapie, Logopädie). Zwar bestehe eine sehr gute Anbindung an das sozialpsychiatrische Zentrum (SPZ) und die Mutter versuche, ihre Tochter nach „all ihren Möglichkeiten“ zu fördern, doch zeige Lara weiterhin (seit ihren ersten Lebensmonaten) große „Probleme mit dem Essen“, denen die Mutter hilflos gegenüber stehe. So sei das Stillen erst nach vierwöchiger Flaschenernährung möglich gewesen und die Umstellung von Breikost auf „richtiges Essen“ sei sehr problematisch verlaufen. Zeitweise habe die Mutter sogar unter der Angst gelitten, ihre Tochter könne verhungern, weshalb sie immer sehr auf das Essen ihrer Tochter fixiert gewesen sei. Bis heute zeige Lara ein überaus wählerisches Essverhalten sowie eine besondere Vorliebe für Süßigkeiten.

Vor diesem Hintergrund sowie ihrer motorischen Unruhe gestalte sich der Alltag, besonders das gemeinsame Essen, höchst problematisch.

4.14.2 Psychopathologischer Untersuchungsbefund

Intrauterine Wachstumsretardierung, Mikrozephalie und Fieberkrämpfe in der Anamnese. Lara habe im ersten Lebensjahr Physiotherapie erhalten. Es bestehe eine intensive Anbindung an das SPZ mit umfangreichen testpsychologischen Untersuchungen. Es habe einen stationären Aufenthalt vor einem Jahr gegeben und Lara befinde sich in logopädischer und ergotherapeutischer Behandlung.

Lara ist ein sehr schmächtiges, altersentsprechend und ordentlich gekleidetes Mädchen. Insgesamt zeigt sie sich sehr offen für Außenreize und bewegt sich im Verlauf des ersten Kontakts bereits selbstständig durch den Behandlungsraum. Dabei verweilt sie meist nur kurz und probiert die unterschiedlichen Musikinstrumente aus. Aufgrund ihrer Umtriebigkeit gestaltet sich die Kontaktaufnahme zunächst recht schwierig, da sie, sobald der Therapeut sich verbal auf ihr Handeln bezieht, meist schon wieder woanders ist. Für die Kontaktaufnahme über die Musik zeigt sich Lara jedoch deutlich empfänglicher. Zudem scheint sie besonders das Puppenhaus zu interessieren, sie verweilt dort länger und spielt „Schlafen, Wecken, Essen“. Hier wird eine verbale Kontaktaufnahme sowie ein verbales Spiegeln erstmals möglich. In der Hängematte gelingt es ihr, zur Ruhe zu finden, indem sie sich von der Mutter schaukeln lässt. Im Rahmen der dritten Stunde entdeckt Lara ein Mikrofon und einen Verstärker, was ihren Wunsch, sich verbal mitzuteilen, deutlich zu verstärken scheint (sie plappert und lautiert hinein). Die Mutter zeigt sich im Kontakt äußerst bemüht und versucht, ihre Tochter zu unterstützen. Im Einzelgespräch kann sie jedoch auch von ihren Versagensgefühlen aufgrund der Behinderung ihrer Tochter sowie damit verbundenen Ängsten berichten. Es zeigt sich auf ihrer Seite eine hohe Erwartungshaltung an die Therapie, was beim Therapeuten teilweise das Gefühl von Vereinnahmung auslöst.

Lara ist bewusstseinsklar und zu allen Inhalten voll orientiert. Es gibt keine Hinweise auf mnestische Störungen, Zwangsphänomene oder psychotisches Erleben. Die affektive Lage von Lara zeigt sich insgesamt regelrecht. Suizidale Tendenzen sind keine vorhanden. Die Aufmerksamkeit und Konzentration zeigen sich entsprechend der Intelligenzminderung. Die motorische Unruhe von Lara sowie ihre geringe Fähigkeit sich affektiv mitzuteilen lösen Unsicherheit und Fassungslosigkeit beim Therapeuten aus. Es kommt die Frage auf, wie viel Nähe der Therapeut eingehen kann, ohne Lara zu überfordern. Gleichzeitig ist in der Gegenübertragung der Wunsch spürbar, Lara einzubinden.

Die vorherrschenden Abwehrmechanismen sind Regression, Affektisolation, Wendung gegen den eigenen Körper und Verschiebung.

4.14.3 Anamnese und Biografie

Lara sei gemeinsam mit ihrer zwei Jahre jüngeren Schwester bei den Eltern in einer zunächst harmonischen und behüteten Familienatmosphäre aufgewachsen. Aufgrund anhaltender Ehekonflikte sei erst kürzlich die Trennung der Eltern erfolgt. Der Vater sei aus dem gemeinsamen Haus ausgezogen. Aktuell bestehe zwischen den Eltern lediglich Kontakt über die Anwälte, da die Sorgerechts-, Unterhalts- und Umgangsrechtfragen noch nicht geklärt seien. Die Mutter (35 Jahre, Beamtin) sei aktuell in Teilzeitform berufstätig. Sie stehe in einer sehr engen Beziehung zu ihrer Tochter und versuche, sie nach ihren Möglichkeiten zu fördern, wobei sie sich selbst als „manchmal zu ungeduldig" beschreibt. Bereits seit der Geburt von Lara leide die Mutter aufgrund deren Behinderung phasenweise unter Versagensgefühlen, aber auch unter Ängsten, besonders in Bezug auf die Ernährung ihrer Tochter.

So berichtet die Kindsmutter, dass sie selbst unter einer Anorexie leide und sich in begleitender Behandlung befinde. Der Vater (37 Jahre, Arzt) stehe grundsätzlich in einem positiven Kontakt zu seiner Tochter, doch zeige er sich aktuell und seit der Trennung als „äußerst unzuverlässig". In Bezug auf die psychotherapeutische Behandlung habe er sich sehr positiv ausgesprochen, doch erwarte die Mutter von ihm keine aktive Teilnahme.

Lara besuche aufgrund der Berufstätigkeit beider Elternteile bereits seit ihrem ersten Lebensjahr einen integrativen Kindergarten. Die Integration in den Gruppenalltag sei ihr schnell und ohne übermäßige Trennungsängste gelungen. Bis heute gehe sie am Morgen meist gerne in den Kindergarten und verfüge in ihrer Gruppe über zwei enge Freunde. Ihre Einschulung sei vorerst in ca. zwei Jahren geplant.

Zu ihrer jüngeren Schwester habe Lara eine gute Beziehung und sie zeige ein liebevolles Verhalten ihr gegenüber.

Seit der Trennung der Eltern lebe Lara gemeinsam mit ihrer Schwester bei der alleinerziehenden Mutter und besuche täglich bis 15 Uhr den Kindergarten. Die finanziellen Verhältnisse beschreibt die Mutter als grundsätzlich gesichert, doch stehe die Verhandlung bezüglich der Unterhaltszahlungen von Seiten des Vaters noch aus. Der Kontakt zum Vater gestalte sich aktuell unregelmäßig. In ihrer Freizeit schaue sich Lara „liebend gern" Bilderbücher an, bekomme Geschichten vorgelesen und turne gerne. Die Mutter versuche zudem regelmäßig, mit ihren Töchtern positive Aktivitäten zu unternehmen.

4.14.4 Psychodynamische Überlegungen

Auffällig erscheint, dass die Mutter die Behinderung der Tochter offenbar leugnet und nicht erkennt, wie aussichtslos ihre Bemühungen sind. Vermutlich haben sich hier früh intrapsychische Strukturen entwickelt, die von Ausgeliefertsein und Ohnmacht gekennzeichnet sind. Die Mutter zeigt sich sehr ambivalent (Überfürsorge, Überängstlichkeit, gleichzeitig gibt sie ihr Kind oft und schnell ab), was vermuten lässt, dass es ihr schwerfällt, ihr behindertes Kind mit diesem Entwicklungsdefizit anzunehmen. Deshalb will sie die Behinderung nicht wahrhaben und lässt keine Bemühungen aus. Bereits im Schwangerschaftsverlauf (Wachstumsretardierung) wird die Mutter aufgrund der angekündigten Behinderung ihrer Tochter vermutlich massive Ängste und Unsicherheiten erlebt haben. So berichtet sie, auch im Anschluss an die Geburt unter starken Versagens- und Schuldgefühlen gelitten zu haben, die vermutlich die Einnahme einer überbehütenden Haltung förderten. Zwar erfuhr Lara auf diesem Weg bereits in der oralen Phase eine sehr intensive Zuwendung, indem die Mutter stets versuchte, ihre Bedürfnisse unmittelbar zu befriedigen, doch war es ihr somit nicht möglich, eine differenzierte Wahrnehmung eigener Bedürfnisse und Gefühle zu entwickeln. So hatte die an Anorexie leidende Mutter Angst davor, ihr Kind nicht ernähren zu können, etwas falsch zu machen, da es von Geburt an Schwierigkeiten mit der Ernährung gab. Andererseits erkennt die Kindsmutter aber auch, dass sie durch ihr Verhalten ein unselbstständiges Essverhalten ihrer Tochter fördert, wobei sie über eine projektive Identifizierung die Tochter ihre eigene Hilflosigkeit und Angst erleben lässt. Da die Triebimpulse des Kleinkindes nicht stellvertretend gedeutet wurden, ist die Antriebsbasis bis heute wenig differenziert und mental nicht repräsentiert. Die zunehmenden Paarkonflikte sowie die Geburt der kleinen Schwester führten dazu, dass Lara einen Großteil der elterlichen Aufmerksamkeit verlor. Dies und die frühe Fremdbetreuung (Kindergarten) bei noch unzureichend autonomen Fähigkeiten wird bei Lara einerseits zu massiven Überforderungsgefühlen geführt, andererseits ihre Objektverlustängste verstärkt haben. Der Vater scheint Lara insgesamt kein ausreichendes Beziehungsangebot unterbreitet zu haben. Dies verhinderte in Kombination mit der bindenden Aufmerksamkeit der Mutter und dem zunehmenden Loyalitätsdruck (Trennung/Konflikte der Eltern) den Triangulierungsprozess. Ihre damit einhergehenden Kränkungsgefühle scheint Lara abzuwehren.

Die Fütterstörung ist so auch als regressive Symptomatik und als eine Form der Aggressionsäußerung und Abgrenzung zu verstehen, denn Lara spürt, dass sie so wie sie ist nicht akzeptiert wird. Sie kann ihre Hilflosigkeit und ihren Ärger aber nicht anders zum Ausdruck bringen als das Essen zu verweigern. So gelingt es ihr, sich zumindest in einem Teilbereich als selbstbestimmt wahrzunehmen. Indem Lara die Nahrung verweigert, gelingt es ihr zudem, ihre aufkeimende Trennungsaggression aufgrund der fehlenden Abgrenzung, aber auch wegen der erfahrenen Ermangelung bezüglich der empathischen Annahme, gegen das versagende mütterliche Introjekt zu wenden und damit einhergehende anbrandende aversive Gefühle abzuwehren.

4.14.5 Diagnostische und differenzialdiagnostische Überlegungen

F98.2 G Fütterstörung im frühen Kindesalter; F70.0 G leichte Intelligenzminderung; F83 G kombinierte Entwicklungsstörung; Q02 Mikrozephalie, vor dem Hintergrund einer schizoiden Neurosenstruktur sowie strukturellen Defiziten

Intrapsychischer Konflikt nach OPD-KJ: Unterwerfung versus Kontrolle aktiver Modus

4.14.6 Zielanalyse und Therapieplanung

Ziel in der Therapie ist es, Lara das Gefühl zu vermitteln, dass der Therapeut eben nicht von ihr erwartet, besser zu sein. Sie wird die Erfahrung machen, dass dieser ihr durch empathische Zuwendung ermöglicht, sich so wie sie ist (mit ihrer Behinderung) angenommen zu fühlen. Der Therapeut wird ihr als Halte- und Containerfunktion zur Verfügung stehen und ihr Objektkonstanz vermitteln sowie Lara in ihrer (körperlichen) Selbstwahrnehmung fördern. Es gilt, ihr einen Zugang zu sich und ihren abgewehrten Gefühlen zu eröffnen. Hier eignet sich die Musiktherapie sehr gut. Lara wird im Rahmen der Therapie im Aufbau einer differenzierteren Wahrnehmung eigener Gefühle und Bedürfnisse sowie der Leib-Wahrnehmung gefördert werden, auch durch musikalischen Ausdruck und Begleitung.

Wichtig wird es sein, neue Bewältigungsmöglichkeiten zu erarbeiten, die es Lara ermöglichen, zu einem Gleichgewicht in der Selbstregulation sowie der Beziehungsgestaltung zu finden. Konkret wird die Förderung der körperlichen Selbstwahrnehmung so aussehen, dass die Kindsmutter ihre Tochter bspw. in der Hängematte schaukelt, während sie die Bewegung des Schaukelns aufgreifend ein Wiegenlied singt und der Therapeut sie am Klavier begleitet. Ziel dabei ist, Lara zu beruhigen und ihr die Möglichkeit zu geben, ihren Blick nach innen zu wenden. Auch soll als Gemeinsamkeit ein Lied gestaltet werden, was das Bedürfnis wecken soll, die eigene Wahrnehmung im anderen bestätigt zu finden. Hier kommt die spiegelnde und resonanzgebende Funktion der Musik zum Einsatz.

Wichtig ist zudem eine Flexibilisierung der Abwehrorganisation: Lara wird lernen, sich stärker auf ein Gegenüber zu beziehen. Insgesamt gilt es, hierfür ihre Kommunikations- und Empathiefähigkeit zu fördern. Lara wird die dringend benötigte Spiegelung erfahren sowie den Raum erhalten, sich selbst im Symbolspiel auszudrücken und sich somit in ihren vitalen, aber auch aversiven und aggressiven Anteilen zu erfahren. Unter Zuhilfenahme von Intermediär-Objekten (Musik, Rollenspiele) soll eine dialogische Einbindung Laras stattfinden. Es soll ihr zunehmend möglich werden, Nähe und Distanz zu regulieren sowie sich angstfreier auf ein gegenüber zu beziehen. Aktuell scheinbar noch zusammenhangslose Aktionen von Lara sollen im Rahmen der Therapie über die Musik verbunden werden, sodass sie sich als „so wie sie ist“ angenommen erleben und gleichzeitig bewusster in ihrem Handeln wahrnehmen kann. Insgesamt soll somit angeregt werden, sich selbst zu spüren, wahrzunehmen und auszuprobieren, um ihren bisher begrenzten Handlungsspielraum zu erweitern und somit insgesamt positiv auf ihre Entwicklung und Selbstwahrnehmung einzuwirken. Dabei wird das Betrauern der eigenen Begrenztheit aufgrund der Behinderung ebenfalls Berücksichtigung finden.

Im Rahmen der Bezugspersonenstunden soll im besten Fall mit beiden Elternteilen ein psychodynamisches Grundverständnis vermittelt werden. Es gilt, bei den Eltern zudem eine differenzierte Wahrnehmung in Bezug auf die phasenspezifischen Bedürfnisse ihrer Tochter zu fördern. Der Vater soll, falls möglich, dazu motiviert werden, aktiv auf seine Tochter zuzugehen und ihr ein positives Beziehungsangebot zu unterbreiten (Triangulierungsfunktion). Insgesamt wird eine sehr intensive Zusammenarbeit mit der Mutter sowie den weiteren Fachtherapeuten angestrebt, um die weitere Entwicklung von Lara unterstützen zu können und sie in ihren autonomen Fähigkeiten, entsprechend ihrer Möglichkeiten, zu fördern.

Besonders in Bezug auf die Fütterstörung soll die Mutter intensiv in die Behandlung eingebunden und ihr ein psychodynamisches Grundverständnis vermittelt werden. Sie wird dazu angeleitet, ihrer Tochter einerseits den dringend benötigten Halt zu vermitteln und ihr gleichzeitig auch entwicklungsangemessene Frustrationen zuzumuten (z. B. auch in der Essenssituation). Wichtig ist, mit der Mutter deren eigenen Konflikt in Bezug auf die Problematik zu thematisieren. So benötigt sie ebenfalls Unterstützung, da sie die Behinderung der Tochter leugnet und deshalb ihre Aussichtslosigkeit und Bemühungen erkennen und betrauern muss.

5 Falldarstellungen aus der Therapie mit Jugendlichen und jungen Erwachsenen

5.1 Tickende Bombe

5.1.1 Vorstellungsgrund und Problematik

Die 16-jährige Sophie kommt auf Empfehlung des behandelnden Kinder- und Jugendpsychiaters sowie in Begleitung eines Betreuers ihrer Wohngruppe in die Psychotherapie. Von Seiten des Betreuers wird berichtet, dass Sophie aktuell für eine Woche der Schule verwiesen sei, da sie im Rahmen einer Konfliktsituation damit gedroht habe, „jemanden oder sich selbst etwas anzutun". Insgesamt sei Sophie meist gereizt und tendiere bei Gefühlen der „Benachteiligung oder Zurücksetzung" zu impulsiven Ausbrüchen, Selbstverletzungen oder auch Essattacken (große Mengen Süßigkeiten). Zudem ziehe sie sich zunehmend zurück und verbringe ihre Zeit alleine in ihrem Zimmer. Sie selbst berichtet, dass sie sich in der letzten Zeit „meist leer und traurig", aber auch wie eine „tickende Bombe" fühle, die drohe „zu explodieren". Sie sei ausschließlich zufrieden, wenn sie alleine an ihrem Zeichenbrett sitze (intensive kreative Beschäftigung). Von ihrer Mutter fühle sich Sophie stark abgelehnt, abgeschoben sowie unerwünscht; ihre „ständigen Lügen" könne sie einfach nicht mehr ertragen, was an den Besuchswochenenden meist zu heftigen Konflikten führe. Aktuell mache sich Sophie zudem große Sorgen um ihre kleine Schwester, die noch bei der Mutter lebe und ihre „einzige Vertraute" sei. So beschäftige sich die Schwester seit ca. ½ Jahr damit, ebenso wie die Patientin eine „Lesbe" zu sein, obwohl sie „ja noch gar keine Ahnung davon habe". Auch bezüglich ihrer älteren Schwester habe Sophie das Gefühl, diese schützen zu müssen, da sie nach ihrem „Outing" (Homosexualität) vor einem Jahr von der Mutter geschlagen worden sei.

5.1.2 Psychopathologischer Untersuchungsbefund

In der Anamnese findet sich eine umschriebene Entwicklungsstörung, aufgrund derer logopädische und ergotherapeutische Behandlung erfolgte. Sophie habe bereits eine ambulante Psychotherapie (Kinderschutzbund) gemacht und sei wiederholt in der Kinder- und Jugendpsychiatrische vorstellig geworden. Sie werde aktuell mit Fluoxetin behandelt.

Bei der Patientin handelt es sich um ein körperlich altersgerecht entwickeltes, eher maskulin wirkendes und sehr adipöses Mädchen, das im Rahmen des Erstgesprächs einen sehr aufgebrachten, latent aggressiven und unruhigen Eindruck vermittelt. Insgesamt zeigen sich deutlich ihre mangelnde Impulskontrolle, ihre Tendenz zur projektiven Abwehr bzw. zur feindseligen Attribuierung. Ihre affektive Lage ist zum depressiven Pol verschoben, teils dysphorisch gestimmt. Der Antrieb ist herabgesetzt. Selbstverletzendes Verhalten sowie Essattacken bei massiver innerer Anspannung sowie in Konfliktsituationen werden deutlich. Hinweise auf mnestische Störungen, psychotisches Erleben oder Zwangsphänomene gibt es nicht. Die Konzentration und Aufmerksamkeit zeigen sich beeinträchtigt. Alkohol-, Drogen- oder Medikamentenabusus werden glaubhaft verneint. Sophie äußert sich offen bezüglich ihrer zeitweise auftretenden Selbstmordgedanken, kann sich allerdings von akuten suizidalen Tendenzen glaubhaft distanzieren. In der Gegenübertragung empfindet die Therapeutin einerseits deutliches Mitgefühl in Anbetracht der offensichtlichen Verzweiflung und Bedürftigkeit der Patientin, im weiteren Verlauf stellt sich zunehmend aber auch das Bedürfnis ein, eigene Grenzen zu wahren. Auch fühlt sich die Therapeutin bezüglich ihrer schweren emotionalen Zugänglichkeit sehr angestrengt. Sie spürt auch Vorsicht aufgrund der Tendenz von Sophie zu Entwertungen und Anklagen ihres Gegenübers.

Dominierende Abwehrmechanismen sind Spaltung, Verdrängung, Affektisolation, Regression, Verschiebung sowie Wendung gegen das Selbst bzw. den eigenen Körper.

5.1.3 Anamnese und Biografie

Sophie sei als viertes von insgesamt sechs Kindern bei den leiblichen Eltern in einer angespannten Familienatmosphäre aufgewachsen. Vor einigen Jahren sei die Trennung der aus der Türkei stammenden Eltern erfolgt und Sophie sei gemeinsam mit ihren Geschwistern bei der alleinerziehenden Mutter verblieben. Die Mutter (+ 32 Jahre, ohne Ausbildung) wird von Sophie als sehr kühl, stets überfordert und überaus ängstlich beschrieben. So habe Sophie „nie etwas alleine machen dürfen", da die Mutter befürchtet habe, ihr könne etwas zustoßen. Insgesamt habe sie sich im Kontakt zur Mutter nie als „erwünscht" empfunden, was die Mutter allerdings nicht zugeben wolle. Vonseiten des Betreuers wird berichtet, dass die Mutter immer wieder versuche, die Gespräche in der Jugendhilfeeinrichtung zu verschieben und die Besuchskontakte auf ein Minimum zu reduzieren. Zudem plane sie aktuell, aufgrund ihrer Überforderung mit ihrer Erziehungsaufgabe, auch den jüngeren Bruder (dieser leide an ADHS) in einer Jugendhilfeeinrichtung unterzubringen. Die Mutter befinde sich bereits seit mehreren Jahren in psychotherapeutischer und medikamentöser Behandlung. Zu ihrem Vater (+36 Jahre, ebenfalls ohne Ausbildung) stehe Sophie grundsätzlich in einem besseren Kontakt, doch sei dieser aufgrund seiner beruflichen Belastung (Schichtdienst, Pizzalieferant in den Abendstunden) auch sehr begrenzt. Aufgrund der eskalierenden Konflikte zwischen Sophies Schwester und der Mutter habe er nun seine älteste Tochter bei sich aufgenommen. Nach der Trennung der Eltern habe der Kindsvater die Kinder jeden Sonntagnachmittag besucht. Besonders zu ihren Schwestern stehe Sophie in einer engen Beziehung, die von großen Verantwortungsgefühlen ihrerseits geprägt sei. Die älteste Schwester habe sich ca. vor einem Jahr offiziell „geoutet", was innerhalb der Familie für Konfliktpotenzial gesorgt habe.

Die Schwangerschaft und Geburt mit Sophie seien regelrecht verlaufen. Der Vater habe sich jedoch, im Gegensatz zu seiner Frau, zunächst klar gegen ein weiteres Kind ausgesprochen. Bereits im Verlauf der ersten Lebensjahre seien bei Sophie deutliche Entwicklungsverzögerungen sowohl im sprachlichen als auch im motorischen Bereich aufgefallen. Deshalb sei sie im Rahmen der Frühförderung logopädisch sowie ergotherapeutisch behandelt worden.

Im Alter von drei Jahren sei Sophie in den Kindergarten gekommen, doch sei es ihr auch aufgrund ihrer sprachlichen Defizite schwergefallen, sich in die Gruppe zu integrieren. Insgesamt habe sie häufig ihr Spiel gewechselt und habe im Kontakt zu Gleichaltrigen sehr aggressiv und grenzüberschreitend reagiert. Im Verlauf der Grundschule seien schließlich die massiven Konzentrations- und Aufmerksamkeitsdefizite auffällig geworden. Innerhalb der Klassengemeinschaft habe Sophie eine Außenseiterrolle eingenommen und habe auch im außerschulischen Bereich nur begrenzt über soziale Kontakte verfügt. Aufgrund ihrer Leistungsprobleme sowie ihrer Aufmerksamkeits- und Konzentrationsprobleme besuche Sophie aktuell eine Förderschule. Auch im schulischen Alltag ziehe sie sich verstärkt zurück, fühle sich häufig abgelehnt oder benachteiligt, was bereits wiederholt in impulsiven Ausbrüchen geendet sei.

Seit drei Jahren sei Sophie in einer Intensivwohngruppe der Jugendhilfe untergebracht, in der sie sich grundsätzlich wohlfühle. An den Wochenenden besuche sie regelmäßig ihre Mutter, doch komme es im Rahmen dessen immer wieder zu heftigen Auseinandersetzungen. Sophie bezeichnet sich selbst sehr nüchtern wirkend als „Lesbe", diesbezügliche Erfahrungen oder auch gegengeschlechtliche sexuelle Erfahrungen habe sie noch keine gesammelt. Über engere soziale Kontakte oder Freunde verfüge sie nicht, lediglich ihre jüngere Schwester bezeichnet sie als „Vertraute". In ihrer Freizeit beschäftige sie sich am liebsten mit Zeichnen und ziehe sich dafür an ihren Zeichentisch zurück.

5.1.4 Psychodynamische Hintergründe

Sophie wuchs in einer von der massiven Überforderung der Mutter sowie der Abwesenheit des Vaters geprägten Familienatmosphäre auf, in der sie als eines von sechs Kindern ein völlig unzureichendes Maß an liebevoller und empathischer Zuwendung erfuhr. Die psychisch kranke Mutter scheint bereits früh unter Ängsten gelitten zu haben, was bei sonst eher kühler und distanzierter Haltung überbehütende Tendenzen schürte und eine empathische Spiegelung der Bedürfnisse Sophies unmöglich werden ließ. So erlebte die Patientin das mütterliche Objekt einerseits als ablehnend kühl, andererseits als einschränkend und ihre Autonomie beschneidend, was die Entwicklung einer höchst ambivalenten Bindung begünstigte. Insgesamt war es Sophie vor diesem Hintergrund nicht möglich, gute und haltgebende innere Objektrepräsentanzen aufzubauen. Bei permanenter Frustration ihrer primären Bedürfnisse sowie Beschneidung ihrer autonomen Strebungen entstand eine massive narzisstische Kränkungswut, die sie zunehmend gegen das eigene Selbst und die negativen Introjekte zu richten begann. Ihr bereits frühkindlich gezeigtes hypermotorisches Verhalten kann in diesem Zusammenhang als ein

Ausdruck bzw. als Abwehr der aufgestauten Trennungsaggressionen und aversiven Impulse gedeutet werden. Insgesamt zog sie sich bereits im Kindergartenalter von der Objektwelt in ihre Eigenwelt zurück, was sich in fehlenden sozialen Kontakten und aggressiven Impulsdurchbrüchen manifestierte. Auch heute erlebt sie den Rückzug aus der Objektwelt (Fantasiewelt/Zeichnen) neben der Wendung gegen das Selbst (Selbstverletzungen) als einzige Möglichkeit, die massiven Gefühle von Frustration und Kränkung zu regulieren.

In Bezug auf den Vater scheint eine ausgeprägte Idealisierung vorzuliegen, die es der Patientin aktuell ermöglicht, sich den zumindest teilweisen Objekterhalt zu sichern. Die Triangulierung konnte jedoch einerseits vor dem Hintergrund der beruflich bedingten Abwesenheit des Vaters, andererseits der stark bindenden Haltung der Mutter nicht vollständig vollzogen werden. In Bezug auf die eigene Unterbringung in der Wohngruppe, im Gegensatz zu der Aufnahme der Schwester von Seiten des Vaters, lassen sich massive narzisstische Kränkungsgefühle vermuten. Diese scheint Sophie über eine Verkehrung ins Gegenteil (Bedürfnis nach Schutz der älteren Schwester) sowie die Identifikation mit dieser (Homosexualität) abzuwehren. Hinter dieser wie selbstverständlich geäußerten homosexuellen Orientierung der Patientin, die jeglicher Erfahrung entbehrt, steht vermutlich auch eine Muttersehnsucht, nämlich die zu ihr quasi nicht bestehende Objektbeziehung durch eine Identifizierung mit der Mutter zu ersetzen. Die depressive Symptomatik wie auch ihre Essattacken sind als symbolischer Ausdruck ihrer drängenden oral-kaptativen Bedürfnisse zu verstehen, die sie weder bewusst wahrzunehmen noch auszudrücken vermag; also als eine Verarbeitung im regressiven Modus, über die es ihr gelingt, die Konfliktspanne zwischen Autonomie und Abhängigkeit zu regulieren.

5.1.5 Diagnostische und differenzialdiagnostische Überlegungen

F32.1 G mittelgradige depressive Episode; F50.4 G Essattacken bei anderorts klassifizierten psychischen Störungen; F63.8 G sonstige Störungen der Impulskontrolle; F90.0 G einfache Aktivitäts- und Aufmerksamkeitsstörung vor dem Hintergrund einer emotional-instabilen Neurosenstruktur mit schizoiden Anteilen

Insgesamt steht der Verdacht F60.31 emotional-instabile Persönlichkeitsstörung (Borderline-Typ) im Raum, den es im Verlauf der Therapie dringend zu prüfen gilt.

Intrapsychischer Konflikt nach OPD-KJ: Identitätskonflikt aktiver Modus und Nähe versus Distanz aktiver Modus

5.1.6 Zielanalyse und Therapieplanung

Ziel der Behandlung wird es insgesamt sein, Sophie einen differenzierteren Zugang zu ihren eigenen Gefühlen und Bedürfnissen zu vermitteln. In Anbetracht ihrer Struktur wird es zunächst jedoch darum gehen, überhaupt eine vertrauensvolle und belastbare therapeutische Arbeitsbeziehung zu etablieren, in der sie sich sicher und gehalten erleben kann. Es soll ihr somit möglich werden, sich schrittweise zu öffnen und bei empathischer Spiegelung eigene Bedürfnisse und Gefühle zu erspüren. Insgesamt wird es notwendig sein, den Aufbau innerer Objekt- und Selbstrepräsentanzen zu fördern, die eine Containerfunktion besitzen. Im Setting wird die Therapeutin sich hierzu als stützendes Objekt anbieten, das zeitweilig eine Containment-Funktion übernimmt, damit Sophie wieder einen Zugang zu sich selbst finden kann. Sie soll die Erfahrung sammeln können, in der Therapie Zuwendung, Raum und Wertschätzung zu finden sowie ihre Gefühle offenbaren zu können, ohne den Objekterhalt fürchten zu müssen. Sophie wird lernen, sowohl aggressive als auch rezeptive Impulse als sinnvoll und notwendig anzunehmen und angemessene Ausdrucksformen zu finden. Gleichzeitig wird sie darin gefördert werden, sich in ihrer eigenen Bedürftigkeit, ihren Schwächen aber auch mit den durchaus vorhandenen Stärken an- bzw. wahrzunehmen. Es gilt zudem, eine stärkere libidinöse Besetzung der Objektwelt voranzutreiben, um den Aufbau eines altersentsprechenden sozialen Lebens zu erzielen. Somit soll auch ein alternativer Erfahrungsraum für das Erleben von Selbstwirksamkeit geschaffen werden. Insgesamt wird ein supportiver und ressourcenorientierter Interventionsstil verfolgt, sodass Sophie die Möglichkeit erhält, einen Zugang zu ihren vitalen Anteilen zu finden und ihre Fähigkeit zur selbstständigen Emotionsregulation zu verbessern. Es gilt, ihre autonomen Fähigkeiten zu fördern und ihr zu einer stärkeren bzw. selbstfürsorglichen Abgrenzung von der Mutter zu verhelfen. Im weiteren Verlauf wird es notwendig sein, die aus der Beziehung zu den Primärobjekten stammenden Wut- und Kränkungsgefühle, die z. B. vor dem Hintergrund der Versagung ihrer Autonomieentwicklung, aber auch ihrer Unterbringung entstanden, zugänglich zu machen und konfliktzentriert zu bearbeiten.

Im Rahmen der Bezugspersonenstunden gilt es, den Eltern sowie den Betreuern der Patientin ein grundlegendes Verständnis der psychodynamischen Hintergründe zu vermitteln. Zudem soll eine Haltung gefördert werden, die es Sophie über die Erfahrung von ausreichend Sicherheit und Halt ermöglicht, sich anvertrauen und öffnen zu können. Besonders auf Seiten der Mutter gilt es, zu dem Aufbau einer klaren Haltung beizutragen und sie für die inneren Nöte ihrer Tochter zu sensibilisieren. Insgesamt gilt es auf Seiten der Bezugspersonen zum Aufbau einer differenzierten Wahrnehmung bezüglich der phasenspezifischen Bedürfnisse von Sophie beizutragen, sodass es ihnen gelingt, ihre voranschreitende Autonomieentwicklung zu fördern.

5.2 Frühe Übergriffe

5.2.1 Vorstellungsgrund und Problematik

Die 15-jährige Ada wird in Begleitung ihrer Mutter sowie im Anschluss an eine stationäre Behandlung in der Praxis vorgestellt. Die stationäre Aufnahme sei aufgrund eines geplanten Suizidversuchs erfolgt, der durch eine Freundin von Ada habe verhindert werden können (Sprung aus dem Fenster). Bereits seit längerem zeige Ada sich häufig sehr traurig, lust- und freudlos sowie niedergeschlagen. Sie leide zudem unter starken Schlafstörungen und Albträumen, in denen sie bestimmte Situationen ihrer Vergangenheit immer wieder erlebe und schließlich „schweißgebadet" und „voller Angst" erwache. Bis zur Trennung der Eltern sei sie sowie ihre Mutter vom Vater geschlagen worden. Im Rahmen des stationären Aufenthalts habe Ada jedoch erstmals geäußert, dass sie von seiner Seite zudem sexuell missbraucht worden sei. Aktuell bestehe kein Kontakt zu ihm, doch habe zwischen den Eltern in den letzten Jahren bezüglich des Sorgerechts ein „erbitterter Kampf" geherrscht. Dieser Kampf sei erst zu Beginn des Jahres für die Mutter entschieden worden. Insgesamt erlebe Ada immer wieder extreme Angstzustände in spezifischen Situationen und sei grundsätzlich sehr schreckhaft und angespannt. Auch mit der Mutter komme es immer wieder zu heftigen Konflikten, auf die Ada mit Selbstverletzungen (z. B. mit einem Glätteisen oder den Fingernägeln) reagiere. Auch ihre schulische Leistung habe in den letzten Jahren stark nachgelassen, sodass aktuell die Versetzung gefährdet sei.

5.2.2 Psychopathologischer Untersuchungsbefund

Ada ist körperlich gesund, bisherige Psychotherapien bis auf den Klinikaufenthalt habe es keine gegeben. Es habe eine Sprachtherapie im Grundschulalter und ein stationärer Aufenthalt nach Suizidversuch gegeben. Im Rahmen einer psychiatrischen Vorstellung sei die Diagnose ADHS gestellt worden; eine medikamentöse Behandlung sei jedoch abgelehnt worden. Zudem habe die Mutter bereits vor Jahren Unterstützung im Rahmen einer Erziehungsberatung gesucht.

Bei Ada handelt es sich um ein körperlich altersgerecht entwickeltes und leicht übergewichtiges Mädchen, das, wie sich im Verlauf der probatorischen Sitzung besonders an ihrer Haarfarbe zeigt, häufig ihr Erscheinungsbild wechselt. Im Kontakt zeigt sie sich schüchtern, ratlos und zunächst nur schwer auf emotionaler Ebene erreichbar. Deutlich werden zudem ihre Schreckhaftigkeit sowie ihre innere Anspannung. Ihre affektive Lage ist insgesamt niedergestimmt und ängstlich getönt, bei gemindertem Antrieb und leicht herabgesetzter Schwingungsfähigkeit. Sie leidet unter Schlafstörungen und Albträumen sowie Angstzuständen im Kontakt mit spezifischen Triggersituationen. Auch neigt sie zu selbstverletzendem Verhalten bei massiver innerer Anspannung in Konfliktsituationen. Es gibt keine Hinweise auf mnestische Störungen oder psychotisches Erleben. Es zeigen sich keine Zwangsphänomene.

In der Gegenübertragung empfindet die Therapeutin deutlich schützende Impulse und innere Anteilnahme bezüglich ihrer offensichtlichen Verletzbarkeit. Es werden jedoch zunehmend auch Irritation und Anstrengung aufgrund ihrer teils sehr widersprüchlichen Haltung sowie ihrer schweren emotionalen Zugänglichkeit spürbar. Dominierende Abwehrmechanismen sind Spaltung, Verdrängung, Affektisolation sowie Wendung gegen das Selbst bzw. den eigenen Körper.

5.2.3 Anamnese und Biografie

Ada sei bis zu ihrem zehnten Lebensjahr bei den leiblichen Eltern in einer sehr angespannten Familienatmosphäre aufgewachsen. Die Mutter, eine 43-jährige Kindergärtnerin, sei in Teilzeitform berufstätig, sodass Ada während ihrer Arbeitszeit von der Großmutter betreut werde. Diese lebe mit der Mutter in einem Haus. Die Mutter-Tochter-Beziehung wird als grundsätzlich eng, doch in den letzten Jahren zunehmend konfliktreich beschrieben. Die lang andauernde Trennungsphase von ihrem Ehemann habe auch die Mutter, aufgrund der wiederholten gewalttätigen Übergriffe des Vaters, als überaus belastend erlebt. Auch sie befinde sich aktuell in ambulanter psychotherapeutischer Behandlung. Der Vater (Beamter, 46 Jahre) wird als ein sehr jähzorniger Mann beschrieben, der zu aggressiven Ausbrüchen neige. Aktuell bestehe zwischen Ada und dem Vater kein Kontakt, doch habe er sich, bis das Sorgegerecht der Mutter zugesprochen worden sei, gegen die Behandlung von Ada gestellt. Als er im Rahmen des Klinikaufenthalts seiner Tochter mit dem Vorwurf des sexuellen Missbrauchs konfrontiert worden sei, habe er sich erstmals offen zu seiner Homosexualität bekannt.

Die Schwangerschaft mit Ada habe die Mutter als sehr beschwerlich erlebt und Ada sei schließlich als Frühgeburt zur Welt gekommen (2500 g, 45 cm). Im Anschluss habe sie aufgrund ihrer Gelbsucht behandelt werden müssen. Im Rahmen der frühkindlichen Entwicklung habe es keine Auffälligkeiten gegeben, doch sei diese überaus schnell vorangeschritten. Ada wird insgesamt als ein sehr anhängliches Kind beschrieben, das „immer in Bewegung" gewesen sei.

Ada habe den Kindergarten besucht, in dem auch die Mutter angestellt gewesen sei. Trotz der Nähe zur Mutter habe sich Ada nur schwer von ihr lösen können und Trennungsängste gezeigt. Schließlich sei es ihr aber gelungen, sich in den Gruppenalltag zu integrieren, und sie sei fortan gerne in den Kindergarten gegangen. Obwohl Ada zunächst eine engagierte Schülerin gewesen sei, habe sich ihre Leistung im Verlauf der dritten Klasse stark verschlechtert. Sie sei grundsätzlich in die Klassengemeinschaft integriert gewesen, habe jedoch nur über wenige enge Freunde verfügt. Aktuell besuche sie die neunte Klasse einer Realschule. Aufgrund ihrer psychischen Beschwerden gehe sie jedoch nur sehr unregelmäßig zur Schule, was mit der Rektorin abgesprochen sei. In ihrer Freizeit beschäftige sie sich am liebsten mit ihrem Computer.

Ada lebe gemeinsam mit ihrer Großmutter, ihrer Tante und der Mutter in einem Haus. Während der Arbeitszeit der Mutter werde sie von ihrer Großmutter versorgt, zu der sie in einer grundsätzlich positiven Beziehung stehe. Ada führe seit kurzem eine Paarbeziehung, wobei ihr Freund sich ebenfalls in psychiatrischer und psychotherapeutischer Behandlung befinde. Darüber hinaus habe Ada eine sehr enge Freundin, mit der sie sich regelmäßig treffe.

5.2.4 Psychodynamische Hintergründe

Ada wuchs von Beginn an in einer wenig haltgebenden und durch die übergriffige Haltung des Vaters geprägten Familienatmosphäre auf, in der sie nur unzureichend emotionale Zuwendung und Sicherheit erfuhr. So scheint die Mutter stark auf ihre Beziehungskonflikte fixiert gewesen zu sein und Ada auch, in Anbetracht der eigenen Gewalterfahrungen, nur unzureichend Schutz geboten zu haben. Auf dieser unsicheren Bindungsbasis zeigte die Patientin bereits zu Beginn ihrer Kindergartenzeit starke Trennungsängste, die sie trotz der räumlichen Nähe zur Mutter nur schwer zu bewältigen vermochte. Insgesamt konnte sie nicht das Gefühl entwickeln, sicher gehalten und geschützt versorgt zu werden. So konnte sie keine stabilen Selbst- und Objektrepräsentanzen entwickeln. Der Vater stellte eine anhaltende körperliche Bedrohung dar, was vermutlich dazu führte, dass Ada früh ihre selbstbezogenen Strebungen verdrängen musste, um nicht Opfer seiner Übergriffe zu werden. Die Kränkungswut gegen ihn sowie gegen die schutzversagende Mutter musste sie gegen das eigene Selbst wenden, um ein Mindestmaß an Kontrollempfinden herzustellen. Es ist zu vermuten, dass sie sich zudem mit dem Vater identifizierte und sich dadurch selbst als „böse" und schuldig wahrnahm. Dieses internalisierte Täterintrojekt scheint sich bis heute in den Selbstverletzungen von Ada sowie den nun erstmals geäußerten Missbrauchsvorwürfen zu zeigen, die sie mit massiven Schuldgefühlen und somit stellvertretend für den Täter verarbeitet. Zudem entwickelte sie ein strenges und strafendes Über-Ich, das eigene Gefühle (nach Schutz und Sicherheit) als schuldhaft und ungerechtfertigt verurteilt.

Sie erlebte vor dem Hintergrund der Trennung der Eltern, dem Kontaktabbruch und der gewalttätigen Haltung des Vaters, aber auch dem fehlenden Schutz der Mutter, massive narzisstische Wut und Kränkungsgefühle, die sie lediglich durch Spaltung und Affektisolation abzuwehren vermochte. Zudem lässt sich das bereits frühkindlich gezeigte hypermotorische Verhalten als Abwehr der aufgestauten Aggressionen deuten. Das Gefühl, selbstwirksam zu sein, konnte sich nicht entwickeln; stattdessen entwickelten sich massive Hilflosigkeits- und Insuffizienzgefühle. Erst nach der Trennung der Eltern, was vermutlich mit einem Gefühl der Ohnmacht und des Kontrollverlusts einherging, sowie des daraufhin folgenden zunehmenden Kontaktabbruchs des Vaters, brachen die lange Zeit in der Extremsituation (Gewalt, sexuelle Übergriffe) abgewehrten Gefühle auf, die sie in Form von Wendung gegen das Selbst abzuwehren versuchte. In Anbetracht der steigenden schulischen Anforderungen sowie dem erbitterten „Sorgerechtskrieg" der Eltern kam es schließlich zu der vorliegenden Symptomatik, die in ihrem verhinderten Suizid gipfelte. Die depressive Symptomatik ist als regressive Verarbeitung ihrer drängenden oral-kaptativen Bedürfnisse zu sehen, die sie vor dem Hintergrund ihrer überhöhten Über-Ich-Gebote weder bewusst wahrzunehmen noch auszudrücken vermag.

5.2.5 Diagnostische und differenzialdiagnostische Überlegungen

F43.1 G posttraumatische Störung; F32.1 G mittelgradige depressive Episode, F60.31 V emotional-instabile Persönlichkeitsstörung (Borderline-Typ); F90.0 G einfache Aktivitäts- und Aufmerksamkeitsstörung vor dem Hintergrund einer emotional-instabilen Neurosenstruktur mit schizoiden Anteilen

Intrapsychischer Konflikt nach OPD-KJ: Nähe versus Distanz passiver Modus und Selbstversorgen versus Versorgtwerden aktiver Modus

5.2.6 Zielanalyse und Therapieplanung

Nach der Etablierung einer vertrauensvollen und belastbaren Arbeitsbeziehung wird das primäre Ziel der Behandlung sein, Ada angesichts der schwerwiegenden und traumatisierenden Erfahrungen ihrer Kindheitsgeschichte zu stabilisieren, sodass es ihr gelingt, wieder regelmäßig die Schule zu besuchen und ihren Alltag zu bewältigen. Hierfür soll an die bereits im Rahmen der stationären Behandlung erzielten Fortschritte angeknüpft werden. Ein weiterer stationärer Aufenthalt im Rahmen einer Fachklinik für traumatisierte Jugendliche soll vorbereitet werden. Im Rahmen der psychotherapeutischen Beziehung wird sie ausreichend bedingungslosen Halt und Sicherheit zu Verfügung gestellt bekommen. Sie wird im Aufbau eines positiven Selbstwertgefühls gefördert und zu einem verbesserten Affekt-Containment hingeführt werden. Hierfür wird es notwendig sein, den Aufbau innerer Objekt- und Selbstrepräsentanzen zu fördern, die eine Containerfunktion besitzen. Im Setting wird sich die Therapeutin als stützendes Objekt anbieten, das zeitweilig eine Containment-Funktion übernimmt, damit Ada wieder einen Zugang zu sich selbst und ihren Gefühlen finden kann. Sie soll die Erfahrung sammeln können, in der Therapie Zuwendung, Raum und Wertschätzung zu finden sowie ihre Gefühle offenbaren zu können, ohne ihr Gegenüber zu verlieren. Die Bearbeitung der traumatisierenden Kindheitserfahrungen soll klar sekundäres Ziel der Behandlung sein, sodass zunächst ein stützendes und Ich-stärkendes Vorgehen gewählt wird. Ada wird lernen, sowohl aggressive als auch rezeptive Impulse als sinnvoll und notwendig anzunehmen und angemessene Ausdrucksformen zu finden. Gleichzeitig wird sie darin gefördert werden, sich in ihrer eigenen Bedürftigkeit, ihren Schwächen, aber auch mit den durchaus vorhandenen Stärken an- bzw. wahrzunehmen. Auch gilt es, das Täterintrojekt zu begrenzen und die übersteigerten Über-Ich-Gebote abzubauen, damit es Ada gelingt, ihren Gefühlen schrittweise schuldfrei Raum zu gewähren.

Im Rahmen der Bezugspersonenstunden gilt es, der Mutter ein grundlegendes Verständnis der psychodynamischen Hintergründe zu vermitteln. Mit ihr wird eine Haltung erarbeitet, die es Ada über die Erfahrung von ausreichend Sicherheit und Halt ermöglicht, sich anzuvertrauen und zu öffnen.

5.3 Nichts wert

5.3.1 Vorstellungsgrund und Problematik

Die 13,5-jährige Nina kommt in Begleitung einer Betreuerin ihrer Wohngruppe in die ambulante Psychotherapie. Da sie trotz mehrfacher stationärer Behandlung weiterhin ein restriktives Essverhalten zeige und sich bezüglich der sportlichen Aktivitäten versuche, über die vereinbarten Regeln hinwegzusetzen, sei nun eine ambulante und weiterführende Therapie notwendig. Die Symptomatik habe sich schleichend vor vier Jahren entwickelt, wobei Nina zunächst ein wählerisches Essverhalten gezeigt und dann schließlich kaum noch gegessen habe. Zudem komme es in der letzten Zeit, bei starker innerer Anspannung, ca. einmal wöchentlich zu selbstverletzendem Verhalten. Nina sei insgesamt oft traurig und werte sich „permanent stark ab“, indem sie sich beispielsweise als „hässlich, faul und sozial unfähig“ betitele. Zudem habe sie in der letzten Zeit wiederholt ihre „suizidalen Gedanken“ geäußert, was sowohl auf Seiten ihrer Eltern als auch der Betreuer ihrer Wohngruppe „für Entsetzen“ gesorgt habe. Zwar habe Nina seit der Unterbringung vor zwei Jahren in der Wohngruppe lediglich 500 g an Gewicht verloren, doch führe dies bei den Eltern zu der Befürchtung, dass die Unterbringung nicht die richtige Entscheidung gewesen sei.

5.3.2 Psychopathologischer Untersuchungsbefund

Nina sei mehrmalig in stationärer Behandlung gewesen, bei leichter Gewichtszunahme. Mehrmals sei der Versuch unternommen worden, Nina in eine ambulante Behandlung anzubinden, was jedoch nicht gelungen sei. Es findet eine begleitende ärztliche Behandlung statt und Nina wird medikamentös mit Fluoxetin behandelt.

Nina ist ein körperlich altersgerecht entwickeltes, dünnes Mädchen (154 cm, 40 kg), das unauffällig gekleidet zum Erstgespräch erscheint. Insgesamt wirkt sie deutlich jünger und unscheinbar. Im Kontakt vermittelt sie einen latent misstrauischen, zurückhaltenden und lustlosen Eindruck, was die Herstellung eines emotionalen Kontakts schwierig erscheinen lässt. In ihren Schilderungen wertet sie sich immer wieder massiv ab, wobei sie ihre Situation sehr strukturiert schildert. Die Eltern vermitteln im Rahmen des zweiten Gesprächs dagegen einen höchst besorgten Eindruck, wobei latent Druck ausgeübt wird, da sie die Fortschritte als nicht ausreichend werten. Zudem zeigen beide Elternteile eine starke Leistungsorientierung sowie eine ausgeprägte Ambivalenz bezüglich der Unterbringung ihrer Tochter in der Wohngruppe. Die affektive Lage von Nina ist insgesamt zum depressiven Pol verschoben, der Antrieb ist herabgesetzt. In emotionalen Belastungssituationen kommt es zu selbstverletzendem Verhalten. Zwar ordnet sich Nina insgesamt den Regeln der Wohngruppe unter, doch versuche sie, Anweisungen bezüglich ihres Essverhaltens zu umgehen. Hinweise auf mnestische Störungen, psychotisches Erleben oder Zwangsphänomene finden sich nicht. Nina ist bewusstseinsklar und allseits orientiert. Sie zeigt sich offen bezüglich ihrer gelegentlich auftretenden Selbstmordgedanken, ist von akut suizidalen Tendenzen jedoch glaubhaft distanziert.

In der Gegenübertragung empfindet die Therapeutin innere Anteilnahme, Sorge und Mitgefühl. Aber auch deutliche Anstrengung bezüglich der sich zunächst schwierig gestaltenden emotionalen Kontaktaufnahme ist spürbar. Zudem stellen sich Gefühle der Irritation und Unsicherheit in Bezug auf eine mögliche Anbindung der Patientin ein. Hinter ihrer „Fassade“ ist die innere Verlassenheit deutlich spürbar.

Dominierende Abwehrmechanismen sind Spaltung, Regression, Wendung gegen das Selbst, Rationalisierung und Intellektualisierung.

5.3.3 Anamnese und Biografie

Nina sei als mittleres Kind gemeinsam mit ihrer zwei Jahre jüngeren und zwei Jahre älteren Schwester in einer als behütet beschriebenen Familienatmosphäre aufgewachsen. Innerhalb der Familie habe der Sport, auch aufgrund der Tätigkeit der Mutter (Trainerin), eine große Rolle gespielt. So treibe Nina bereits seit Jahren regelmäßig Sport (Leichtathletik, Schwimmen) und sei auch mit der Mutter häufig Laufen gegangen. Dies sei erst im Rahmen ihrer Essstörung „zum Problem“ geworden. Die Mutter, eine 39-jährige Sekretärin, habe bis zur Geburt ihrer ersten Tochter an einer Hochschule gearbeitet. Seit der Geburt sei sie Hausfrau und arbeite nebenbei als Trainerin. Sie selbst habe im Verlauf ihrer Jugend über einige Jahre an einer „leichten Form der Anorexie“ gelitten, die sie jedoch ohne therapeutische Hilfe bewältigt habe.

Sie stehe insgesamt in einer sehr positiven Beziehung zu ihrer Tochter, doch erlebe sie die „Fortschritte", die Nina aktuell mache, nicht als „ausreichend". Als die Mutter Nina ihr „umfangreiches Sportprogramm" verboten habe, habe sich diese dem Verbot zwar untergeordnet, doch sei sie „übermäßig häufig" die Treppen im Haus auf und ab gelaufen. Auch zu ihrem Vater, einem 40-jährigen Handwerker, stehe Nina in einer positiven Beziehung, wobei sie diesen als häufig traurig erlebe, was ihr zeitweise Sorgen bereite. Auch zu ihren Großeltern bestehe ein positiver und regelmäßiger Kontakt, obwohl die Mutter unter den Vorwürfen ihrer eigenen Mutter, in Bezug auf das Essverhalten ihrer Tochter, leide. Die geschwisterliche Interaktion wird als durchgängig positiv beschrieben. Auch von den beiden Schwestern werde großer Wert auf ein gesundes Essverhalten gelegt, was jedoch nicht krankheitswertig sei.

Nina sei nach regelrechter Schwangerschaft per Vakuumextraktion geboren worden (3470 g, 51 cm). Ihre frühkindliche Entwicklung sei regelrecht verlaufen und rasch vorangeschritten. Die Reinlichkeitserziehung sei im Alter von zwei Jahren abgeschlossen gewesen. Sie sei im Alter von drei Jahren in den Kindergarten gekommen, den sie insgesamt gerne und ohne übermäßige Trennungsängste besucht habe. Die Einschulung sei im Alter von sechs Jahren erfolgt und Nina sei von Beginn an eine sehr ehrgeizige und leistungsbereite Schülerin gewesen. Im sozialen Kontakt habe sie sich dagegen stets unsicher und zurückhaltend gezeigt. Insgesamt zeige Nina ein eher schwach ausgeprägtes Selbstwertgefühl und werte sich, sowohl in Bezug auf ihr Äußeres als auch ihre Fähigkeiten, häufig ab. Im Verlauf ihrer Schulzeit sei Nina phasenweise gemobbt worden. So sei ihr z. B. während einer Klassenfahrt von ihren Klassenkameradinnen Müll ins Bett geschüttet worden, was sie im Nachhinein jedoch stark bagatellisiert und sich selbst zugeschrieben habe. Aktuell besuche sie ein Gymnasium bei weiterhin guten Leistungen.

Nina sei seit zwei Jahren in einer speziellen Wohngruppe für Essstörungen untergebracht. Dies sehe die Mutter bis heute eher kritisch. Im Elternhaus verfüge sie weiterhin über ein eigenes Zimmer. Besondere Belastungen im Verlauf der letzten Jahre werden nicht benannt.

5.3.4 Psychodynamische Überlegungen

Nina wuchs in einer als harmonisch beschrieben Familienatmosphäre auf, in der sie einerseits mit hohen Leistungsansprüchen, andererseits mit einer mangelnden Förderung ihrer autonomen Fähigkeiten konfrontiert wurde. So nahm die Mutter eine sehr fürsorgliche und teils überbehütend anmutende Haltung ein, in der Nina nicht die Erfahrung sammeln konnte, dass die Mutter auch bei dem Befolgen aversiver und autonomer Impulse erhalten bleibt. Gleichzeitig entstand somit eine höchst enge doch auch ambivalente Bindung an die Mutter, in der sich Nina über Identifikation versuchte, den Objekterhalt zu sichern. So zeigte sie einerseits bereits früh ähnliche Interessen wie die Mutter (Sport), was es ihr auch ermöglichte, intensiv Zeit mit ihr zu verbringen. Die Entwicklung einer differenzierten Wahrnehmung eigener Bedürfnisse, Gefühle und Interessen wurde dagegen deutlich erschwert. In der Angst, die enge Bindung an die Mutter z. B. an eine der Schwestern zu verlieren, nahm sie bereits früh eigene aversive Impulse zurück sowie die Rolle der angepassten und strebsamen Tochter ein. Die eigene daraus resultierende Wut, Kränkung und Enttäuschung konnte sie somit lediglich in Form von Wendung gegen das Selbst und die bösen Introjekte abwehren. Zwar scheint Nina insgesamt in einer positiven Beziehung zum Vater zu stehen, doch konnte der Triangulierungsprozess in Anbetracht der stark dyadischen Mutterbindung nur begrenzt gelingen. Zu der Entwicklung der Essstörung kam es somit in Anbetracht der beginnenden pubertären Entwicklung und im Anschluss an den Wechsel auf das Gymnasium, was eine stärkere Orientierung an selbstbezogenen Bedürfnissen erforderte. Da diese für Nina stark mit der Angst vor Objektverlust verbunden sind, gelingt es ihr nicht, die notwendigen Entwicklungsschritte zu vollziehen. In ihrer Situation geriet sie somit einerseits zunehmend mit ihren Abgrenzungsbedürfnissen, andererseits aber auch mit ihren tiefverwurzelten Ängsten vor Objektverlust in Kontakt. Diese konnte sie vor dem Hintergrund des ungelösten Abhängigkeit-Autonomie-Konflikts nicht adäquat ausdrücken. Indem Nina ihrem Körper die Nahrung vorenthält, gelingt es ihr, ihre aufkeimende Trennungsaggression aufgrund der fehlenden Abgrenzung, aber auch der erfahrenen Ermangelung bezüglich der Förderung ihrer Autonomieentwicklung gegen das böse mütterliche Introjekt sowie den eigenen Körper (Selbstverletzungen) zu wenden und somit abzuwehren. Die Entwicklung der Anorexie dient somit der Abgrenzung von der Mutter, aber gleichzeitig auch der intensiven Bindung an diese. In diesem Zusammenhang sollte auch gesehen werden, dass auch die Mutter im Verlauf ihrer Jugend unter einer anorektischen Symptomatik litt, sodass die Anorexie von Nina ihr den Objekterhalt im Sinne einer Identifikation zu sichern scheint. Insgesamt kann man die anorektische Symptomatik als einen kompromisshaft anmutenden Versuch verstehen, sowohl regressive kindliche Abhängigkeitswünsche als auch Abgrenzungs- und Autonomietendenzen in Einklang zu bringen. Gleichzeitig versucht Nina hierdurch ein Mindestmaß an Kontrollempfinden herzustellen. Nina kann sich somit zumindest in einem Teilbereich als selbstbestimmt, autonom und kontrolliert wahrnehmen und gleichzeitig die anstehende Ablösung verhindern. Die depressive Symptomatik verstehe ich dabei als einen regressiven Verarbeitungsmodus, der es der Patientin ermöglicht, ihre bedürftigen Anteile auf symbolische Art zum Ausdruck zu bringen.

5.3.5 Diagnostische und differenzialdiagnostische Überlegungen

F50.0 G Anorexia nervosa; F32.1 G mittelgradige depressive Störung; F63.8 G sonstige abnorme Gewohnheiten und Störungen der Impulskontrolle vor dem Hintergrund einer selbstunsicheren Neurosenstruktur mit emotional-instabilen Anteilen

Intrapsychischer Konflikt nach OPD-KJ: Nähe versus Distanz aktiver Modus und Selbstwertkonflikt passiver Modus

► **Differenzialdiagnose.** Differenzialdiagnostisch wurde, trotz des Alters von Nina, zunächst die Diagnose einer Persönlichkeitsstörung (Borderline-Typ) in Erwägung gezogen. Allerdings handelt es sich bei dem selbstverletzenden Verhalten nicht um ein durchgängiges Muster, sondern vielmehr mehr um ein isoliertes Symptom, das sich im Rahmen ihrer aktuellen Belastungssituation zeigt und ihr eine Spannungsreduktion ermöglicht. Auch ist Nina sehr wohl in der Lage, anhaltende und stabile Beziehungsstrukturen aufzubauen, weshalb von der Diagnose abgesehen wurde.

5.3.6 Zielanalyse und Therapieplanung

Ziel ist die Reduktion der Symptomatik sowie Nina innerhalb ihrer aktuellen Lebenssituation zu stabilisieren und somit auf eine weitere Gewichtszunahme bzw. ein geregeltes Essverhalten in Zusammenarbeit mit den Wohngruppenbetreuern hinzuarbeiten. Insgesamt wird ein supportiver und ressourcenorientierter Interventionsstil verfolgt, sodass Nina die Möglichkeit erhält, einen Zugang zu ihren vitalen Anteilen zu finden und stabilere Selbst- und Objektrepräsentanzen aufzubauen. In der Funktion eines Hilfs-Ichs wird die Therapeutin der Patientin zur Verfügung stehen, sodass es ihr möglich wird, ausreichend korrigierende emotionale Erfahrungen zu sammeln. Nina wird im Rahmen des therapeutischen Beziehungsangebots ausreichend bedingungslose Zuwendung erfahren. Sie soll sich ernst- und angenommen fühlen, aber auch die empathische Spiegelung erleben, die es ihr ermöglicht, ihre Gefühle wahr- und anzunehmen. Nina soll schrittweise in die Lage versetzt werden, ihren Alltag aktiv zu gestalten und eine stärkere Autonomie zu entwickeln. Es gilt, ihre Selbstwahrnehmung so weit zu verbessern, dass es ihr gelingt, im Umgang mit Konflikten und Belastungen weniger gegen das eigene Selbst gewendet zu agieren. Dazu wird es im weiteren Verlauf notwendig sein, die aus der Beziehung zu den Primärobjekten stammenden Wut- und Kränkungsgefühle zugänglich zu machen und konfliktzentriert zu bearbeiten. Hierzu wird sie korrigierende Erfahrung sammeln, dass ihr Gegenüber ihre Aggression ertragen und trotzdem zugewandt bleiben kann. Sie wird Zuwendung, Raum und Wertschätzung finden, durch die sie sich selbst explorieren und so nach und nach eigene Bedürfnisse spüren, verbalisieren und erste Schritte unternehmen kann, eigene Wünsche umzusetzen. In ihrem Alltag soll es ihr somit möglich werden, sich adäquat abzugrenzen (z. B. in Kontakt zur Mutter) und für eigene Bedürfnisse einzustehen. Zudem gilt es im Verlauf der Behandlung, dringend die Gewichtsentwicklung der Patientin im Auge zu behalten, um – falls notwendig – erforderliche Behandlungsschritte (erneute stationäre Aufnahme) einleiten zu können. In den begleitenden Gesprächen mit den Eltern sowie den Betreuern der Wohngruppe wird es darum gehen, ihnen ein psychodynamisches Grundverständnis zu vermitteln. Auch soll eine Haltung gegenüber Nina gefördert werden, die ihr einerseits ausreichend Sicherheit und Halt vermittelt, andererseits aber auch eine Förderung ihrer autonomen Entwicklung ermöglicht. Sie werden im Aufbau einer differenzierten Wahrnehmung von Ninas Bedürfnissen Unterstützung finden.

Zudem gilt es auf Seiten der Eltern, eigene Ambivalenzen in Bezug auf die Unterbringung als auch eigene Leistungsstandards zu thematisieren, um den bestehenden Druck, der aktuell auf Nina lastet, abmildern zu können.

5.4 Völlig verwirrt

5.4.1 Vorstellungsgrund und Problematik

Der 16-jährige Jonas erscheint in Begleitung seiner Mutter in der Praxis. Als Vorstellungsgrund wird von Seiten der Mutter ein schleichender Veränderungsprozess im Verhalten ihres Sohnes beschrieben, der bereits vor zwei Jahren begonnen habe. So ziehe Jonas sich immer weiter zurück, sei teils nur schwer ansprechbar und leide unter Schlafstörungen sowie nächtlicher Unruhe. Im schulischen Rahmen zeige er laut Berichten der Lehrer ein sehr wechselhaftes Arbeitsverhalten, sei unkonzentriert und wirke sehr abwesend. Während eines Familienurlaubs in Schweden sei er plötzlich weggelaufen und erst nach Stunden von der Polizei mehrere Kilometer entfernt, „völlig verwirrt“ sowie in „unbekleidetem Zustand“ aufgegriffen worden. Zudem reagiere Jonas im familiären Rahmen, besonders der Mutter gegenüber, zunehmend gereizt. Aufgrund der sich immer weiter „zuspitzenden Situation“ sowie des „dringenden Rates“ des behandelnden Arztes (Dringlichkeitsattest), suche die Mutter nun die psychotherapeutische Behandlung auf, um ihrem Sohn die notwendige Hilfe zukommen zu lassen.

5.4.2 Psychopathologischer Untersuchungsbefund

Im ersten Lebensjahr erhielt Jonas 20 Anwendungen Krankengymnastik. Er habe unter Monatskoliken gelitten und unter folgenden Erkrankungen: Pfeiffer'sches-Drüsenfieber, Windpocken, ständigen Erkältungen und wiederholten Mittelohrentzündungen mit Gabe von Antibiotika. Es seien drei Operationen im Alter von einem, fünf und sechs Jahren an den Ohren durchgeführt worden. Die auditive Wahrnehmung sei lange Zeit eingeschränkt gewesen, sodass Jonas erst jetzt richtig hören könne. In einer vierten Operation sei der Schneidezahn entfernt worden. Aufgrund der Defizite in der Grob- u. Feinmotorik erhalte er Ergotherapie mit diagnostischer Abklärung einer Lernbehinderung. Im Rahmen der Leistungsdiagnostik zeigte Jonas, je nach Testdatum, sehr unterschiedliche Testergebnisse.

Aktuell zeigt sich bei Jonas ein durchschnittliches Intelligenzniveau bei sehr wechselhaftem Arbeitsverhalten (Speed-Komponente). Es erfolgte eine stationäre Behandlung nach Notfallaufnahme wegen einer akuten schizophrenieformen Störung F23.2 sowie F93.8 einer sonstigen emotionalen Störung des Kindesalters. Zum Zeitpunkt des Klinikaufenthalts litt Jonas unter der oben beschriebenen Symptomatik sowie religiösen Wahnvorstellungen. Es findet eine engmaschige Zusammenarbeit mit der Klinik (Vorstellung alle drei Monate) sowie dem behandelnden Psychiater statt. Jonas wird medikamentös mit Risperidon behandelt.

Jonas ist ein ordentlich und altersentsprechend gekleideter Jugendlicher, der zunächst einen sehr zurückhaltenden und schwer zugänglichen Eindruck im Erstkontakt vermittelt. Seine affektive Lage erscheint niedergedrückt sowie ängstlich getönt. Im sozialen Bereich, insbesondere in der Schule, zeige er in starkem Ausmaße Kontaktstörungen zu den Gleichaltrigen und Lehrern, mit größtenteils vollständigem sozialem Rückzug. Ein Leidensdruck zeigt sich auf Seiten Jonas jedoch zunächst nur in Bezug auf seine eingeschränkte Leistungsfähigkeit. Hier äußert er, unter massiven Schuldgefühlen gegenüber der Großmutter und Versagensängsten zu leiden. Des Weiteren leidet Jonas unter Antriebsmangel, einer eingeschränkten Konzentrationsfähigkeit sowie Schlafstörungen mit nächtlicher Unruhe. Seine aufkeimenden religiösen Wahngedanken kann er nach der Etablierung einer sehr vertrauensvollen therapeutischen Arbeitsbeziehung erstmals äußern. So sind seine religiösen Vorstellungen von Schuld und Strafe bestimmt gewesen, begleitet von der Angst, bei kleinsten Vergehen der Strafe Gottes ausgesetzt zu sein. Nach der Entlassung aus der stationären Behandlung sowie unter der Medikation äußerte er zeitweise überwertig anmutende Ideen, konnte sich jedoch zunehmend von diesen distanzieren. Aktuell liegt keine akute schizophrene Positivsymptomatik vor und Jonas ist bewusstseinsklar und zu allen Inhalten voll orientiert.

Bei zunächst positiver Spontanübertragung schwankt die Gegenübertragung zwischen Anteilnahme, Helferimpulsen und Befremden. Auch ist deutliche Anstrengung spürbar. Dominierende Abwehrmechanismen sind bizarre Intellektualisierung, Affektisolierung, Verleugnung, Ungeschehenmachen sowie Projektion.

5.4.3 Anamnese und Biografie

Jonas ist das erste von zwei Kindern und bei den leiblichen Eltern in einem von deren religiösen Glauben geprägten Familienklima aufgewachsen. Die Eltern seien sehr stark in der Freikirche engagiert. Die Familienatmosphäre wird von Seiten der Mutter als sehr „behütet" und liebevoll beschrieben. Die Mutter, eine 30-jährige Hausfrau, sei eine sehr gläubige Frau, für die die Familie immer an erster Stelle gestanden habe. Seit einigen Jahren sei die Mutter auf Teilzeitbasis (20 Stunden/Woche) beschäftigt. Sie versuche darüber hinaus, ihre Gemeindearbeit in der Freikirche zu leisten. Die Beziehung zu ihrem Sohn schildert die Mutter als grundsätzlich positiv und eng. Insbesondere ihr gegenüber zeige sich Jonas jedoch in der letzten Zeit sehr abweisend und gereizt. Insgesamt habe sich die Mutter schon immer viele Sorgen um ihren Erstgeborenen gemacht und versucht, ihn nach ihren Möglichkeiten zu fördern. Der Vater, ein 29-jähriger Architekt, sei im Verlauf der Kindheit und Jugend von Jonas mehrmals arbeitslos gewesen und habe daher vor acht Jahren eine weitere Ausbildung absolviert. Derzeit sei er in Heimarbeit auf geringfügiger Basis tätig und absolviere zudem eine Ausbildung zum Pastor (Freikirche). Auch er sei ein sehr gläubiger Mann und engagiere sich stark im Rahmen der Gemeindearbeit. Die Beziehung zu seinem Sohn sei insgesamt positiv, sodass Jonas auf die Anweisungen des Vaters weiterhin folgsam reagiere. Als eine weitere sehr wichtige Bezugsperson wird die Großmutter väterlicherseits benannt. Zu dieser stehe Jonas besonders seit der Geburt seines Bruders in einer sehr engen Beziehung. Auf die Geburt des Bruders habe Jonas mit einer massiven Geschwisterrivalität reagiert, was sich durch den 3-wöchigen Klinikaufenthalt der Mutter (wegen einer Thromboseerkrankung) nach der Geburt weiter verstärkt habe.

Jonas sei unter „erschwerten Bedingungen" (Entwendung von 10 000 Euro vom Konto der Eltern am Tag vor der Geburt) und in der 37. Schwangerschaftswoche (2 910 g, 48 cm, Apgar 9/10/10) als Zangengeburt zur Welt gekommen. Er habe zwei Wochen lang mit einem Inkubator behandelt werden müssen. Die Mutter habe nach der Geburt unter starken Kreislaufproblemen gelitten und es sei im Verlauf seiner ersten drei Lebensmonate zu massiven Fütterungsschwierigkeiten gekommen. Aufgrund seiner verzögerten motorischen Entwicklung habe Jonas (ab seinem sechsten Lebensmonat) Krankengymnastik sowie später Ergotherapie erhalten. Seine sprachliche Entwicklung sowie die Reinlichkeitserziehung seien ohne Auffälligkeiten verlaufen.

Bereits zu Beginn seiner Kindergartenzeit habe Jonas unter massiven Trennungsängsten gelitten. Aufgrund seiner mangelnden Integration in den Gruppenalltag sei er im Alter von fünf Jahren aus dem Kindergarten genommen und von der Großmutter betreut worden. Nach dem Besuch einer Vorschule sei seine Einschulung mit sieben Jahren erfolgt. Bereits zu Beginn sei Jonas durch seine Lese- und Rechtschreibschwierigkeiten aufgefallen und habe sich kaum in die Klassengemeinschaft integriert. Mittlerweile besuche er die 9. Klasse einer Realschule und zeige bereits seit der 7. Klasse ein sehr wechselhaftes Arbeitsverhalten sowie starke soziale Rückzugstendenzen. Er sei jedoch insgesamt ein sehr leistungsorientierter Schüler und äußere bei Misserfolgen große Schuldgefühle gegenüber der Großmutter, da er dieser ihre Zuwendung „zurückzahlen" wolle.

Jonas lebe mit seinem Bruder und den Eltern in finanziell beengten Verhältnissen. Die Familie wohne in einer kleinen 4-Zimmer-Wohnung und die Kinder hätten ihr eigenes Zimmer. Er verfüge über keine sozialen Kontakte, doch sei er in die Gemeindearbeit der Freikirche durch die Eltern integriert.

5.4.4 Psychodynamische Überlegungen

Jonas wuchs in einer von dem stark religiösen Glauben der Eltern geprägten Familienatmosphäre auf. Seine Geburt fand zu einem Zeitpunkt der massiven Belastung der Eltern (Entwendung von Geld) statt. Zudem musste Jonas, nach komplikationsreicher Geburt, über zwei Wochen mit einem Inkubator behandelt werden. Dies zog eine Trennung von der zudem stark geschwächten und unter enormen Ängsten leidenden Mutter nach sich. Es ist zu vermuten, dass er auch durch die im Folgenden auftretenden Fütterungsschwierigkeiten im Aufbau sicherer Objektrepräsentanzen nachhaltig irritiert wurde. Dies zeigt sich sowohl in der Reaktion auf die Geburt seines Bruders (Geschwisterrivalität) als auch zu Beginn seiner Kindergartenzeit in seinen massiven Trennungsängsten. Insgesamt entstand eine hoch ambivalente Beziehung zur Mutter, die zudem durch Trennungssituationen (z. B. 3-wöchiger Klinikaufenthalt nach Geburt des Bruders) immer wieder labilisiert wurde. Diese als unsicher erlebte Bindung versuchte Jonas scheinbar durch eine Hinwendung zur Großmutter auszugleichen, die er zumindest teilweise als mütterliches Ersatzobjekt nutzen konnte. Doch ging dieser Prozess vermutlich auch mit einer massiven Enttäuschungswut und narzisstischen Kränkungsgefühlen (z. B. durch die Geburt des Bruders) einher. Diese konnte Jonas in Anbetracht seiner überaus rigiden Über-Ich-Anforderungen, die sich vor dem Hintergrund seiner stark religiös geprägten Erziehung entwickelten, sowie in der Angst vor Objektverlust nicht ausagieren. In Ermangelung ausreichender narzisstischer Zufuhr sowie der unzureichenden libidinösen Besetzung der Objektwelt zog sich der Patient zunehmend narzisstisch zurück, um keine weiteren Kränkungen zu erfahren. Insgeheim entwickelte er vermutlich bereits früh Größenideen sowie die Neigung zu Intellektualisierung und Reaktionsbildung, um bedrohliche Affekte abzuwehren und eine narzisstische Stabilisierung zu erzielen. Erschwerend kommt seine auditive Einschränkung hinzu, die Jonas eine Überprüfung der eigenen Wahrnehmung erschwerte und somit die Entwicklung von wahnhaften Symptomen begünstigte. Die zunehmende soziale Isolation verstärkte diese Entwicklung, da es Jonas an einem Gegenüber fehlte, das seine interaktionellen Bedürfnisse beantworten und somit eine Überprüfung der Wahrnehmung hätte ermöglichen können.

Als Auslöser der schizophrenen Erkrankung kann die Schwellensituation (Übergang in die weiterführende Schule) gewertet werden, die Jonas ein Zurückreifen auf die erprobten Abwehrmechanismen durch die gesteigerten Leistungsanforderungen erschwerte. Vor dem Hintergrund seiner hohen Über-Ich-Anforderungen und seiner Neigung zu Überforderung kam es zu massiven Schuldgefühlen der Großmutter gegenüber, die ihm ein Halt gebendes Objekt ist, einhergehend mit aufkeimenden Ängsten vor Objekt- und somit Selbstverlust. Auch keimte die massive Kränkungswut aus der Beziehung zu den Primärobjekten auf, die Jonas nun in krankheitswertiger, schuldhaft-wahnhafter Form verarbeiten musste.

5.4.5 Diagnostische und differenzialdiagnostische Überlegungen

F20.4 G postschizophrene Depression; F20.0 Z paranoide Schizophrenie vor dem Hintergrund einer schizoid-zwanghaften Neurosenstruktur

Intrapsychischer Konflikt nach OPD-KJ: Schuldkonflikt aktiver Modus und Identitätskonflikt passiver Modus

► **Differenzialdiagnose.** Die postschizophrene Depression zeigt sich ausschließlich durch das Vorhandensein einer negativen schizophrenen Restsymptomatik sowie depressiver Symptome. Die Entwicklung der schizophrenen Erkrankung stellt sich, im Nachhinein, als ein schleichender Entwicklungsprozess dar, für den eine multifaktorielle Genese vor dem Hintergrund der o. g. schizoid-zwanghaften Neurosenstruktur angenommen werden kann.

5.4.6 Zielanalyse und Therapieplanung

Übergeordnetes Therapieziel der geplanten Sitzungen wird es sein, Jonas zu stabilisieren, seine Medikamenten-Compliance zu fördern sowie neue Einstellungs- und Bewältigungsmöglichkeiten zu erarbeiten, um ein Gleichgewicht in der Selbstregulation und Beziehungsgestaltung zu ermöglichen. Hier wird es im Besonderen notwendig sein, Jonas zu einer differenzierten Selbstwahrnehmung sowie neuen Formen der Affektregulation zu verhelfen, um zu einer Flexibilisierung der Abwehrorganisation beizutragen. Die Behandlung wird somit auf der Ebene psychosozialer und interpersoneller Konflikte zentriert sein. Wesentlicher Behandlungsbestandteil wird es sein, Jonas zur Herstellung korrigierender Beziehungsstrukturen (z. B. zu Gleichaltrigen) zu verhelfen. Dies ist ein bedeutsamer Faktor auf dem Weg zur Genesung und damit Jonas angenommen wird. Somit wird es auch darum gehen, ihm zu einer libidinösen Besetzung der Objektwelt zu verhelfen, um eine Balance zwischen selbst- und objektbezogenen Tendenzen und Bedürfnissen herstellen zu können. Innerhalb der therapeutischen Beziehung wird die Therapeutin eine Haltung einnehmen, die sich durch eine Mischung zwischen intensivem Einfühlen sowie respektvoller Distanz auszeichnet. Dies wird es Jonas einerseits ermöglichen, korrigierende Beziehungserfahrungen zu sammeln und andererseits, seine Wahrnehmung im vertrauensvollen Kontakt zu überprüfen. So werden die Paradoxien im Erleben und Verhalten des Patienten verstanden und ertragen, ohne diese deuten zu müssen. Insgesamt wird es im Rahmen der Behandlung notwendig sein, die äußerst rigiden Über-Ich-Anforderungen von Jonas zu lockern, um der schuldhaft-depressiven Verarbeitung entgegenwirken zu können.

Im Rahmen der Bezugspersonenstunden soll den Eltern ein psychodynamisches Grundverständnis vermittelt sowie zu einer differenzierten Wahrnehmung verholfen werden, in Bezug auf die Bedürfnisse ihres Sohnes. Auch auf Seiten der Eltern soll der Versuch unternommen werden, die überhöhten moralischen Werte und Normen der religiösen Erziehung zu thematisieren. Es gilt, ein grundlegendes Problembewusstsein zu schaffen, auch wenn dies zum aktuellen Zeitpunkt nur schwer möglich erscheint. Jedoch wird an dieser Stelle auf die Einsicht der Eltern gehofft, die sehr um das Wohlergehen ihres Sohnes besorgt sind. Besondere Bedeutung kommt den Eltern ebenso in Bezug auf die Medikamenteneinnahme zu, um diese ausreichend sichern zu können.

5.5 Feindliche Außenwelt

5.5.1 Vorstellungsgrund und Problematik

Die 22-jährige Anne berichtet über Ängste und dass sie das Gefühl habe, „neben sich zu stehen". Sie leide unter zunehmend unkontrollierbaren negativen Emotionsausbrüchen: „Ich nehme nicht mehr an der Außenwelt teil, nur in der Wohnung fühle ich mich sicher". Sie gehe kaum noch raus, habe sich von allem abgekapselt. Sie sei als Kind über lange Zeit massiv und anhaltend traumatisiert worden. Sie habe infolgedessen eine komplexe posttraumatische Belastungsstörung, eine Borderline-Störung und in Ansätzen eine multiple Persönlichkeit entwickelt. Dies sei ihr aus einer vorangegangenen Therapie so attestiert worden. Anne berichtet, dass sie keine wirklich abgegrenzten Persönlichkeiten, wohl aber abgegrenzte Ego-States habe. Diese hätten im jeweiligen dissoziierten Zustand auch keine Vorstellung mehr von den anderen Ego-States oder von der anscheinend normalen Persönlichkeit. Zwei unterschiedliche Selbstzustände seien zu beobachten, die jedoch nicht vollständig dissoziiert seien, d. h. die Patientin weiß um die unterschiedlichen Zustände, kann sie aber nicht beeinflussen und den jeweils anderen in keiner Weise nachvollziehen: In einem Zustand sei sie dominant, aggressiv, missgünstig und kommandiere ihren Freund herum und neige dazu, ihn vor anderen bloßzustellen, wobei sie sich mächtig und fähig fühle. Auch esse sie in diesem Zustand wenig, habe sich unter Kontrolle, habe Antrieb und nehme an Gewicht ab. Auch sei sie sehr kommunikativ. Im anderen Selbstzustand sei sie traurig, abhängig, antriebsarm, ängstlich, fühle sich unterlegen, traue sich nicht, mit anderen in Kontakt zu treten und neige zu selbstverletzendem Verhalten. Dann esse sie viel, nehme zu und habe sich nicht unter Kontrolle. Sie neige dann zu Selbstvorwürfen.

5.5.2 Psychopathologischer Untersuchungsbefund

Neben ihrer Adipositas ist die Patientin bis auf beginnende Arthrosen der Kniegelenke, die sich auch symptomatisch äußern, körperlich unauffällig. Vor zwei Jahren habe es eine therapeutische Vorbehandlung mit 125 Sitzungen gegeben, aufgrund von Ängsten und paranoid anmutender Unsicherheit. Anne wird medikamentös mit einem Neuroleptikum (Amisulprid 50–0–0 mg) behandelt.

Anne kann auf wechselnd regressivem Niveau die therapeutische Beziehung zur Therapeutin halten. Die vereinzelt vorkommenden dissoziativen Phänomene stehen deutlich im Vordergrund, erscheinen aber ambulant bearbeitbar. Suizidalität klingt manchmal an, konkrete Pläne können jedoch glaubhaft verneint werden. Auch bestehen keine spürbaren Rückzugstendenzen im Sinne eines suizidalen Syndroms. In der Gegenübertragung spürt die Therapeutin mütterliche Impulse, fühlt sich teilweise aber auch bedroht, verängstigt und verärgert.

In der Abwehr dominieren zurzeit Wendung gegen das Selbst und Isolierung. Vereinzelt kommen dissoziative Phänomene und anklingende Wahnsymptome vor, die aber bearbeitbar bleiben.

5.5.3 Anamnese und Biografie

Anne sei als Einzelkind materiell gut versorgt aufgewachsen. Ihre Entwicklung bezeichnet sie jedoch als „Katastrophe". Ihre Mutter sei heute noch eine Katastrophe. Sie habe sie förmlich „erdrückt" und auch häufig geschlagen, bis sie teilweise am ganzen Körper blau gewesen sei. Dies sei jedoch nicht so schlimm gewesen wie die ständige psychische Einwirkung der Mutter. Die Mutter habe sie nie in Ruhe gelassen, sie immer wieder in „Zwickmühlensituationen" gelockt und ihre Macht demonstriert. Anne habe keine Freunde haben dürfen, niemand habe zu ihr nach Hause kommen dürfen. Überhaupt habe die Mutter die Außenwelt als generell feindlich und schlimm dargestellt, während der einzig gute Ort die Familie gewesen sei. Hier habe Anne sich ständig drangsaliert gefühlt, was ein permanentes Gefühl der Ausweglosigkeit erzeugt habe. Die Mutter habe sich einen Spaß daraus gemacht, sie als Kleinkind von höchstens vier Jahren mit einer schrecklichen Hexenmaske zu erschrecken. Die Mutter habe sich die Maske selbst aufgesetzt, um damit plötzlich und unerwartet schreiend, mit bedrohlichen Gebärden, hinter einer Ecke hervorzuspringen. Daraufhin habe Anne eine massive Angstsymptomatik entwickelt. Sie leide bis heute unter Albträumen, die sie thematisch darauf zurückführe. Der Vater sei praktisch nie da gewesen, weshalb Anne ihr Verhältnis zu ihm auch nicht beschreiben könne. Er sei zur Arbeit gegangen und abends zurückgekommen. Aus Erziehungsfragen habe er sich weitgehend herausgehalten und nur vereinzelt Strafbefehle der Mutter an der Tochter befolgt. Die Patientin habe nichts von ihm bekommen, außer „ab und zu Prügel". Die Mutter habe sie gegen den Vater aufgehetzt, seine Essweise kritisiert, sodass sie selbst einen heftigen Ekel vor seinen Essgeräuschen entwickelt und ihm häufig mit wütenden Attacken schwer zugesetzt habe. Ihre Mutter habe dann ganz überrascht getan und gefragt, was dieses Kind denn nur habe.

Die Eltern hätten sich getrennt als Anne 17 Jahre alt war. Der Vater habe die Mutter verlassen, nachdem er ein Verhältnis mit der Mutter einer Schulfreundin von Anne begonnen habe. Die Mutter von Anne habe ihr noch vorgeworfen, dass sie Schuld an der Trennung sei, da sie die Eltern untereinander bekannt gemacht habe. Sie habe den Vater von diesem Zeitpunkt an und bis zum heutigen Tage nicht mehr sehen dürfen. In dieser Zeit habe Anne ihr niedrigstes Gewicht gehabt. Sie habe so stark gefastet, dass sie häufiger ohnmächtig geworden sei. Das genaue Gewicht könne sie nicht angeben, sie wisse nur, dass die Rippen sehr stark konturiert sichtbar gewesen seien.

Anne habe eine Ausbildung zur Bürokauffrau „in Bestzeit" geschafft und sei in ungekündigter Stellung als Buchhalterin tätig, jedoch seit einigen Monaten arbeitsunfähig. Sie sei sehr gut in ihrem Job gewesen, man könne „auf Heller und Pfennig nachrechnen", wer in ihrer Abteilung am erfolgreichsten sei. Dies mache ihr aber auch erheblichen Druck, denn mit dem zweiten Platz könne sie sich nicht zufriedengeben.

Die Patientin ist kinderlos und habe bereits früh, mit 18 Jahren geheiratet. Dies sei für sie gut gewesen, obwohl sie von ihrem Partner keine wirkliche Liebe erfahre. Sie habe eine Fehlgeburt erlitten, könne hierzu aber gar nichts sagen, es sei „eben schade". Die Sexualität mit ihrem Partner sei schwierig, sie habe Probleme, die Nähe und Distanz zu regulieren.

Anne lebe mit ihrem Mann in einer kleinen 3-Zimmer-Wohnung in durchschnittlich finanziellen Verhältnissen, es gebe keine finanziellen Schwierigkeiten, ihr Mann verdiene ebenfalls gut.

5.5.4 Psychodynamische Überlegungen

Bedingt durch die Tatsache, dass die Mutter von Anne lediglich die physischen Mangelzustände versorgt und ihr Kind in ihren lustbetonten, traurigen, aggressiven und sonstigen Affektzuständen weder direkt bestätigt noch gespiegelt hat, wurde durch das Vermeiden von Affekten Beziehungsaspekte verleugnet und konnte so nicht als Repräsentanz verinnerlicht werden. Mutter wie Vater vermeiden Gefühlserlebnisse und verleugnen damit die Beziehungsaspekte. Eine wichtige emotionale Erfahrung wird verdünnt, sobald sie entsteht. Folglich konnte Anne nur schwache Repräsentanzen entwickeln, die zu verschwinden drohen, wenn das Objekt nicht konkret da ist und wenn sie sich selbst nicht ständig erfährt. Sie leidet nicht nur an dem eventuellen Objektverlust, sondern vor allem an der Angst, dass ihre Selbstrepräsentanz verloren geht. Ein Verlust von Selbst/Objektrepräsentanzen wird von der Patientin subjektiv als Verlust des Selbstgefühls erlebt. Durch die frühkindliche Beziehungsstörung kam es zu einer

Durchlässigkeit der Ich-Grenzen und Ich-Kohäsion. Anne ist nicht fähig, Selbst von Nicht-Selbst zu unterscheiden. Der intrapsychische Konflikt besteht zwischen der Notwendigkeit einerseits, die Selbstidentität aufrechtzuerhalten, und andererseits dem Drang, sich mit dem Objekt identifizierend zu vereinigen. Sie wünscht sich eine Bindung, geht diese auch sehr früh ein, fürchtet sich aber gleichzeitig vor zu großer Nähe. Sie lebt in ständiger Angst vor dem Zusammenbruch der Ich-Grenzen und der Ich-Kohäsion und der Gefahr des Selbstverlusts, sei es durch die Fusion oder durch die Objektlosigkeit. Die teilweise wahnhaften Symptome und die verschiedenen Ego-States führen zu einer Reduzierung der intrapsychischen Spannung und drängen die diffuse, unerträgliche Angst zurück.

Anne hat Angst, mit der Mutter zu verschmelzen oder von ihr abhängig und dann fallengelassen zu werden. Es handelt sich um eine komplex traumatisierte Borderline-Patientin, bei der die Strukturdynamik im Vordergrund der Störung steht und die Konfliktdynamik überlagert. Die Traumatisierungssituation der frühen und späteren Kindheit wurde oben ausführlich dargestellt. Die innere Situation wie auch die außen ablesbare Symptomatik stehen jedoch im Zusammenhang mit den schweren Störungen der psychischen Struktur. Nach der erfolgten Vorbehandlung ist sie insgesamt auf einem höheren Integrationsniveau und auch die selbstreflexiven Funktionen haben sich verbessert. Durch die erfolgte Besserung der Symptomatik wird eine ganz andere Lebensweise greifbar, die für Anne noch viele Unwägbarkeiten und Verunsicherungen mit sich bringt. Dies führt zunächst zur Gegenreaktion in das dissoziative Krankheitsbild, zur Flucht zurück in alte Erlebenszustände und weit darüber hinaus. Die früheren Abwehrmechanismen dienten Anne als Schutz, sich mit der für sie erlebten feindlichen Außenwelt nicht konfrontieren zu müssen. Nun ist sie hin- und hergerissen zwischen dem Wunsch nach einem „normalen" integrierten Leben und ihrer Angst vor diesem. Aktuell dominieren die Leitaffekte das Verhalten der Patientin, vor allem Wut, Leere, chronische Angst, Depression.

5.5.5 Diagnostische Überlegungen

F33.1 G rezidivierende depressive Störung, gegenwärtig mittelgradige Episode; F43.1 G komplexe posttraumatische Belastungsstörung; F60.31 G Borderline-Störung; F44.81 G multiple Persönlichkeitsstörung; F50.8 G Binge Eating Disorder vor dem Hintergrund einer paranoiden und emotional instabilen Neurosenstruktur

Intrapsychischer Konflikt nach OPD-KJ: Nähe versus Distanz aktiver Modus, Selbstwertkonflikt passiver Modus, Unterwerfung versus Kontrolle passiver Modus und Identitätskonflikt aktiver Modus

5.5.6 Zielanalyse und Therapieplanung

Ziel der Therapie wird allgemein die Integration ihrer verschiedenen Ego-States sein. Darüber hinaus wird Anne die therapeutische Unterstützung benötigen, um für sich eine Lebensperspektive mit ihrem verbesserten Zustand ohne ihre Flucht in ihre Scheinwelten aufzubauen und wieder arbeitsfähig zu werden. Hierzu soll zunächst supportiv vorgegangen werden, um die therapeutische Beziehung zu stärken und das Vertrauen von Anne zu erhalten. Aus einem verbesserten Selbstempfinden heraus soll es ihr möglich werden, eigene Bedürfnisse und Gefühle zu artikulieren und in angemessene Ausdrucksformen zu überführen. Sie soll sich nicht nur der Therapeutin, sondern auch ihrem Ehemann gegenüber authentischer zeigen sowie selbstbewusster und klarer Position beziehen. Insgesamt soll eine, dem Krankheitsbild entsprechende, Autonomieentwicklung der Patientin sowie eine libidinöse Besetzung eigener Gefühle und Bedürfnisse gefördert werden. Sie wird in die Lage versetzt werden, sich eine private Perspektive außerhalb ihrer Ehe zu schaffen und Konflikte auszuhalten, ohne ihre eigenen Grenzen zu verlieren. Wichtig ist, dass sie wieder in der Lage sein wird, sich alleine und außerhalb der Wohnung aufzuhalten und sich insgesamt unabhängiger von ihrem Partner zu machen. Sie soll in ihrer Eigenverantwortung bestärkt werden und auch das Essverhalten gilt es zu normalisieren.

5.6 Himmelhochjauchzend, zu Tode betrübt

5.6.1 Vorstellungsgrund und Problematik

Die knapp 20-jährige Pia stellt sich eigeninitiativ vor. Bereits seit ca. sechs Jahren komme es immer wieder zu Stimmungswechsel, wodurch sie sich sehr verunsichert fühle. Mal fühle sie sich voller Tatendrang, Energie, sei dabei stark aufgedreht, angespannt, unkoordiniert in ihrem Tun und „chaotisch". Dann gebe es wiederum Phasen, in denen sie tief niedergeschlagen sei, ohne Antrieb und ohne Freude. Ihre Konzentration sei eingeschränkt und sie müsse sich für alltägliche Dinge und die Bewältigung ihrer Arbeit förmlich aufraffen. Nachts raubten sorgenvolle Gedanken ihr den Schlaf. Aktuell sei sie sowohl aufgedreht als auch depressiv niedergeschlagen. Hinzu kämen körperliche Beschwerden wie Magenschmerzen, Übelkeit, Schmerzen in Armen und Beinen, was sich bei Stress verstärke. Stress erlebe sie aktuell in fast allen Lebensbereichen. So habe sie Sorgen am Arbeitsplatz, sei gleichzeitig verärgert über ihre Kollegen, fühle sich „untergebuttert", ohnmächtig und „klein". Mit ihrem Vater sei es vor einigen Wochen zu einem Streit gekommen, seitdem habe er den Kontakt abgebrochen, was Pia sehr belaste. Seit sie medikamentös mit Seroquel behandelt werde, gehe es ihr etwas besser, ihr Leid sei jedoch nicht ausreichend gemindert.

5.6.2 Psychopathologischer Untersuchungsbefund

Pia erscheint in gepflegter Kleidung zum Erstgespräch. Ihr Gesicht hat kindliche Züge, das Haar ist rot und sehr lockig („Wuschelkopf"). Im Gespräch redet sie viel, dabei präsentiert sie zahlreiche Worthülsen. Starke Harmonisierungstendenzen werden deutlich, so will sie alle Probleme mit Menschlichkeit lösen. In der Übertragung sind Wünsche nach Kontrolle spürbar, in der Gegenübertragung erlebe ich fürsorgliche, aber auch vorsichtige Impulse. Es ist ein schrittweise vorsichtiges Vorgehen indiziert, die Patientin öffnet sich langsam. Ihr Leidensdruck ist deutlich spürbar. Pia zeigt eine sehr gute Verbalisierungs- und mäßige Introspektionsfähigkeit. Sie ist intelligent und schwingungsfähig. Sie ist wach und konzentriert. Testpsychologisch zeigen sich sehr hohe Depressionswerte. Es zeigt sich eine Tendenz zur Desorientierung und zu wahnhaft anmutendem Erleben im Gespräch. Zum Beispiel berichtet sie in Hinblick auf die Arbeit, dass „alle" gegen sie seien. Eine psychotische Symptomatik zeigt sich jedoch nicht. Ebenfalls gibt es keine Anhalte für Suizidalität.

Es liegen keine relevanten körperlichen Befunde vor. In der Abwehr dominieren Somatisierung, Wendung gegen das Selbst, Rationalisierung und Verschiebung.

5.6.3 Anamnese und Biografie

Pia ist das einzige Kind ihrer sehr jungen Eltern und per Kaiserschnitt auf die Welt gekommen. Die Familienatmosphäre sei sehr streng gewesen. Die Mutter (+18 Jahre, Köchin und Hausfrau nach der Geburt) sei zwar fürsorglich und mütterlich gewesen, habe sich jedoch immer dem sehr herrischen und dominanten Vater (+21 Jahre, Maler) untergeordnet und ihre Tochter oft bestraft. In der Beziehung der Eltern habe eine klare Rollenverteilung und Hierarchie geherrscht, innerhalb derer der Vater als Familienoberhaupt das Sagen gehabt habe. In der Beziehung zu ihm habe sich Pia immer um Anerkennung bemüht, diese jedoch nie bekommen. Gelobt worden sei sie von ihm nicht, er sei ihr nie liebevoll begegnet. Versuche, ihre eigene Meinung zu äußern, seien „abgewürgt" worden. Auch die Mutter habe sie dann mit Abwertung gestraft, woraufhin Pia immer mehr „gebuckelt" habe. Nach Außen hätten sich die Eltern immer bemüht, den Schein zu wahren und eine glückliche Familie zu präsentieren. Insgesamt beschreibt die Patientin die Familienatmosphäre als tabubehaftet. Über Gefühle, Probleme oder Sexualität sei nicht gesprochen worden. Pia sei nicht aufgeklärt worden und habe sich in Hinblick auf ihr Geschlecht eher außerhalb der Familie z. B. bei Klassenfahrten ausprobiert. Freundschaften habe sie immer aufbauen können, wobei sie sich meist still und zurückhaltend verhalten habe. Sie versuche, heute immer für die Eltern „da" zu sein. Der Vater sei fordernd, behandele sie wie ein Kind, wogegen sich die Patientin kürzlich aufgelehnt und er den Kontakt abgebrochen habe. Sie leide sehr darunter.

In der Schule sei sie eine stille Schülerin gewesen. Ihre Leistungen hätten im durchschnittlichen Bereich gelegen. Die Beziehung zu Mitschülern und Lehrern habe sich gut gestaltet. Nach der Realschule habe sie eine Ausbildung beim Finanzamt absolviert und sei seitdem als Beamtin im mittleren Dienst tätig. Früher sei sie immer gut mit ihren Kollegen und Vorgesetzten zurechtgekommen. Aktuell gebe es jedoch wegen eines Urlaubswunsches von Pia Spannungen, ebenfalls wenn die Patientin diesen nicht bekomme. Bei Konflikten mit dem Chef werde sie „klein", es versagten ihr die Worte und ihr Kopf sei „leer". Anschließend bekomme sie meist Diarrhö. Bisher habe sie „alles auf der menschlichen Ebene" gelöst, was nun nicht mehr funktioniere. Sie werde dort massiv kontrolliert, dürfe keine privaten Telefonate mehr führen und „nicht eine Minute Kaffeepause" machen, private Gespräche unter Kollegen seien untersagt. In einem Gespräch mit einem Vorgesetzten sei sie vor Wut „geplatzt", woraufhin sie nun „geschnitten" werde und noch mehr Restriktionen ausgeliefert sei.

Pia ist ledig und kinderlos. Sie lebe alleine und habe einen zwei Jahre älteren Freund, zu dem sie eine harmonische und liebevolle Beziehung habe.

5.6.4 Psychodynamische Überlegungen

Die neurotische Entwicklung ist durch ein triebfeindliches Familienmilieu mit restriktiver Erziehung zu begründen. In der Familie herrschten klare Hierarchien (Vater dominierte, Mutter fügte sich). Pia musste Bedürfnisse nach Expansion und Kontrolle unterdrücken, da diese mit Angst vor Objektverlust und Abwertung einhergingen. Sie spürte, dass sie sich gehorsam fügen muss, um psychischen Schmerzen zu entgehen. Die Mutter versagte ihr jegliche empathische Fürsorge und positive Spiegelung, sodass Pia kein stabiles Selbstwertgefühl, entwickeln konnte. Die erlebten Frustrationen verinnerlichte sie durch Identifizierung und entwickelte, um die erlebten Enttäuschungen überhaupt bewältigen zu können, die Vorstellung, ihre Bedürfnisse seien schlecht. So entstanden triebfeindliche Über-Ich-Verbote und Verzichtsideale, die bei Pia ein permanent schlechtes Gewissen wegen der eigenen Bedürfnisse bewirkten und diese zudem hemmten. In der Beziehung zum Vater erlebte sie Abwertung, was Minderwertigkeitsgefühle und Misstrauen schürte. Der ständige Verzicht ließ Hassgefühle gegenüber den frustrierenden Primärobjekten entstehen. Das strenge Über-Ich hielt diese durch eine verstärkte Kontrolle „in Schach". Pia fühlte sich wegen ihrer eigenen Bedürfnisse und Hassgefühle stets schuldig, unterdrückte diese und konnte keine ausreichende Selbstbehauptung entwickeln. Sie unterwarf sich, rationalisierte ihre Gefühle und gab durch „Menschlichkeit" anderen das, was sie sich selbst harsch verbot, wie Kontrolle und Autonomie.

Zudem konnte Pia keine flexible Beziehungsgestaltung entwickeln und blieb auf ein abhängiges Erleben in Zweierbeziehungen fixiert, da der ödipale Konflikt nicht vollständig gelöst werden konnte. Die Vaterbindung war nicht ausreichend sicher, was Unterwerfungstendenzen noch mehr verstärkte. Es gelang Pia schließlich, sich über Leistung im Beruf zu stabilisieren, d. h. ihr Selbstwertgefühl zu festigen und sich ein gewisses Maß an Kontrolle zu sichern. Die Konflikte am Arbeitsplatz ermöglichen ihr dies aktuell nicht mehr, sie erlebt sich „klein", ohnmächtig und ohne Kontrolle, wie in der Beziehung zum Vater. Versuche, Kontrolle zu leben, werden aktuell durch seinen Rückzug bestraft. Auch die vermehrten Beziehungskonflikte am Arbeitsplatz, die neben dem Kontaktabbruch des Vaters als neurosenspezifische Auslösesituation zu sehen sind, schwächten die Abwehr von Pia. In allen Bereichen geht es um Unterwerfung und Kontrolle, was Pia in polarisierter Form lebt. Die Patientin wünscht sich Kontrolle, realisiert jedoch Unterwerfung (insbesondere in der aktuellen Beziehung zum Vater). Sie fühlt sich hilflos, unfrei, kontrolliert, schuldig und zornig, kann weder eigene Grenzen adäquat wahrnehmen, noch die anderer, wobei das stetige „Auf" und „Ab" ihres Befindens die innere Haltlosigkeit widerspiegelt. Die somatischen Symptome können als Depressionsäquivalent und damit verbundener Trennungsangst verstanden werden, wobei Pia ihre Wut auf den Körper verschiebt und dort autoaggressiv verarbeitet.

5.6.5 Diagnostische Überlegungen

F31.6 G bipolare affektive Störung; F45.0 G Somatisierungsstörung vor dem Hintergrund einer narzisstisch depressiven Neurosenstruktur bei geringem bis mäßigem Strukturniveau

Intrapsychischer Konflikt nach OPD-KJ: Unterwerfung versus Kontrolle passiver Modus

5.6.6 Zielanalyse und Therapieplanung

Hauptziele der geplanten Behandlung sind die Reduktion der o. g. Symptome, die Aufrechterhaltung von Arbeitsfähigkeit und die Unterstützung bei der Bewältigung der aktuellen Konflikte. Hierbei ist Ich-stärkend zu arbeiten. Pia soll den psychodynamischen Hintergrund ihrer Unterwerfung erkennen. Es soll ihr die Versachlichung/Rationalisierung ihrer Gefühle (u. a. Wut) bewusst gemacht und die Hintergründe hierfür beleuchtet werden. Zu diesem Zweck ist der Zusammenhang zwischen ihren aktuellen Beschwerden und dem unbewussten Grundkonflikt zu klären. Der Betrachtungsschwerpunkt ist auf die Anteile aus der Beziehung zum Vater zu richten, die auch für den aktuellen Konflikt von Relevanz sind (Wut, Hilflosigkeit, Schuld). Pia soll Zugang zu ihrem Empfinden bekommen, dieses libidinös besetzen und ohne übermäßige Schuldgefühle in ihr Alltagsleben übertragen können. In diesem Rahmen sind ihre undifferenzierten aggressiven Affekte zu differenzieren, sodass sie diese nicht weiter gegen sich selbst richten muss und sie diese realitätsgerecht ausdrücken kann. Aktuell sind Aggressionen auch im therapeutischen Kontakt überhaupt nicht spürbar bzw. „nicht da". Im Alltag soll es ihr möglich werden, sich vom fordernden Vater abzugrenzen und auch unbewusste Wünsche nach einem liebevollen Vater verabschieden. Ressourcen sind anzusprechen und zu fördern. Die übertriebene und unangemessene Harmoniebedürftigkeit (alles mit „Menschlichkeit" klären) ist aufzulösen. So soll Pia in die Lage versetzt werden, die reellen Gegebenheiten z. B. am Arbeitsplatz zu akzeptieren bzw. besser für sich einzustehen. Überhöhte Ansprüche an Harmonie sollen vermindert werden und Pia wird lernen, Konflikte konstruktiv zu lösen, und Dysharmonien auszuhalten. Wichtig in diesem Zusammenhang ist, dass ihr ein angemessener Umgang mit Belastungen und Problemen möglich wird.

5.7 Auf Rückzug

5.7.1 Vorstellungsgrund und Problematik

Die 14-jährige Jenny wird in Begleitung ihrer Mutter, die sehr besorgt von den „schulischen Problemen" ihrer Tochter berichtet, in der Praxis vorgestellt. Jenny zeige bereits seit ihrer Einschulung im sechsten Lebensjahr ein sehr ängstliches Verhalten und habe „große Probleme" damit, sich auf „neue Situationen" einzustellen. Zu Beginn habe sich ihre Angst besonders auf den Kontakt zu Fremden und Erwachsenen bezogen. Mittlerweile ziehe sie sich jedoch auch aus dem Kontakt zu Gleichaltrigen zurück. Vonseiten ihrer Lehrer sei den Eltern berichtet worden, dass Jenny im Unterricht „keinerlei mündliche Beteiligung" zeige und sich zunehmend „in ihre eigene Welt" zurückziehe. Aufgrund ihrer mangelnden mündlichen Mitarbeit müsse sie nun die achte Klasse wiederholen. In Bezug darauf habe sie gegenüber der Mutter bereits mehrfach ihre Unsicherheiten und Versagensängste formuliert, doch sei sie im Gespräch insgesamt nur sehr begrenzt zugänglich. Ihre Unsicherheiten und Ängste erkläre sich die Mutter durch das äußerst schwache Selbstwertgefühl ihrer Tochter. Zwar zeige sich Jenny im gewohnten familiären Umfeld als weniger ängstlich, doch sei auch hier ein starker Rückzug zu beobachten. Insgesamt erlebe die Mutter ihre Tochter in den letzten Monaten als „sehr unbeteiligt" und niedergestimmt, sodass sie dem Verhalten ihrer Tochter mittlerweile „hilflos" gegenüberstehe.

5.7.2 Psychopathologischer Untersuchungsbefund

Jenny ist ein körperlich altersgerecht entwickeltes Mädchen, das lange blonde Haare trägt und unauffällig gekleidet erscheint. Im Kontakt wirkt sie sehr ruhig, schüchtern und wenig beteiligt. Während des Gesprächs sitzt sie still neben ihrer Mutter, der sie die Darstellung ihrer Situation überlässt. Auf die Frage, ob sie bereit dazu sei, sich alleine mit der Therapeutin zu unterhalten, beginnt sie zu weinen. Erst im zweiten Kontakt beginnt sie sich vorsichtig zu äußern, wobei sie auf Fragen meist mit Ja oder Nein antwortet und weiterhin schwer zugänglich wirkt. In Bezug auf ihre zunehmende soziale Isolation zeigt Jenny keinen Leidensdruck, doch scheint sie sich im schulischen Bereich stark überfordert zu fühlen und unter Versagensängsten zu leiden. Ihre affektive Lage ist niedergestimmt, bei eingeschränkter emotionaler Schwingungsfähigkeit. Deutlich zeigen sich sozialer Rückzug sowie Vernachlässigung positiver Aktivitäten. Die Mutter vermittelt insgesamt einen ruhigen, hilflosen, jedoch gleichzeitig auch emotional distanzierten und schwer greifbaren Eindruck. Hinweise auf mnestische Störungen, psychotisches Erleben oder Zwangsphänomene gibt es bei Jenny keine.

In der Gegenübertragung empfindet die Therapeutin einerseits innere Anteilnahme bezüglich der offensichtlichen Verletzbarkeit von Jenny, andererseits auch zunehmend Anstrengung und Ärger aufgrund der schwierigen Kontaktgestaltung. Insgesamt zeigt Jenny kaum spontane Reaktionen.

Ein Beziehungswunsch scheint zu fehlen. Dominierende Abwehrmechanismen sind Verdrängung, Verschiebung, Intellektualisierung sowie Wendung gegen das Selbst.

5.7.3 Anamnese und Biografie

Jenny sei als jüngstes Kind gemeinsam mit ihren zwei Geschwistern (Schwester +4 Jahre, Bruder +5 Jahre) bei den leiblichen Eltern in einer „sehr ruhigen und harmonischen" Familienatmosphäre aufgewachsen. Die Mutter (+31 Jahre, Versicherungskauffrau) sei momentan in Teilzeitform beschäftigt, sodass ihr ausreichend Zeit für die Betreuung ihrer Tochter zur Verfügung stehe. Sie beschreibt die Beziehung zu ihr als grundsätzlich gut, doch falle auch ihr es zunehmend schwer, einen Zugang zu ihrer Tochter zu finden. Besonders in Bezug auf die schulischen Probleme ihrer Tochter mache sie sich momentan große Sorgen. Der Vater (+36 Jahre, Elektriker) wird von Seiten der Mutter als ein sehr ruhiger Mann beschrieben, der jedoch ebenso wie sie selbst über eine grundsätzlich positive Beziehung zu seiner Tochter verfüge. Auch zu ihren älteren Geschwistern bestehe ein guter Kontakt, der von den „normalen Geschwisterstreitigkeiten" geprägt sei.

Sowohl die Schwangerschaft als auch die Geburt mit Jenny seien regelrecht verlaufen. Sie sei wenige Tage nach dem errechneten Geburtstermin geboren worden (4 030 g, 53 cm, Apgar 9/10/10). Im Verlauf des ersten Lebensjahres sei sie sehr ruhig gewesen und habe im Vergleich zu den Geschwistern erst recht spät damit begonnen, ihre Umwelt zu erkunden. Ihre sprachliche und motorische Entwicklung sei jedoch insgesamt regelrecht verlaufen. Auch im Rahmen der Reinlichkeitserziehung habe es keine Auffälligkeiten gegeben.

Im Alter von drei Jahren sei Jenny in den Kindergarten gekommen. Dort habe sie sich schnell in den Gruppenalltag integriert. Etwa zu Beginn ihrer Schulzeit seien erstmals ihre Ängste vor Fremden und unbekannten Situationen aufgetreten, sodass Jenny verstärkt die Nähe zur Mutter gesucht und damit begonnen habe, sich zurückzuziehen. Ihre schulischen Leistungen sowie ihre sozialen Kontakte zu Gleichaltrigen seien damals allerdings noch nicht beeinträchtigt gewesen. Mittlerweile besuche Jenny die achte Klasse einer Realschule, die sie nun aufgrund ihrer mangelnden mündlichen Mitarbeit wiederholen müsse. Diesbezüglich habe sie im Kontakt zur Mutter bereits mehrmals ihre Verunsicherung, Überforderungsgefühle und Versagensängste formuliert.

In ihrer Freizeit spiele Jenny gerne Klarinette, auch kümmere sie sich sehr zuverlässig um die Betreuung jüngerer Kinder (Babysitten in der Nachbarschaft). Von Seiten der Mutter wird Jenny insgesamt als selbstständig, hilfsbereit und ehrlich beschrieben.

Jenny lebe gemeinsam mit ihren Geschwistern sowie ihren Eltern in gesicherten finanziellen Verhältnissen und verfüge über ein eigenes Zimmer. Seit dem Übergang in die weiterführende Schule habe sich das Rückzugsverhalten sowie ihre Ängstlichkeit deutlich verstärkt. Sie habe sich in der Folge zunehmend von ihren sozialen Kontakten entfernt und wirke häufig sehr niedergeschlagen und schwer zugänglich.

5.7.4 Psychodynamische Überlegungen

Jenny leidet unter einer Störung mit sozialer Ängstlichkeit, deren Entwicklung bereits zu Beginn ihrer Schulzeit begann. Mittlerweile scheint die Störung einen chronifizierten Verlauf genommen zu haben. Des Weiteren liegt bei ihr eine depressive Störung vor, die als sekundäre Folge ihrer massiven Ängste und Unsicherheiten sowie ihrer schulischen Überforderung und somit ihres destabilisierten Abwehrgefüges zu sehen ist. Jenny wächst in einer Familienatmosphäre auf, die von der Mutter als sehr ruhig und harmonisch beschrieben wird. Im Kontakt zur Mutter fällt dagegen eine emotional distanzierte Grundhaltung auf, was die Vermutung stützt, dass diese die emotionalen Bedürfnisse ihrer Tochter nur unzureichend befriedigen konnte. Es scheint, als sei die Mutter zwar körperlich stets anwesend, doch nur schwer emotional greifbar und zugänglich. Jenny wächst zwar in einem formal geordneten, doch in einem farblosen Elternhaus auf, was bei subtil wirkenden emotionalen Mangelerfahrungen zu der Entwicklung einer schizoiden Struktur führte. Laut der Mutter zeigte Jenny bereits während ihres ersten Lebensjahres ein sehr stilles Verhalten sowie wenig neugierige Zuwendung zur Welt und Erkundungsdrang. Des Weiteren wird sie als ein sehr zartes und sensibles Kind beschrieben. In Ermangelung ausreichender emotionaler Zuwendung der Mutter scheint Jenny die Objektwelt nur unzureichend libidinös besetzt sowie keine stabilen Selbst- und Objektrepräsentanzen entwickelt zu haben. Schon früh zeigte sie somit einen narzisstischen Rückzug, um nicht gekränkt oder zurückgewiesen zu werden.

Hier scheint die Schwellensituation (Einschulung) von Bedeutung: Der Schuleintritt geht mit einer Erweiterung ihres Aktionsradius sowie multiplen sozialen Anforderungen einher. Dies wird die Entstehung der Störung begünstigt haben, da Ängste vor Zurückweisung und Kränkung sowie die zugrunde liegenden Ängste vor Selbstverlust aktiviert wurden. Diese musste Jenny abwehren, was ihr in Form von Verschiebung in soziale Situationen (zunächst Angst vor Fremden und unbekannten Situationen) gelang. Das unbewusste Bedürfnis nach Zuwendung und Nähe stellt eine massive Bedrohung für das fragile narzisstische Selbst von Jenny dar. Aus diesem Grund musste sie dies vollständig abwehren, was sich in ihrem zunehmenden sozialen Rückzug, der scheinbar ohne Leidensdruck geschieht, äußert. Auch die sich auf ein schulisches Scheitern konzentrierenden Ängste, die Jenny äußert, können als Ausdruck ihrer verschobenen Selbstverlustängste gesehen werden, die aufgrund ihrer destabilisierten Abwehrmechanismen (z. B. Intellektualisierung) zunehmend anbranden.

5.7.5 Diagnostische Überlegungen

F93.2 G Störung mit sozialer Ängstlichkeit des Kindesalters; F32.1 G mittelgradige depressive Episode vor dem Hintergrund einer schizoiden Neurosenstruktur

Intrapsychischer Konflikt nach OPD-KJ: Nähe versus Distanz passiver Modus

5.7.6 Zielanalyse und Therapieplanung

Ziel ist es, die soziale Ängstlichkeit von Jenny zu reduzieren und eine vertrauensvolle therapeutische Arbeitsbeziehung herzustellen, innerhalb derer es ihr möglich wird, sich zu öffnen und ihre Schüchternheit sukzessive abzulegen. Jenny soll die notwendige emotionale Spiegelung sowie grundsätzliche Akzeptanz und Wertschätzung erfahren, die sie dazu benötigt, einen Zugang zu ihren Gefühlen sowie ihren vitalen Anteilen zu finden. Aufgrund ihrer Struktur wird es wesentlich sein, ihre Grenzen zu wahren und ihr ein Beziehungsangebot zu unterbreiten, das es ihr ermöglicht, langsam Vertrauen aufzubauen. Ihre abgewehrten und als bedrohlich erlebten Wünsche nach Nähe und Zuwendung sind schrittweise bewusst zu machen, um einen Abbau der dysfunktionalen Abwehr zu ermöglichen. Hierfür wird es notwendig sein, den Aufbau innerer Objekt- und Selbstrepräsentanzen zu fördern, die eine Containerfunktion besitzen. Im Rahmen des Settings wird die Therapeutin ihr ein stützendes Objekt sein, das zeitweilig eine Containment-Funktion übernimmt, damit Jenny einen Zugang zu sich selbst und ihren Gefühlen finden kann. Sie soll die Erfahrung sammeln können, in der Therapie Zuwendung, Raum und Wertschätzung, bei der gleichzeitigen Wahrung ihrer Grenzen, zu finden. Jenny wird lernen, sowohl aggressive als auch rezeptive Impulse als sinnvoll und notwendig anzunehmen und angemessene Ausdrucksformen zu finden. Gleichzeitig wird sie darin gefördert werden, sich in ihrer eigenen Bedürftigkeit, ihren Schwächen, aber auch mit den durchaus vorhandenen Stärken an- bzw. wahrzunehmen. Insgesamt wird dies zu einer Stabilisierung ihres Selbstwertgefühls beitragen. Sie soll im Rahmen der Therapie einen Zugang zu ihren Gefühlen und Bedürfnissen bekommen, diese verbalisieren lernen und sich dadurch verstärkt in der eigenen Selbstwirksamkeit (z. B. im sozialen Kontakt) erfahren.

In den begleitenden Gesprächen mit den Eltern wird es darum gehen, ihnen ein psychodynamisches Grundverständnis über die Störung ihrer Tochter zu vermitteln. Sie sollen für die phasenspezifischen Bedürfnisse von Jenny sensibilisiert werden und ihr gegenüber eine ausreichend Sicherheit und Halt vermittelnde Haltung einnehmen. Auch werden die Eltern angeleitet, ihre Tochter in ihrer autonomen Entwicklung zu fördern. Sie werden im Aufbau einer differenzierten Wahrnehmung der Bedürfnisse ihrer Tochter Unterstützung finden, die eine empathische Hinwendung und Spiegelung ermöglicht. Zudem gilt es, dass die Eltern ihrer Tochter entwicklungsfördernde Frustrationen zumuten, ihr aber auch die notwendige Unterstützung und den emotionalen Halt zur Verfügung stellen. Auch wird es darum gehen, Sprache innerhalb der Familie nicht mehr zur Affektabwehr zu nutzen, sondern diese wieder in den Dienst des Affektaustauschs zu stellen. Hier wird es notwendig sein, auch den sehr stillen Vater zum Austausch mit seiner Tochter zu motivieren und ihn insgesamt stärker in den Familienalltag einzubeziehen.

5.8 Das besondere Kind

5.8.1 Vorstellungsgrund und Problematik

Die 19-jährige Tara berichtet im Erstgespräch, dass sie die Trauer in Bezug auf ihre Verlusterfahrungen aufarbeiten wolle. So seien drei ihr nahestehende Menschen vor zwei Jahren verstorben: Ein enger Freund sei nach langer Krankheit an Lungenkrebs verstorben, eine enge Freundin der Familie sei an einem Hirntumor und ein Klassenkamerad nach einem Skiunfall verstorben. Sie fühle sich seitdem sehr verlassen, traurig und einsam. Ebenso wolle sie die problematische Beziehung zu ihrem acht Jahre älteren Freund bearbeiten. Belastend seien zudem ihre körperlichen Beschwerden. Sie leide nach einem Sturz an Sehstörungen des linken Auges und Kopfschmerzen. Ebenso leide sie unter Taubheitsgefühlen im linken Arm, Schmerzen im Wirbelsäulenbereich und der Hüfte und des Öfteren an Blindarmreizungen. Die Beschwerden seien jedoch ohne Befund, sodass man ihr zu einer Therapie geraten habe. Sie möchte herausfinden, was mit ihr los sei und erhoffe sich jetzt Hilfe durch die Therapie.

5.8.2 Psychopathologischer Untersuchungsbefund

Tara ist eine hübsche junge Frau mit langen dunklen Haaren. Sie ist athletisch gebaut und macht einen intelligenten Eindruck bei guten Umgangsformen. Im Kontakt ist sie zunächst vorsichtig und leicht misstrauisch, berichtet dann jedoch offen über ihre Problematik und ist mitschwingend. Sie erscheint mit einer Augenklappe und berichtet von Sehstörungen und Taubheitsgefühlen im linken Arm. In der Übertragung wirkt sie zunächst hilflos, bedürftig, unsicher und abwehrend. Gegen Ende des Gesprächs nimmt sie die Augenklappe ab und wirkt selbstbewusst und stolz in Bezug auf ihre sportlichen und musikalischen Aktivitäten. Sie betont ihre körperliche Stärke und „Wehrhaftigkeit" sowie ihre besonderen Fähigkeiten in Bezug auf das Memorieren von Gedichten und mathematischen Formeln. Sie empfindet sich und ihre Fähigkeiten als „besonders und ungewöhnlich". Hinter ihrem Anspruch, stark zu sein, wird jedoch ihre Objektbedürftigkeit deutlich. Gleichzeitig wird auch ihre Eifersucht auf andere deutlich und wie sie ihre nahestehenden Personen (insbesondere die verstorbene Freundin) idealisiert. In der Gegenübertragung kann die Sehnsucht der Patientin nach Versorgung gespürt werden. Ihr Selbstbild zeigt einerseits, dass sie stark und intellektuell gut sein möchte, andererseits, dass sie zu ihrer Weiblichkeit und bedürftigen Seite keinen Zugang findet.

Tara leidet an einer Neurodermitis, die homöopathisch erfolgreich behandelt wird. Im Alter von 15 Jahren sei eine Operation wegen eines Knochentumors im Unterkiefer erfolgt, während die Mutter wegen einer Operation am Rücken in der Klinik war. Es habe besondere Belastungen durch die Diagnose und die Operationen gegeben: eine Opiatallergie sowie Impulsdurchbrüche und Wahnvorstellungen unter Traumadol. Nach Absetzen kam es zur Normalisierung. Hinweise auf mnestische Störungen oder psychotische Symptome haben sich keine ergeben. Es bestehen keine inhaltlichen oder formalen Denkstörungen.

Als vorherrschende Abwehrmechanismen zeigen sich Idealisierung, Wendung gegen das Selbst und altruistische Abtretung, Verschiebung, Konversion.

5.8.3 Anamnese und Biografie

Tara sei ein Wunschkind gewesen. Während der Schwangerschaft habe die Mutter, eine heute 50-jährige technische Assistentin, unter einer massiven Pollenallergie und Asthma gelitten. Aufgrund dessen habe sie mehrere Wochen an der Nordsee verbracht. Die Geburt sei problematisch verlaufen (Zangengeburt). Tara sei vier Monate gestillt worden und habe unter Regulationsstörungen gelitten (Störungen im Schlaf-Wach-Rhythmus, Bauchschmerzen, häufiges Weinen). Die Entwicklung sei in allen Bereichen regelrecht verlaufen. Laut der Kindsmutter sei ihre Tochter häufig in der Entwicklung und Intelligenz anderen Kindern voraus gewesen. Auch das Längenwachstum sei auffällig, sie sei immer größer als die anderen Mädchen gewesen. So habe sie mit zwölf Jahren bereits Schuhgröße 42 gehabt. Im Kindergartenalter habe Tara Jungenkleidung und -aktivitäten bevorzugt und eher Distanz zu Mädchen und Gleichaltrigen gehalten. Im Schulalter habe weiterhin ein eher distanziertes Verhältnis zu Gleichaltrigen bestanden. Sie habe immer das Gefühl gehabt, anders und überlegen zu sein. Im Alter von fünf Jahren habe Tara mit Kampfsport begonnen und mit zehn Jahren mit Skateboarden und Klettern. Sie betreibt diese Sportarten nach Auskunft exzessiv und es komme oft zu kleineren Unfällen.

Zu ihrer Mutter und ihrem Stiefvater habe Tara eine gute Beziehung, ebenso zu ihrem leiblichen Vater, einem 51-jährigen Kaufmann. Ihre Eltern hätten sich vor zehn Jahren getrennt. Die Trennung der Eltern habe Tara als sehr belastend erlebt. Sie berichtet in dem Zusammenhang, dass sie ihre Mutter mit dem Stiefvater, den sie schon als guten Nachbar gekannt habe, „verkuppelt" habe. Zu ihrem leiblichen Vater habe Tara bis zu ihrem 18. Lebensjahr regelmäßigen und engen Kontakt gehabt, seitdem nur noch sporadisch. Es habe gemeinsame Urlaube mit dem Vater ca. 3-mal im Jahr gegeben. Tara sowie die Mutter beschreiben ihre Beziehung als liebevoll und gegenseitig unterstützend. Es gebe einen älteren Stiefbruder (Sohn des Stiefvaters), den sie als Bruder betrachte.

Tara besuche das Gymnasium und wolle Sport studieren. Neben der Schule arbeite sie als Klettertrainerin in einem Sportstudio.

Sie habe eine Liebesbeziehung zu einem acht Jahre älteren Rettungssanitäter, der u. a. in Bosnien stationiert gewesen sei und unter Alkohol- und Medikamenteneinfluss gewalttätig werde. Die Beziehung erlebe sie als sehr problematisch, Eifersuchts- und Überlegenheitsgefühle würden eine große Rolle spielen. Tara sehe den Freund als therapiebedürftig an und glaube ihm helfen zu müssen und zu können. So habe sie einmal fünf Stunden mit ihm wegen seines Verhaltens („er verhält sich wie ein Fünfjähriger") geredet und ihn dabei „geknackt". Er habe endlich weinen können.

Tara lebe als einziges Kind ihrer Eltern mit ihrer Mutter und dem Stiefvater zusammen in einem Haus, in einer eigenen Wohnung.

5.8.4 Psychodynamische Überlegungen

Tara wuchs als Wunschkind und bis zur Trennung der Eltern bei beiden Elternteilen auf. Sie wird unter schwierigen Bedingungen geboren und es kommt zu Regulationsstörungen, die vermutlich auf den Stressfaktor während der Schwangerschaft der Mutter und auf die schwierige Geburt zurückzuführen sind. Unklar ist, ob die elterliche Beziehung zu diesem Zeitpunkt schon konflikthaft war. Die Neugeborenenphase war durch die äußeren Umstände deutlich erschwert. Es ist anzunehmen, dass die Kindsmutter in der oralen Phase weder die emotionalen und narzisstischen Bedürfnisse von Tara ausreichend befriedigen konnte, noch ein wirksames Affektcontainment (Beruhigung) anbieten konnte. Dadurch, dass die Mutter die Affekte der Tochter nicht contained und stellvertretend gedeutet hat, konnte Tara kein gutes haltendes und steuerndes inneres Objekt internalisieren und bleibt von einem Selbstobjekt abhängig. So entwickelte sich eine symbiotische Beziehung zu den Primärobjekten, innerhalb derer Tara, laut deren Beschreibung, mit einem Maximum an Zuwendung behütet aufwuchs. Sie bekam schon früh gespiegelt, etwas Besonderes mit besonderen Fähigkeiten zu sein. Diese Idealisierung hingegen verhinderte die Entwicklung eines wahren Selbst. Mir scheint es, als sollte Tara dem Bild ihrer Eltern, insbesondere der Mutter, entsprechen, die diese als Selbstobjekt an sich gebunden hatten. Eine Identifikation mit einem mütterlichen Objekt scheint aufgrund der narzisstischen Funktionalisierung durch die Mutter nicht möglich, jedenfalls nicht konfliktfrei.

So wird Tara ihre präödipalen Bedürfnisse auf den Vater übertragen haben und hat sich mit ihm, einem männlichen Gegenüber, identifiziert. Es ist davon auszugehen, dass Tara ihre ödipale Bindung an den Vater nicht persönlichkeitskonstitutiv verdrängte, sondern ödipal an den Vater gebunden blieb.

Die Trennung der Eltern stellte für sie einen massiven Einschnitt dar. Es ist zu vermuten, dass die Mutter, insbesondere nach der Trennung, eigene Versorgungswünsche an ihre Tochter richtete, sodass diese ihre Versorgungsbedürfnisse schuldhaft erlebte und abwehren musste. Ob und in welchem Maße die Trennung der Eltern konflikthaft verlief, ist nicht bekannt. Auffällig ist jedoch, dass Tara als Vermittlerin („Vekupplerin") zwischen der Mutter und deren heutigem Partner fungierte, vermutlich als Ausdruck ihres Loyalitätskonflikts, was in Anbetracht der intensiven Bindung zur Mutter eine schuldfreie Hinwendung zum Vater unmöglich machte, mit dem sie identifiziert ist. Tara blieb darüber hinaus in ihrer Geschlechtsidentität als Frau verunsichert. Dies zeigt sich u. a. in ihrem Anderssein (wie ein Junge), wodurch sie (durch die männliche Identifikation) ihre unbefriedigten oralen Bedürfnisse nach emotionaler Nähe und Geborgenheit kompensiert. Die narzisstische Bestätigung, vor allem über Leistung und altruistische Abtretung, wirkt als „Fixateur externe" scheinbar stabilisierend auf Tara, die hierüber im anderen eigene orale Bedürfnisse befriedigt. Die Außenseiterrolle (das Anderssein) in der Peer-Gruppe wird mit Selbstwertverlust und Minderwertigkeitsgefühlen einhergegangen sein und die Bindung, vor allem an die Mutter, verstärkt haben.

Auch in zwischenmenschlichen Beziehungen und ihrer Partnerbeziehung wird dies deutlich: So benötigt sie den Partner als Selbstobjekt und muss ihre emotionale Abhängigkeit und ihre eigenen bedürftigen Anteile durch einerseits emotionales Desinteresse sowie Überlegenheitsgefühle abwehren. Mit dieser pseudoautonomen Haltung wehrt sie Bindungswünsche ab. Emotional bedürftig und kognitiv unsicher wurde bei Tara so eine depressiv narzisstische Persönlichkeitsentwicklung angebahnt, durch die sie bei der Lösung der anstehenden Entwicklungsaufgaben Verselbstständigung, Finden einer beruflichen Identität und einer weiblichen Geschlechtsrolle überfordert ist.

Die dissoziativen Symptome können auf der Konfliktebene als unbewusster Wunsch interpretiert werden, aus der belastenden Beziehungssituation (Eltern, Partner) fliehen zu wollen (Ablösungskonflikt), aber nicht zu können. Die Konversion dient dazu, die erlittenen Belastungen und damit einhergehenden Kränkungen bzw. damit korrelierendes Erleben von Wut (insbesondere Trennungsaggression), Scham und enorme Hilflosigkeit (aus der Beziehung zu den Primärobjekten und aus der traumatischen Situation) unbewusst zu halten. Der Körper wird hierbei zur Projektionsfläche dieser unbewussten, bedrohlichen Empfindungen. Gleichzeitig ist dies auch als unbewusste Inszenierung (hysterischer Modus) zu verstehen, innerhalb derer Tara die ihr wichtigen (Selbst-)Objekte intensiver an sich bindet und die anstehende Loslösung zu verhindern versucht, um Ängste vor Objektverlust abzuwehren.

5.8.5 Diagnostische Überlegungen

F43.2 G Anpassungsstörungen nach Verlusterlebnissen; F44.6 G dissoziative Störung (Konversionsstörung); F45.3 V somatoforme Störung vor dem Hintergrund einer narzisstischen Neurosenstruktur mit schizoiden Anteilen

Intrapsychischer Konflikt nach OPD-KJ: Selbstversorgen versus Versorgtwerden aktiver Modus und Identitätskonflikt aktiver Modus

5.8.6 Zielanalyse und Therapieplanung

Die Therapeutin möchte Tara eine Übertragungsbeziehung anbieten, in der sie sich vorbehaltlos angenommen fühlt und ihre oralen und narzisstischen Defizite kompensieren kann. Bezüglich des Übertragungsgeschehens soll Tara ihre notautonome Abwehr gedeutet werden, um ihr mehr Zugang zu ihren Gefühlen und regressiven Bedürfnissen zu eröffnen. Die internalisierten Objektbeziehungen, die sich in ihrer Partnerbeziehung reinszenieren, sind vor dem Hintergrund der lebensgeschichtlichen Erfahrungen als eine nachvollziehbare, aber dysfunktionale Form der Bewältigung zu verdeutlichen.

Die bisher anteilig deutlich gewordenen Mutter-Übertragungstendenzen dürften sich im therapeutischen Geschehen schnell weiter entfalten und für die Auseinandersetzung zugänglich werden. Strukturverändernde Prozesse unter Nutzung der Regression werden dabei vonnöten sein. Auf diesem Wege können ihre Defizite an elterlicher Fürsorge sowie die damit verbundenen Gefühle von Sehnsucht, Verlassenheit, Haltlosigkeit, Trauer und Enttäuschungswut für Tara erlebbar und verarbeitbar werden. Es ist davon auszugehen, dass sich eine Selbstwertstabilisierung und ein besserer Zugang zu ihren autonomen und selbstfürsorglichen Fähigkeiten einstellen. Dann werden sich dadurch auch die Abhängigkeit und die Ängste vor Selbst- und Objektverlust nach und nach mehr auflösen.

In diesem Zusammenhang wird es wichtig sein, Tara dabei zu unterstützen, dass sie ihr Selbstwerterleben und die Wertigkeit ihrer Person weniger von äußeren Selbstobjekten (insbesondere ihrem Freund) abhängig macht. Frustrationen und die korrelierenden Affekte sind wiederzubeleben und durchzuarbeiten. Darüber hinaus gilt es, mit Tara an ihrer Mutterbeziehung zu arbeiten. Ihre Abgrenzungsfähigkeit soll verbessert werden und Tara soll mit eigenen aversiven Gefühlen in Kontakt kommen und sich ihre Trennungsaggression ihrer Mutter gegenüber zugestehen. Generell wird es notwendig werden, dass Tara über ihre Versagungen in ihrer Kindheit trauert und dass sie mehr Zugang zu ihren fusionären Bedürfnissen bekommt. Daraufhin wird erwartet, dass sie ihre aktuellen Einsamkeits- und Verlassenheitsgefühle besser einordnen und integrieren kann, sodass sie zu ihrer „inneren Geborgenheit" gelangt.

Es ist davon auszugehen, dass es Tara im Rahmen der Übertragungsanalyse gelingt, ihre Kindheitstraumata emotional durchzuarbeiten, sodass damit gerechnet werden kann, dass sie eine stabile Selbstidentität und ein sicheres Selbstwertgefühl aufbaut. Die Erfahrung, in der emotionalen Abhängigkeit der Übertragung Impulse zur Verselbstständigung zu bekommen, sollte Tara dann auch auf Partnerbeziehungen übertragen können. Bezüglich zu erwartender negativer Übertragungsaspekte verfügt Tara über eine ausreichende Regressionssteuerung und ist in der Lage, in der therapeutischen Ich-Spaltung das Beziehungsgeschehen zu reflektieren.

5.9 Die Nestflüchterin

5.9.1 Vorstellungsgrund und Problematik

Die 19-jährige Cecile kommt aus eigener Initiative und berichtet sehr verzweifelt von ihrer aktuellen Situation. Diese ist von massiven Auseinandersetzungen mit der Mutter geprägt, die permanent versuche, sie in eine „Vermittlerrolle" zu drängen. Trotz ihres Auszugs zeige die Mutter weiterhin kein Verständnis für sie und überschreite „permanent" ihre Grenzen. Cecile stehe kurz vor ihrem Abitur, doch befürchte sie, vor dem Hintergrund ihrer momentanen Belastung zu versagen. Den Gedanken „alles hinzuschmeißen" habe sie jedoch wieder verworfen, obwohl sie nicht wisse, wie sie die Situation meistern könne. Insgesamt fühle sich Cecile so angespannt, dass sie sich selbst verletzte, um ihre Anspannung zu reduzieren. Sie habe innerhalb der letzten Monate zudem stark an Gewicht verloren und beschäftige sich unablässig mit dem Gedanken, nicht zunehmen zu dürfen. Zudem leide sie unter plötzlich auftretenden „Angstzuständen", von denen sie sich stark beeinträchtigt fühle. Diese seien einerseits von dem Gefühl „jetzt endgültig verrückt zu werden", andererseits von massiven körperlichen Beschwerden, wie z. B. Herzrasen, Schwindel, Erstickungsgefühlen, begleitet. Zwar gehe die Symptomatik nach einiger Zeit von selbst wieder vorbei, doch könne Cecile keine Auslöser erkennen, sodass sie mittlerweile in einer ständigen Erwartungshaltung lebe, wieder eine Panikattacke zu bekommen. In Anbetracht ihrer Lage fühle sich Cecile völlig ausgeliefert und überfordert. Nachts liege sie stundenlang wach im Bett und denke darüber nach, „ob und wie" sie ihr Abitur noch bewältigen könne.

5.9.2 Psychopathologischer Untersuchungsbefund

Cecile ist eine sehr schlanke junge Frau mit unauffälligem Erscheinungsbild. Sie macht einen sehr müden und erschöpften Eindruck. Im Kontakt ist sie freundlich zugewandt. Inhaltlich ist sie stark auf ihre schulische Situation, die damit einhergehenden Überforderungsgefühle und Versagensängste sowie die Konflikte mit ihrer Mutter fixiert. Dabei zeigt sich ein hoher Leidensdruck. Deutlich spürbar werden ihr mangelndes Selbstwertgefühl, ihre fehlende Abgrenzungsfähigkeit sowie latent vorhandene Aggressionen der Mutter gegenüber. Ihre intellektuellen Fähigkeiten sowie ihre Introspektionsfähigkeit sind als durchschnittlich einzuschätzen. Ihre affektive Lage ist zum depressiven Pol verschoben, teils dysphorisch gestimmt, bei massiver innerer Unruhe. Es besteht eine Körperschemastörung bei genauer Kontrolle der Kalorienzufuhr und gleichzeitig bei bestehender Krankheitseinsicht. In massiven Belastungssituationen kommt es zu selbstverletzendem Verhalten in Form von Ritzen, ebenso zu Panikattacken mit vegetativer Begleitsymptomatik sowie deutlich ausgeprägter Erwartungsangst. Hinweise auf mnestische Störungen, psychotisches Erleben oder Zwangsphänomene gibt es keine. Von suizidalen Tendenzen kann sich die junge Patientin glaubhaft distanzieren. In der Gegenübertragung empfindet die Therapeutin einerseits deutlich mütterlich-schützende Impulse, andererseits auch zunehmend Anspannung und Vorsicht, beim Versuch die eigenen Grenzen zu wahren. Dominierende Abwehrmechanismen sind Spaltung, Verdrängung, Verschiebung, Affektisolation sowie Wendung gegen das Selbst und die bösen Introjekte.

5.9.3 Anamnese und Biografie

Cecile sei wie ein Einzelkind bei den leiblichen Eltern aufgewachsen, obwohl sie mehrere Halbgeschwister väterlicher- sowie mütterlicherseits habe. Die Familienatmosphäre sei von ständigen Lügen in Bezug auf die Prostitution der Mutter sowie von finanziellen Nöten geprägt gewesen. Trotz anhaltender Paarkonflikte sei es erst vor einem Jahr zu der endgültigen Trennung der Eltern gekommen. Die Mutter, 35 Jahre bei Ceciles Geburt, sei während der Kindheit von Cecile als Prostituierte tätig gewesen und habe, um das Familieneinkommen aufzubessern, u. a. „Telefonsex" betrieben. Zwar sei von den Eltern stets versucht worden, dies vor ihr geheim zu halten, doch habe sie häufig die „obszönen“ Telefonate mit anhören müssen. Über Jahre sei sie daher von der Untreue der Mutter dem Vater gegenüber überzeugt gewesen. Insgesamt wird die Mutter als sehr selbstbezogene und wenig einfühlsame Frau beschrieben. Bis heute versuche sie, ihre Tochter für die eigene Bedürfnisbefriedigung einzuspannen (z. B. Vermittlerrolle zwischen Mutter und Halbbruder). Der Vater war 51 Jahre bei der Geburt von Cecile. Er stamme aus Frankreich und sei früher Berufssoldat gewesen. Die Beziehung zu ihm habe Cecile stets als entspannter, jedoch auch deutlich distanzierter erlebt. Seit der Trennung der Eltern bestehe nur noch ein begrenzter Kontakt zu ihm. Zu ihren Halbgeschwistern bestehe, bis auf einen Halbbruder, kaum Kontakt. Der Bruder habe mittlerweile eine eigene Familie und verweigere den Kontakt zur Mutter, weshalb diese immer wieder versuche, Cecile in eine Vermittlerrolle zu drängen.

Die Schwangerschaft sowie die Geburt von Cecile seien regelrecht verlaufen. Im Rahmen ihrer motorischen und sprachlichen Entwicklung habe es keine Auffälligkeiten oder Verzögerungen gegeben. Ihre Reinlichkeitsentwicklung sei zu Beginn der Kindergartenzeit abgeschlossen gewesen.

Mit drei Jahren sei Cecile in den Kindergarten gekommen, den sie insgesamt gerne besucht habe. Die Integration in den Gruppenalltag sei ihr gut gelungen und sie habe keine übermäßigen Trennungsängste gezeigt. Ihre Schulzeit beschreibt Cecile von den familiären Problemen sowie einem Mangel an alternativen Bezugspersonen geprägt, sodass sie sich mit ihren Sorgen und Ängsten stets alleine gefühlt habe. Zwar sei sie durchgängig auch ohne Lernaufwand eine sehr gute Schülerin gewesen, doch habe sie nur begrenzt über soziale Kontakte verfügt, denen sie sich hätte öffnen können. Zudem sei sie von Seiten der Eltern stets dazu angehalten worden, niemandem von der Tätigkeit der Mutter zu erzählen. Aktuell stehe Cecile kurz vor ihrem Abitur, bei starkem Leistungsabfall.

Cecile sei vor kurzem aufgrund der Trennung der Eltern sowie der Zuspitzung der Konflikte mit ihrer Mutter ausgezogen. Aktuell bewohne sie gemeinsam mit ihrem Freund eine eigene Wohnung, die von seinem Vater bezahlt werde. Der Partner habe keine Ausbildung und gehe keiner regelmäßigen Tätigkeit nach. Da Cecile von Seiten ihrer Eltern das Kindergeld vorenthalten werde, jobbe sie aktuell in einer Kneipe. Sie verfüge über ausreichend soziale Kontakte sowie eine sehr enge Freundin, der sie sich mittlerweile anvertraut habe.

5.9.4 Psychodynamische Überlegungen

Cecile wuchs in einer von der Prostitution der Mutter sowie Paarkonflikten der Eltern geprägten Familienatmosphäre auf, in der sie nur unzureichend emotionale Zuwendung, Hilfestellung und empathische Spiegelung erfuhr. Eigene Bedürfnisse und Gefühle scheinen ihr bereits früh abgesprochen worden zu sein, sodass sie keine differenzierte Wahrnehmung dieser entwickeln konnte. Auch wurde sie über Jahre von den Eltern belogen und dann dazu angehalten, das „Familiengeheimnis“ mitzutragen. Die Kenntnis der mütterlichen Tätigkeit bei gleichzeitigem Leugnen dieser, führte einerseits zu einem massiven Loyalitätskonflikt (Verdacht der Untreue) und sprach Cecile andererseits gleichzeitig die eigene Wahrnehmung ab. Zudem wurde ihr somit die Möglichkeit entzogen, sich außerhalb der Familie Hilfe bei der Bewältigung ihrer belastenden Emotionen zu suchen. Die eigene Wut, Kränkung und Enttäuschung konnte sie somit lediglich in Form von Wendung gegen das Selbst und die bösen Introjekte abwehren. Im Rahmen ihrer Entwicklungsgeschichte war es ihr weder möglich, stabile Selbst- noch Objektrepräsentanzen aufbauen. Auch blieb sie sehr eng mit ihrer Mutter verbunden, die innerseelisch stark ambivalent repräsentiert zu sein scheint. Es lässt sich vermuten, dass Cecile bereits früh massive emotionale Versagungen zu ertragen hatte, und infolgedessen kein solides gutes Mutterbild verinnerlichen konnte, das als Kern eines stabilen und autonomen Selbst hätte dienen können. In Ermangelung empathischer Zuwendung sowie ausreichend emotionaler Spiegelung wuchs in ihr massive Enttäuschungswut. Ihre Wut konnte sie in der eigenen empfundenen Abhängigkeit von den Eltern sowie in Anbetracht ihres Loyalitätskonflikts nicht direkt gegen diese wenden.

Vor dem Hintergrund der familiären Belastung konnte Cecile keine altersentsprechenden autonomen Schritte verfolgen und nicht ihren aversiven Impulsen nachgehen. Zur Entwicklung der Essstörung kommt es nun in Anbetracht ihres Auszugs, durch den Cecile einerseits mit ihren Abgrenzungsbedürfnissen, andererseits aber auch mit ihren tief verwurzelten Ängsten vor Objektverlust in Kontakt kommt. Zudem werden vor dem Hintergrund des ungelösten Abhängigkeits-Autonomie-Konflikts ihre mächtigen, oral-fusionären Wünsche aktiviert. Indem sie ihrem Körper die Nahrung vorenthält, gelingt es ihr, ihre aufkeimende Aggression aufgrund der fehlenden Abgrenzung, aber auch der erfahrenen Ermangelungen gegen das böse mütterliche Introjekt, zu wenden und somit abzuwehren. Die Entwicklung der Anorexie dient somit der Abgrenzung von der Mutter, aber gleichzeitig auch der intensiven Bindung an diese. Insgesamt kann die anorektische Symptomatik als ein kompromisshaft anmutender Versuch verstanden werden, sowohl regressive kindliche Abhängigkeitswünsche als auch Abgrenzungs- und Autonomietendenzen in Einklang zu bringen und gleichzeitig ein Mindestmaß an Kontrollempfinden herzustellen. Cecile kann sich somit zumindest in einem Teilbereich als selbstbestimmt, autonom und kontrolliert wahrnehmen. In Anbetracht der schulischen Situation kommt es zu einem gefährlichen Einbruch ihres Selbstwertgefühls, den Cecile nun schuldhaft depressiv, im Sinne von Wendung gegen das Selbst, zu bewältigen versucht. Zudem erlebt sie ein massives Gefühl des Kontrollverlusts, das einerseits ihre Angst vor Selbst- und Objektverlust, andererseits aber auch ihre aus der Beziehung zu den Primärobjekten stammenden Wut und Kränkungsgefühle aktiviert.

Die Paniksymptomatik der Patientin kann somit als symbolischer Ausdruck ihrer immer drohenden Angst vor Selbstverlust sowie ihres Gefühls des Kontrollverlusts gewertet werden, die sie nun in Form von Verschiebung auf die körperliche Ebene abwehrt. Die depressive Symptomatik repräsentiert die mächtigen oral-kaptativen Wünsche und Bedürfnisse der Patientin, die sie somit in einem regressiven Modus auszudrücken, aber auch abzuwehren vermag.

5.9.5 Diagnostische Überlegungen

F32.1 G mittelgradige depressive Störung; F41.0 G Panikstörung (episodisch paroxysmale Angst); F50.0 G Anorexia nervosa; F63.8 G sonstige abnorme Gewohnheiten und Störungen der Impulskontrolle vor dem Hintergrund einer emotional-instabilen Neurosenstruktur

Intrapsychischer Konflikt nach OPD-KJ: Nähe versus Distanz aktiver Modus

5.9.6 Zielanalyse und Therapieplanung

Vorrangiges Ziel ist es, Cecile innerhalb ihrer aktuellen Situation soweit zu stabilisieren, dass sie ihr Abitur bewältigen und sich eine Zukunftsperspektive (Wahl des Studiums) schaffen kann. Damit geht die Förderung von autonomen und selbstbehauptenden Anteilen einher und dass Cecile es schafft, sich besser abzugrenzen. Hierfür wird ein supportiver und ressourcenorientierter Interventionsstil verfolgt, sodass Cecile die Möglichkeit erhält, einen Zugang zu ihren vitalen Anteilen zu finden und stabilere Selbst- und Objektrepräsentanzen aufzubauen. Dabei wird die Therapeutin ihr in der Funktion eines Hilfs-Ichs zur Verfügung stehen, sodass es ihr möglich wird, ausreichend korrigierende emotionale Erfahrungen zu sammeln. Cecile wird im Rahmen des therapeutischen Beziehungsangebots ausreichend Schutz erfahren und sich in ihrem Leiden ernst genommen fühlen. Sie soll aber auch die empathische Spiegelung erleben, die es ihr ermöglicht, ihre Gefühle wahr- und anzunehmen. Es geht dabei primär um eine Stabilisierung im Hier und Jetzt. Zudem gilt es, eine Gewichtszunahme zu erzielen, die Auftretenshäufigkeit der Panikattacken zu senken sowie das selbstverletzende Verhalten abzubauen. Cecile soll schrittweise in die Lage versetzt werden, ihren Alltag nach ihrem Auszug aktiv zu gestalten, eine stärkere Autonomie zu entwickeln und sich somit eine befriedigende Zukunftsperspektive aufzubauen. Ihre Selbstwahrnehmung ist so weit zu verbessern, dass es ihr gelingt im Umgang mit Konflikten und Belastungen, insbesondere mit der grenzüberschreitenden Mutter, weniger gegen das eigene Selbst gewendet zu agieren.

Dazu wird es im weiteren Verlauf notwendig sein, die aus der Beziehung zu den Primärobjekten stammenden Wut- und Kränkungsgefühle zugänglich zu machen und konfliktzentriert zu bearbeiten. Innerhalb der therapeutischen Beziehung wird sie die korrigierende Erfahrung machen, dass ihr Gegenüber ihre Aggressionen ertragen und trotzdem zugewandt bleiben kann. Sie wird Zuwendung, Raum und Wertschätzung finden, durch die sie sich selbst explorieren und so nach und nach eigene Bedürfnisse spüren, verbalisieren und erste Schritte unternehmen kann, eigene Wünsche umzusetzen. In ihrem Alltag soll es ihr somit möglich werden, sich adäquat abzugrenzen (z. B. in Bezug auf die von der Mutter zugewiesene Vermittlerrolle) und für ihre eigenen Rechte (z. B. Kindergeld) und Bedürfnisse einzustehen.

5.10 Die Streberin

5.10.1 Vorstellungsgrund und Problematik

Klara, eine 25-jährige Sachbearbeiterin, berichtet im Erstgespräch, dass sie seit etwa einem halben Jahr unter depressiven Verstimmungen bis hin zu Suizidgedanken, Erschöpfung, Antriebslosigkeit sowie Selbstwertproblemen leide: „Was andere sagen ist immer besser als meine eigene Meinung. Vor allem bei der Arbeit lasse ich mich dadurch immer mehr verunsichern." Sie habe auch seit einiger Zeit wieder verstärkt starke Hustenanfälle mit Auswurf, für die es aber keine wirkliche organische Erklärung gebe. Beides führe dazu, dass sie zu viel Zeit verliere und ihre beruflichen Verpflichtungen vernachlässigen müsse. Auch innerhalb ihres beruflichen Umfelds werde sie immer unsicherer. Sie fühle sich dadurch immer mehr überfordert und inkompetent. Dies wirke sich ebenfalls auf ihr Selbstwertgefühl negativ aus. Sie habe oft große Angst, auf ihrer Arbeitsstelle einen gravierenden Fehler gemacht zu haben, könne dann oft nachts nicht schlafen, weil sie ständig darüber nachgrübeln müsse. Auch habe sie regelmäßig sonntagabends Panikattacken bekommen, wenn sie daran gedacht habe, am nächsten Morgen wieder arbeiten gehen zu müssen. Diese Angst lähme sie auch zunehmend und mache sie entscheidungsunfähig. „Das kann ich mir in meiner beruflichen Position allerdings nicht leisten." Sie sei ein Mensch, der immer versuche, anderen zu helfen und ihr falle in letzter Zeit immer mehr auf, dass sie überhaupt nicht „Nein" sagen könne.

5.10.2 Psychopathologischer Untersuchungsbefund

Klara ist eine zierliche junge Frau, die auffallend perfekt „gestylt" ist. Sie berichtet differenziert aber mit deutlicher affektiver Distanz über ihre aktuelle Problemsituation und ihre Lebensgeschichte. Dabei wirkt sie „tough" wie eine Geschäftsfrau. Sie ist sehr angespannt, kann kaum ruhig sitzen. Es wird eine starke altruistische Motivation erkennbar und Klara wirkt freundlich und extrem hilfsbereit. Es gibt keinerlei Anzeichen für eine Störung der Aufmerksamkeit, Konzentration oder der mnestischen Funktionen, ebenso keine Anzeichen für psychotische Symptome. Klara ist im Kontakt deutlich um Selbstkontrolle und eine positive Selbstdarstellung bemüht, berichtet jedoch von eindeutig depressiven Symptomen und Ängsten. Insgesamt wirkt sie fassadenhaft und unecht. Als belastend erinnere sie eine schwere Operation in ihrer Jugend. Ihr sei ein Lungenlappen entfernt worden und sie habe lange im Krankenhaus gelegen, habe viele sterbenskranke Menschen gesehen. Zudem sei der Tod eines Nachbarsjungen, der ertrunken sei, für sie eine massive Belastung gewesen, sie fühle sich noch heute schuldig deswegen.

In der Gegenübertragung entsteht trotz der Freundlichkeit von Klara ein Gefühl emotionaler Distanz. Deutlich spürbar ist die Abwehr einer weiblich-hingebenden, weichen Emotionalität.

Weitere Abwehrmechanismen zeigen sich in Reaktionsbildung, Verschiebung, Affektisolierung, Wendung gegen das Selbst.

5.10.3 Anamnese und Biografie

Klara sei als mittleres von sechs Kindern in einer spanischen Gastarbeiterfamilie aufgewachsen. Ihre Mutter (+ 45 Jahre, Arbeiterin) sei eine laute, tyrannische Frau, die sehr hart habe sein können. So sei die Mutter schnell reizbar gewesen und habe auch schnell zugeschlagen. Körperliche Nähe habe es zu den Kindern kaum gegeben. Durch ihre Art habe sie den Kindern oft zu verstehen geben wollen, dass man sie nicht allein lassen dürfe, „dass niemand es wagen solle". Klara berichtet, dass sie immer versucht habe, sich ruhig zu verhalten. Sie habe stets versucht, der Mutter alles recht zu machen und die Mutter nicht mit den eigenen Problemen und Schwierigkeiten „noch mehr zu reizen und zu nerven". Sie habe als Intelligenteste in der Familie auch schon früh die Position einer „Managerin" übernommen, habe Behördengänge gemacht, die Finanzen geregelt und den Alltag der Familie mit organisiert. Sie sei dadurch sowohl für die Mutter als auch den Vater (+ 53 Jahre, Arbeiter) das Lieblingskind gewesen. Für den Vater sei es außerdem etwas Besonderes gewesen, dass Klara als einziges Kind das Gymnasium besucht habe. Der Vater sei ein unnahbarer, disziplinierter und fleißiger Mensch gewesen, der mit den Kindern nichts habe anfangen können. Er habe lieber gelesen und sich vom Familienleben zurückgezogen. Auch habe er hart gearbeitet, um seine große Familie durchbringen zu können. Allerdings sei er sehr religiös gewesen und habe von den Kindern gefordert, jeden Sonntag in die Kirche zu gehen. Dem habe man sich nicht widersetzen können. Klara habe dem Vater diesen Wunsch immer gerne erfüllt. Sie habe „gerne gehorcht", weil sie gewusst habe, dass der Vater sehr stolz auf sie ist, weil sie so intelligent und fleißig sei. Insgesamt habe der Vater, wenn man nicht gehorcht habe oder faul gewesen sei, schnell ärgerlich werden können.

Klara habe das Gymnasium besucht und anschließend studiert, ihr Studium habe sie immer mit Bestleistungen und häufig als Jahrgangsbeste abgeschlossen. In der neunten Klasse sei sie zur Musterschülerin geworden, nachdem sie lange wegen Krankheit in der Schule ausgefallen sei. Sie habe immer wenige, aber dann gute Freunde gehabt. Nach ihrem Studium habe sie direkt begonnen zu arbeiten. Sie sei dann schon nach einem Jahr befördert worden, obwohl dies normalerweise erst nach drei Jahren möglich sei. Ihre Arbeit mache sie eigentlich sehr gerne und sie komme auch mit dem Chef gut klar. Probleme habe sie dann, wenn ihr Chef nicht da sei. Dann müsse sie stellvertretend für ihn die Verantwortung tragen, auch für wichtige Entscheidungen. Das sei problematisch für sie, wenn sie sich nicht bei ihrem Chef noch einmal rückversichern könne. Dies sei in letzter Zeit immer häufiger so, auch durch steigende Arbeitsbelastung. Ihr mache das sehr großen Druck. Zudem gebe es deshalb oft Ärger mit ihren Kolleginnen. Sie befürchte, dass sie entlassen werden könne.

Klara lebe alleine in einer kleinen Vorstadtwohnung. Sie sei seit zwei Jahren mit einem Studenten der Betriebswirtschaft zusammen. Ihr Freund sei der Ruhepol in ihrem Leben und gebe ihr viel Kraft. Er bringe sie zum Lachen. Störend sei für sie nur, dass er Dinge oft nur bis zur Hälfte und nicht richtig ordentlich mache. Sie hätten beide den Plan, bald eine Familie zu gründen und das sei für sie eine schöne Vorstellung.

5.10.4 Psychodynamische Überlegungen

Es ist anzunehmen, dass Klara aufgrund der distanzierten, emotional nicht verfügbaren Mutter und des in seinem Verhalten emotional distanzierten Vaters (Rigidität und Kontrolle als Hauptcharakteristika) einen Mangel an spiegelnden Selbstobjekterfahrungen erlitten hat. So konnte sie nur sehr unsicheres Urvertrauen in ihre Umwelt entwickeln. Ihr war es nicht möglich, ausreichend gute Objektrepräsentanzen zu integrieren. Darüber hinaus haben das Erleben von Distanziertheit, fehlender körperlicher Nähe und autoritärem Verhalten innerhalb der Primärobjektbeziehungen zu einer dauerhaften Frustration des Abhängigkeitsbedürfnisses geführt und ein instabiles Selbst erzeugt. Klara zog sich im Rahmen dieser Erfahrungen früh von den frustrierenden Objekten zurück. Sie entwickelte als Überlebensstrategie kompensatorisch ein pseudounabhängiges Selbstbild und Verhalten mit einem übermäßigen Kontrollbedürfnis, in dem regressive (Abhängigkeits-)Bedürfnisse abgewehrt werden müssen. Als Reaktionsbildung begab sie sich in die Rolle der „Managerin" der Familie. So war es ihr möglich, böse Objekt- und Selbstanteile abzuwehren sowie Verschmelzungswünsche und Abhängigkeitsbedürfnisse durch eine Überbetonung der Autonomietendenzen zu kompensieren. Gleichzeitig ermöglichte dies eine Befriedigung narzisstischer Bedürfnisse über die Anerkennung ihrer Leistung durch die Familie. Trauer und Wut als mit dem enttäuschten Bedürfnis und der erlebten narzisstischen Kränkung einhergehende Affekte müssen isoliert werden. In diesem System der Selbstregulation ist eine Identifikation mit der enttäuschenden Mutter nicht möglich. Weiblichkeit, weibliche Sexualität und Emotionalität müssen verleugnet werden. Die Mutter muss massiv abgewertet werden. Erträglicher ist die Identifikation mit einem männlichen Ideal, da die Beziehung zum Vater ein Mindestmaß an emotionaler Näheerfahrung zuließ. Diese war jedoch nicht ausreichend, um den Mangel an mütterlicher Zuwendung kompensieren zu können. Kontaktaufnahme zum Vater konnte allerdings nur durch die Identifikation mit dessen „Tugenden" (religiös, diszipliniert) erfolgen, was bei Klara zur Ausbildung eines rigiden Über-Ichs führte. Zusätzlich fixiert wurde die beschriebene Dynamik in Bezug auf das väterliche Primärobjekt durch die Erfahrung, aufgrund der eigenen intellektuellen Fähigkeiten vom Vater besonders geliebt zu werden („Ich war deswegen sein Lieblingskind, weil ich als Einzige auf das Gymnasium ging"). Dies führte zu einer extrem ausgeprägten Leistungsmotivation. Die ödipale Situation bleibt insgesamt unaufgelöst. Dies führte dazu, dass Klara keine phasengerechte sexuelle Entwicklung hin zu einer integrierten weiblichen Sexualität durchlaufen konnte. Autonome Tendenzen werden zum Nachteil regressiver (Abhängigkeits-)Bedürfnisse überbetont. Wahre Autonomieentwicklung mit Ausbildung von Selbstbehauptungs- und Abgrenzungsfähigkeit war jedoch aufgrund des rigiden Über-Ichs nicht möglich. Die damit assoziierten Affekte (insbesondere Aggression und Wut) müssen abgewehrt werden bzw. lösen massive Schuldgefühle bei Klara aus. Verstärkt wurde diese Kopplung von Aggression und Schuldgefühlen durch den traumatischen Tod des Nachbarsjungen, für den Klara sich bis heute verantwortlich fühlt. Die Selbstregulation ist demzufolge bis heute vom Bedürfnis nach Erhalt von Kontrolle bestimmt. Dies manifestiert sich auch in ausgeprägt altruistischen Verhaltensweisen: Sie hilft, hat dabei aber auch gleichzeitig die Kontrolle über eine Situation. Im Sinn des rigiden Über-Ichs ist das altruistische Verhalten auch als Abwehr in Form von Ungeschehenmachen zu verstehen: „Ich habe Schuld auf mich geladen und muss es wieder gutmachen, indem ich mich für andere aufopfere", was sich auch in der beruflichen Entwicklung etabliert hat. Emotionale Distanz zu sich selbst stellt dabei einen wichtigen Schutz des Selbst vor dem Erleben früherer oder aktueller narzisstischer Kränkungen dar und erhält scheinbare innere Unabhängigkeit. Die Selbststabilisierung erfolgt hier dann zusätzlich entsprechend dem introjizierten väterlichen Primärobjekt durch extreme berufliche Identifikation und Leistung.

Zu einer Dekompensation kommt es nun in einer Situation, in der die innere Dynamik Klaras externalisiert ist. Sie setzt sich in einer unklaren Konfliktsituation auf ihre Arbeitsstelle mit einem Gefühl von Ärger gegenüber einer Kollegin in selbstbestimmender Weise und ihrem eigenen Eindruck folgend durch (aggressiv-sebstbehauptendes Handeln). Dies, ohne von ihrem Chef (= Über-Ich) Rückhalt und Bestätigung zu haben. Danach erlebt sie massive Bestrafungsängste („Ich werde entlassen") und Kontrollverlust in der Selbststeuerung. Es wird nun ein innerer Prozess ausgelöst, der die Abwehr destabilisiert. Verstärkt wird dieser Prozess auch durch schon länger erlebte berufliche Konflikte und zunehmende Überforderung durch sehr viel Zwang zu eigenen Entscheidungen und wenig Struktur im beruflichen Umfeld, die dem Über-Ich von Klara Orientierung geben, was richtig und was falsch ist. Es wird viel eigenverantwortliches Handeln von ihr gefordert, was das unsichere Selbst von Klara überfordert und zunehmend die unbefriedigten regressiven Selbstanteile der Patientin virulent werden lässt. Das bisher relativ gut funktionierende System der Selbstregulation ist bedroht und es kommt zu einer Aktualisierung des zugrunde liegenden unaufgelösten Abhängigkeits-Autonomie-Konflikts. Aggressive Affekte im Sinne der Selbstbehauptung ebenso wie die mit unerfüllter regressiver Bedürftigkeit verbundenen Affekte können nicht mehr isoliert werden. Dies erzeugt gleichzeitig Angst vor Kontrollverlust. Dieser Bedrohung hat Klara aufgrund ihres instabilen Selbst nichts entgegenzusetzen. Sie reagiert mit einer narzisstischen Dekompensation in Form von depressiven (im Sinne von Wendung gegen das Selbst) und zusätzlichen psychosomatischen Symptomen (Husten im Sinne von Symbolisierung aggressiver Regungen und Abgrenzung: anderen etwas Husten wollen). Gleichzeitig ist die Symptomatik auch als Ausdruck unbewusster regressiver Bedürfnisse zu verstehen. Die depressive Symptomatik ermöglicht Klara, sich scheinbar „unverschuldet" den hohen Über-Ich-Anforderungen (die sich vor allem im beruflichen Kontext manifestieren) zu entziehen. Insgesamt schwankt sie so aktuell zwischen symbiotischen und Ablösungsstrebungen, Verlustängsten und Wut, Schuld- und Schamgefühlen.

5.10.5 Diagnostische Überlegungen

F43.21 G Anpassungsstörungen; F45.33 G psychogener Husten vor dem Hintergrund einer zwanghaft-narzisstischen Neurosenstruktur

Intrapsychischer Konflikt nach OPD-KJ: Nähe versus Distanz passiver Modus

5.10.6 Zielanalyse und Therapieplanung

Ziel ist zunächst eine narzisstische Stabilisierung. Klara soll es im Schutz der therapeutischen Beziehung ermöglicht werden, die Problematik ihres überhöhten Leistungsanspruchs und der damit verbundenen altruistischen Motivation erfahrbar und verstehbar zu machen. Mithilfe eines Über-Ich-entlastenden Vorgehens wird sie dann dabei unterstützt werden, eigene Bedürfnisse und egoistische Strebungen bei sich wahrzunehmen und akzeptieren zu lernen.

Die aktualisierten, bisher abgespaltenen Affekte und abgewehrten regressiven Bedürfnisse sollen ihr dadurch bewusst gemacht und ggf. in der Übertragung bearbeitet werden. Ein Schwerpunkt der

Therapie wird dabei auch die Beziehung zu ihrem Körperselbst und die Vermittlung eines psychosomatischen Krankheitsverständnisses sein. Ihr soll vor allem die Symbolik des Hustens im interpersonellen Kontakt verstehbar gemacht werden. Klara wird lernen, sich im beruflichen Bereich, aber auch gegenüber Freunden und ihrem Partner abzugrenzen, eigene Leistungsgrenzen frühzeitig zu erkennen und entsprechende Konsequenzen zu ziehen. Sie soll vorsichtig lernen, in sozialen Beziehungen eigene regressive Bedürfnisse wahrnehmen und befriedigen zu können. Dies soll ihr gelingen indem sie lernt, über eigene Schwierigkeiten zu sprechen, bei Freunden Hilfe zu suchen, und Unterstützung anzunehmen. Die bisher extrem altruistische Haltung, die dazu führt, dass Klara eigene Bedürfnisse „hinten anstellt", soll modifiziert werden. Dies soll auch dadurch geschehen, dass mit Klara typische auslösende Situationen für Ängste sowie depressive und körperliche Symptome (Husten) herausgearbeitet und im Hinblick auf die dahinter liegende psychische Dynamik analysiert werden. Dabei wird es auch darum gehen, Klara darin zu unterstützen, selbststabilisierende Alternativen zu einer übermäßigen beruflichen Betätigung zu finden und darüber auch soziale Kontakte zu intensivieren. Im weiteren Verlauf muss es dann um die Bearbeitung der Primärobjektbeziehungen gehen.

Dazu gehört die Frustration regressiver Bedürfnisse durch das mütterliche Primärobjekt ebenso wie die Thematisierung der narzisstischen Verbindung und der unerfüllten Wünsche in der Beziehung zum Vater. Der aktuelle berufliche und familiäre Kontext soll in diesem Zusammenhang genutzt werden, um ihr Übertragungen sowie deren Auswirkungen auf ihr interpersonelles Erleben und Verhalten bewusst zu machen. Konkretes Ziel ist die Verbesserung der Nähe-Distanz-Regulationsfähigkeit im Hinblick auf Beziehungen im privaten und beruflichen Kontext. Auch gilt es, die Entwicklung der Fähigkeit, eigene Schwächen zu erkennen und tolerieren zu können, zu fördern. Insgesamt wird es um die Flexibilisierung der bisher rigiden, pseudounabhängigen Abwehrformation gehen. Hieraus soll sich dann auch die Möglichkeit der Entwicklung einer weiblichen und weicheren Emotionalität ergeben, um so zu einer insgesamt integrierteren Identität zu gelangen.

Anhang

6 Übersicht der Fallbeispiele

6.1 Teil I – Falldarstellungen komplexer Fälle aus verhaltenstherapeutischer Sicht

6.1.1 Falldarstellungen aus der Therapie mit erwachsenen Patienten

Trennungsabsichten und ihre Folgen

Frau A., 40 Jahre
- F70.0 leichte Intelligenzminderung
- F60.3 emotional instabile Persönlichkeitsstörung
- F31.6 bipolare affektive Störung

Zum Haare raufen

Frau B., 24 Jahre
- F63.3 Trichotillomanie
- F32.0 leichte depressive Episode

Ohne Hoffnung

Herr C., 59 Jahre
- F32.11 mittelgradige depressive Episode mit somatischem Syndrom
- F43.8 sonstige Reaktionen auf schwere Belastung
- F41.1 Verdacht auf generalisierte Angststörung

Vergangenes aufarbeiten

Frau D., 29 Jahre
- F33.1 rezidivierende depressive Störung, gegenwärtig mittelgradige Episode
- F43.1 posttraumatische Belastungsstörung
- F60.7 Verdacht auf eine abhängige Persönlichkeitsstörung
- F45.2 Verdacht auf Dysmorphophobie

Ein komplexes Trauma

Frau E., 33 Jahre
- F62.0 andauernde Persönlichkeitsänderung nach Extrembelastung
- F42.0 Zwangsstörung, vorwiegend Zwangshandlungen
- F63.8 sonstige abnorme Gewohnheiten und Störungen der Impulskontrolle
- F32.1 mittelgradige depressive Episode
- F44.9 nicht näher bezeichnete dissoziierte Störungen

Ein Zeitreisender

Herr F., Ende 30
- F25.1 schizoaffektive Störung, gegenwärtig depressiv

Ich will tot sein

Frau G., mittleren Alters
- F31.6 bipolare affektive Störung, hypomanische Episode, sowohl depressive als auch hypomanische Episoden in der Anamnese
- F43.1 posttraumatische Belastungsstörung

Der Schwächling

Herr H., 35 Jahre
- F45.34 somatoforme autonome Funktionsstörung (urogenitales System)
- F40.01 Agoraphobie mit Panikstörung
- F60.6 selbstunsicher-vermeidende Persönlichkeitsstörung

Der Einzelgänger

Herr I., ohne Altersangabe
- F40.1 soziale Phobien
- F41.1 generalisierte Angststörung
- F42.0 vorwiegend Zwangsgedanken oder Grübelzwang vor dem Hintergrund einer schizoiden Persönlichkeitsdisposition

Muttersöhnchen

Herr J., 24 Jahre
- F33.1 rezidivierende depressive Störung
- F40.1 soziale Phobien
- F50.4 Essattacken bei sonstigen psychischen Störungen
- F60.6 ängstlich-vermeidende Persönlichkeitsstörung
- E66 Adipositas

Völlig am Ende

Herr K., 47 Jahre
- F45.4 anhaltende somatoforme Schmerzstörung
- F48.0 Erschöpfungsdepression
- F60.7 abhängige Persönlichkeitsstörung mit passiv-aggressiven Tendenzen
- E66 Adipositas

Keine Bodenhaftung

Frau L., 50 Jahre
- F44.4 dissoziative Bewegungsstörungen
- F43.2 Anpassungsstörungen
- F45.1 undifferenzierte Somatisierungsstörung

Alles macht mir Angst

Herr M., 59 Jahre
- F41.0 Panikstörung
- F32.0 leichte depressive Episode
- F60.6 ängstliche (vermeidende) Persönlichkeitsstörung

Angst vor Hässlichkeit

Herr N., 21 Jahre
- F45.21 Dysmorphophobie
- F32.0 leichte depressive Episode

6.1.2 Falldarstellungen aus der Therapie mit Kindern und Jugendlichen

Schreckliche Albträume

Hanna, 16 Jahre
- F43.1 posttraumatische Belastungsstörung
- F43.23 Anpassungsstörungen

Extremsituationen

Julia, 15 Jahre
- F32.1 mittelgradige depressive Störung
- F50.1 atypische Anorexia nervosa
- F40.1 soziale Phobien
- F60.31 (V) emotional instabile Persönlichkeitsstörung (Borderline-Typ)

Keine Grenzen

Leo, 12 Jahre
- F90.0 einfache Aktivitäts- und Aufmerksamkeitsstörung
- F93.8 sonstige emotionale Störung im Kindesalter mit Selbstwertstörung sowie autoaggressiven Verhaltensweisen
- F81.0 Lese- und Rechtschreibstörung

Bautürme

Jerome, 13 Jahre
- F84.0 frühkindlicher Autismus (High-Functioning)

Sprachlos

Sabine, 18 Jahre
- F40.1 soziale Phobien
- F94.0 elektiver Mutismus

Auszug des Bruders

Phillip, 7 Jahre
- F93.8 sonstige emotionale Störung des Kindesalters mit Überängstlichkeit
- F98.0 nichtorganische Enuresis
- F98.1 nichtorganische Enkopresis

Ein braves Mädchen

Tina, 16 Jahre
- F40.1 soziale Phobien
- F40.2 spezifische (isolierte) Phobien

Seltsame Dinge

Tom, 12 Jahre
- F42.2 Zwangsgedanken und -handlungen gemischt
- F95.1 chronische motorische Tic-Störung

Die Chaotin

Carola, 12 Jahre
- F90.0 G einfache Aktivitäts- und Aufmerksamkeitsstörung
- F83 G kombinierte umschriebene Entwicklungsstörungen

6.2 Teil 2 – Falldarstellungen komplexer Fälle aus psychodynamischer Sicht

6.2.1 Falldarstellungen aus der Therapie mit Kindern

Das entführte Kind

Joal, 3,5 Jahre

- F92.8 kombinierte Störung des Sozialverhaltens und der Emotionen
- F98.0 nicht organische Enuresis
- F98.9 Masturbation
- Z61.1 Z. n. Herauslösen aus dem Elternhaus in der Kindheit
- Neurosenstruktur: emotional instabil
- Konflikt nach OPD-KJ: Unterwerfung versus Kontrolle aktiver Modus

Wenn ich älter bin, will ich kein Kind kriegen

Sina, 9 Jahre

- F91.2 Störung des Sozialverhaltens, bei vorhandenen sozialen Bindungen
- F98.0 nicht organische Enuresis, mit Vernachlässigung der Erziehung (Z62.5)
- Z61.4 sexueller Missbrauch
- Neurosenstruktur: depressiv-negativistisch
- Konflikt nach OPD-KJ: Unterwerfung versus Kontrolle aktiver Modus

Die Schlafwandlerin

Nora, 7 Jahre

- F51.4 Pavor nocturnus
- F51.3 Somnambulismus (V)
- Neurosenstruktur: abhängig mit passiv-aggressiven Anteilen
- Konflikt nach OPD-KJ: Selbstversorgung versus Versorgtwerden passiver Modus und Unterwerfung versus Kontrolle aktiver Modus

Ein vaterloser Junge

Paul, 8 Jahre

- F43.23 Anpassungsstörungen
- F93.0 emotionale Störung des Kindesalters
- Neurosenstruktur: depressiv-narzisstisch
- Konflikt nach OPD-KJ: Selbstversorgen versus Versorgtwerden aktiver Modus

Das Windelkind, ein Fass ohne Boden

Thomas, 5 Jahre, 11 Monate

- F93.0 emotionale Störung des Kindesalters mit Trennungsangst
- F98.0 nicht organische Enuresis
- Neurosenstruktur: narzisstisch
- Konflikt nach OPD-KJ: Unterwerfung versus Kontrolle aktiver Modus

Die Nervensäge

Lena, 5 Jahre, 10 Monate

- F93.0 emotionale Störung des Kindesalters mit Trennungsangst
- F98.0 nicht organische Enuresis
- Neurosenstruktur: abhängig, mit zwanghaften und histrionischen Anteilen
- Konflikt nach OPD-KJ: Nähe versus Distanz aktiver Modus und Identifikationskonflikt im aktiven Modus

Ein absolutes Wunschkind

Tim, 11 Jahre

- F63.3 Trichotillomanie
- Neurosenstruktur: ängstlich (selbstunsicher)
- Konflikt nach OPD-KJ: Nähe versus Distanz aktiver Modus und Selbstwertkonflikt passiver Modus

Der Mannschaftskapitän

Daniel, 10 Jahre

- F40.2 spezifische Phobie im Sinne einer Schulphobie
- Neurosenstruktur: abhängig
- Konflikt nach OPD-KJ: Nähe versus Distanz passiver Modus

Ich will nicht groß werden

Laura, 12 Jahre

- F95.1 chronische Tic-Störung
- Neurosenstruktur: abhängig
- Konflikt nach OPD-KJ: Autonomie versus Abhängigkeit passiver Modus

Asperger

Marc, 4 Jahre
- F84.5 Asperger-Syndrom
- F98.0 nichtorganische Enuresis
- Neurosenstruktur: selbstunsicher mit schizoiden Anteilen
- Konflikt nach OPD-KJ: Nähe versus Distanz aktiver Modus

Auf der Hut

Florian, 9 Jahre
- F42.2 Zwangsgedanken und -handlungen, gemischt
- Neurosenstruktur: abhängig, mit schizoiden Anteilen
- Konflikt nach OPD-KJ: Nähe versus Distanz passiver Modus und Schuldkonflikt passiver Modus

Machtspiele

Jasmin, 6 Jahre
- F91.3 Störung des Sozialverhaltens mit oppositionellem, aufsässigem Verhalten
- F93.0 Trennungsangst des Kindesalters
- Neurosenstruktur: ängstlich und emotional instabil
- Konflikt nach OPD-KJ: Unterwerfung versus Kontrolle aktiver Modus

Liebe

Maja, 8 Jahre
- F94.2 Bindungsstörung des Kindesalters mit Enthemmung
- Neurosenstruktur: histrionisch mit schizoiden Anteilen
- Konflikt nach OPD-KJ: ödipaler Konflikt aktiver Modus

Wählerisches Essverhalten

Lara, 4,8 Jahre
- F70.0 leichte Intelligenzminderung
- F83 kombinierte Entwicklungsstörung
- F98.2 Fütterstörung im frühen Kindesalter
- Neurosenstruktur: schizoid
- Konflikt nach OPD-KJ: Unterwerfung versus Kontrolle aktiver Modus

6.2.2 Falldarstellungen aus der Therapie mit Jugendlichen und jungen Erwachsenen

Tickende Bombe

Sophie, 16 Jahre
- F32.1 mittelgradige depressive Episode
- F50.4 Essattacken bei andernorts klassifizierten psychischen Störungen
- F63.8 sonstige Störungen der Impulskontrolle
- F90.0 einfache Aktivitäts- und Aufmerksamkeitsstörung
- F60.31 emotional-instabile Persönlichkeitsstörung (V. a. Borderline-Typ)
- Neurosenstruktur: emotional-instabil mit schizoiden Anteilen
- Konflikt nach OPD-KJ: Identitätskonflikt aktiver Modus und Nähe versus Distanz aktiver Modus

Frühe Übergriffe

Ada, 15 Jahre
- F32.1 mittelgradige depressive Episode
- F43.1 posttraumatische Anpassungsstörung
- F60.31 emotional-instabile Persönlichkeitsstörung (V. a. Borderline-Typ)
- F90.0 einfache Aktivitäts- und Aufmerksamkeitsstörung
- Neurosenstruktur: emotional-instabil mit schizoiden Anteilen
- Konflikt nach OPD-KJ: Nähe versus Distanz passiver Modus und Selbstversorgen versus Versorgtwerden aktiver Modus

Nichts wert

Nina, 13,5 Jahre
- F32.1 mittelgradige depressive Störung
- F50.0 Anorexia nervosa
- F63.8 sonstige abnorme Gewohnheiten und Störungen der Impulskontrolle
- Neurosenstruktur: selbstunsicher mit emotional-instabilen Anteilen
- Konflikt nach OPD-KJ: Nähe versus Distanz aktiver Modus, Selbstwertkonflikt passiver Modus

Völlig verwirrt

Jonas, 16 Jahre

- F20.4 postschizophrene Depression
- F20.0 paranoide Schizophrenie, Z. n
- Neurosenstruktur: schizoid-zwanghaft
- Konflikt nach OPD-KJ: Schuldkonflikt aktiver Modus und Identitätskonflikt passiver Modus

Feindliche Außenwelt

Anne, 22 Jahre

- F33.1 rezidivierende depressive Störung, gegenwärtig mittelgradige Episode
- F43.1 komplexe posttraumatische Belastungsstörung
- F44.81 multiple Persönlichkeitsstörung
- F50.8 Binge Eating Disorder
- F60.31 Borderline-Störung
- Neurosenstruktur: paranoid und emotional instabil
- Konflikt nach OPD-KJ: Nähe versus Distanz aktiver Modus, Selbstwertkonflikt passiver Modus, Unterwerfung versus Kontrolle passiver Modus und Identitätskonflikt aktiver Modus

Himmelhochjauchzend, zu Tode betrübt

Pia, 20 Jahre

- F31.6 bipolare affektive Psychose
- F45.0 Somatisierungsstörung
- Neurosenstruktur: narzisstisch und depressiv
- Konflikt nach OPD-KJ: Unterwerfung versus Kontrolle passiver Modus

Auf Rückzug

Jenny, 14 Jahre

- F93.2 Störung mit sozialer Ängstlichkeit des Kindesalters
- F32.1 mittelgradige depressive Störung
- Neurosenstruktur: schizoid
- Konflikt nach OPD-KJ: Nähe versus Distanz passiver Modus

Das besondere Kind

Tara, 19 Jahre

- F43.2 Anpassungsstörungen nach Verlusterlebnissen
- F44.6 dissoziative Störung (Konversionsstörung)
- F45.3 V. a. somatoforme Störung
- Neurosenstruktur: narzisstisch mit schizoiden Anteilen
- Konflikt nach OPD-KJ: Selbstversorgen versus Versorgtwerden aktiver Modus und Identitätskonflikt aktiver Modus.

Die Nestflüchterin

Cecile, 19 Jahre

- F32.1 mittelgradige depressive Störung
- F41.0 Panikstörung (episodisch paroxysmale Angst)
- F50.0 Anorexia nervosa
- F63.8 sonstige abnorme Gewohnheiten und Störungen der Impulskontrolle
- Neurosenstruktur: emotional-instabil
- Konflikt nach OPD-KJ: Nähe versus Distanz aktiver Modus

Die Streberin

Klara, 25 Jahre

- F43.21 Anpassungsstörungen
- F45.33 psychogener Husten
- Neurosenstruktur: zwanghaft-narzisstisch
- Konflikt nach OPD-KJ: Nähe versus Distanz passiver Modus

7 Leitfaden zur Orientierung der Konfliktpathologie

7.1 Neurosenstruktur und ihre Abwehr

7.1.1 Narzisstische Neurosenstruktur

Typologie

Die narzisstische Struktur ist von ihrer Privilegiertheit überzeugt und erwartet bevorzugte Behandlung. Sie ist egozentrisch, selbstbezogen und neigt dazu, sich selbst zu überhöhen. Sie hat ein übermäßiges Bedürfnis nach Bewunderung, neigt dazu, andere zu benutzen, und wirkt arrogant, wobei sie gleichzeitig sehr empfindlich gegenüber Kritik und Zurückweisung ist.

Gegenübertragung

In der Gegenübertragung spürt man entweder tatsächliche Bewunderung oder hat das Gefühl, ausgenutzt oder narzisstisch funktionalisiert zu werden. Es entsteht schnell ein Gefühl der Leere oder Langeweile. Auch Ärger über die hohe Anspruchshaltung und dem ständigen Ringen um Bewunderung wird spürbar, ebenso ein Gefühl, sich selbst beweisen zu müssen und sich würdig zu zeigen.

Typisches Abwehrmuster

Typisches Abwehrmuster für die abgewehrten Selbstzweifel und Selbstwertdefizite zeigen sich darin, dass das eigene Selbst und Selbstideal erhöht wird; andere Menschen werden idealisiert oder abgewertet (einseitige Bevorzugung von entweder sozial und ökonomisch höher stehenden Menschen, die als Selbstobjekt dienen und mit denen man sich selbst erhöhen kann oder einseitig niedriger stehenden Menschen, die man für Selbstzwecke missbrauchen kann).

Bedürfnis

Dabei besteht das Bedürfnis um seiner selbst willen geliebt zu werden bei gleichzeitigem Konflikt, besser und berühmter als andere und immer die Nummer Eins zu sein.

Gründe für eine Dekompensation

Dies können Selbstüberforderung sein, berufliches Scheitern bspw. bei nachlassender Leistungsfähigkeit aufgrund von Alter oder Krankheit sowie erlebte Kränkungen im zwischenmenschlichen Bereich.

7.1.2 Depressive Neurosenstruktur

Typologie

Die depressive Struktur ist gut angepasst, will sich nicht zumuten und nicht zur Last fallen. Sie ist stets bemüht, es anderen Recht zu machen und hat überhöhte Selbstansprüche, aber auch hohe Ansprüche an andere. Sie ist angenehm im Kontakt, da sie Probleme hat, „Nein“ zu sagen und Konflikte vermeidet.

Gegenübertragung

In der Gegenübertragung stellen sich Gefühle von Sympathie, aber auch Ärger ein. Gefühle der Schuld und Unfähigkeit können spürbar werden, wenn die Behandlung nicht fortschreitet.

Typisches Abwehrmuster

Typisches Abwehrmuster für die vor allem abgewehrten oral-kaptativen und selbstbezogenen Bedürfnisse sowie Wut und Aggression sind die Wendung von Aggression gegen das eigene Selbst, Verleugnung, Verdrängung eigener Bedürfnisse und Spaltung.

Bedürfnis

Dabei besteht das Bedürfnis darin, die Bestätigung zu erhalten, wertvoll und liebenswert zu sein. Die depressive Struktur braucht ein ideales Gegenüber, jemandem der ihr all das geben kann, was ihr bislang verwehrt blieb. Sie möchte mit dem Gegenüber verschmelzen bei gleichzeitigem Konflikt sich ständig um die Liebe und Wertschätzung, bei Zurücknahme eigener Bedürfnisse und Belange, zu bemühen.

Gründe für eine Dekompensation

Die Enttäuschung durch einst idealisierte Menschen sowie der Verlust von Anerkennung bzw. Verlassenwerden können Gründe für eine Dekompensation sein. Aber auch Überforderungssituationen aufgrund überhöhter Verantwortungsübernahme für andere und der mangelnden Fähigkeit, sich abzugrenzen und „Nein" zu sagen, können ein Grund sein. Die depressive Struktur ist der Gutmensch. Bleibt jedoch der Lohn für den Verzicht seiner eigenen Bedürfnisse und Belange aus, leidet sie am Undank der Welt.

7.1.3 Zwanghafte Neurosenstruktur

Typologie

Die zwanghafte Struktur ist im Denken und Handeln sehr genau, mitunter pedantisch und perfektionistisch (leistungsbezogen). Sie mag keine Veränderungen und ihr ist es wichtig, dass soziale Regeln eingehalten werden.

Gegenübertragung

In der Gegenübertragung stellt sich ein Gefühl der Anstrengung und gehemmter Ärger über das Kontroll- und Dominanzverhalten ein. Man ist schnell genervt, unter Umständen spürt man Ablehnung.

Typisches Abwehrmuster

Die zwanghafte Struktur wehrt eigene selbstbehauptende Aggressionen mittels Affektisolierung, Reaktionsbildung, Rationalisierung und Ungeschehenmachen (bspw. in Form von magischen Ritualen) ab, aufgrund ihres strengen und strafenden Über-Ichs.

Bedürfnis

Ihr Bedürfnis ist es, alles zu kontrollieren und ihr Gewissen zu beruhigen. Wut lässt sie Ohnmacht spüren, Kontrollverlust kommt für sie einer Katastrophe gleich.

Gründe für eine Dekompensation

Alle Veränderungen, sei es beruflich oder privat, bedeuten für sie einen Verlust von Macht und Kontrolle und sind hoch angstbesetzt.

7.1.4 Schizoide Neurosenstruktur

Typologie

Die schizoide Struktur sieht die Außenwelt als störende Fremde. Hierbei handelt es sich um einen Menschen, der sehr empfindlich und labil im Kontakt mit anderen ist und deren Nähe er nur schwer ertragen kann. Die schizoide Struktur ist in ihrem Antriebserleben gehemmt. Sie neigt zu Misstrauen gegenüber ihren Mitmenschen und zu Einzelgängertum. Sie wirkt im Kontakt distanziert, zurückgezogen, selbstbezogen oder gar schroff. Auch kann sie gleichgültig und gefühlskalt wirken.

Gegenübertragung

In der Gegenübertragung ist häufig Ärger darüber spürbar, nicht als eigenständige Person wahrgenommen zu werden, aber auch Passivität, Müdigkeit und u. U. Erstarrung. Schuld- und Schamgefühle, dem Patienten zu nahe zu treten, sind ebenfalls spürbar. Evtl. fühlt sich der Therapeut hilflos, besorgt oder gelähmt sowie wütend, wenn keinerlei Interaktion zu einem klar abgrenzenden Objekt stattfindet.

Typisches Abwehrmuster

Die schizoide Struktur wehrt ihre Angst vor Nähe ab, in dem sie sich durch Distanz im Kontakt schützt (schizoider Rückzug). Emotionale Themen werden intellektualisiert. Verleugnung und Affektisolierung dienen der Abwehr von Angst vor überflutender Vereinnahmung oder der Angst vor Selbstverlust. Die Sexualisierung als Abwehr dient der Entlastung von prä-ödipalen Konflikten. Sie erzeugt u. a. die Fähigkeit, sich im Team zurechtzufinden sowie soziales Funktionieren vor allem im Beruf. Sie macht sogar stabile erotische Partnerschaften möglich.

Bedürfnis

Dennoch hat die schizoide Struktur ein großes Bedürfnis nach Nähe. Sie möchte aus ihrer Isolierung heraus, gerät dadurch jedoch in eine ständige Ambivalenz und ist gefühlsmäßig hin- und hergerissen in einem permanenten Wechsel von einander widerstrebender Gefühle. Mal vorsichtig bis misstrauisch, mal empfindlich gegenüber Zurückweisungen und herabsetzender Behandlung.

Gründe für eine Dekompensation

Situationen, die zu viel Nähe erzeugen (andere Menschen kennenlernen), Berufe, die Teamarbeit erforderlich machen oder sich anbahnende Partnerschaften (sich verlieben), können konfliktauslösend sein. Ebenso kann eine Trennung vom Partner als einziger Part im Leben des Schizoiden (und aufgrund seiner Schwierigkeit, überhaupt einen Partner zu finden), alte Verlassenheitsgefühle und Gefühle der Leere wirksam werden lassen und eine Krise auslösen.

7.1.5 Histrionische Neurosenstruktur

Typologie

Die histrionische Neurosenstruktur ist schillernd, facettenreich, unterhaltsam, verführerisch aber auch unecht fassadär. Sie ist nicht greifbar und macht aus allem ein Drama. Oft ist sie oberflächlich. Sie möchte stets im Mittelpunkt stehen, drängt sich regelrecht in den Mittelpunkt. Sie ist oft in sehr kreativen Bereichen zu finden.

Gegenübertragung

In der Gegenübertragung spürt man entweder Faszination oder Spannung und fühlt sich unterhalten. Oft ist jedoch auch Verwirrung und Verunsicherung zu spüren, wegen der unechten und unehrlichen Fassade. Peinlichkeiten und Schamgefühle sind ebenso spürbar wie Vorsicht, da man Grenzüberschreitungen befürchtet.

Typisches Abwehrmuster

Alle wahren Bedürfnisse und Gefühle, die Auseinandersetzung mit sich selbst und die wahre Intimität sowie zwischenmenschliche Begegnungen werden durch Ödipalisierung, Selbstinszenierung, Erotisierung und Emotionalisierung von Beziehungen und Situationen abgewehrt. Dabei flüchtet die histrionische Struktur aus der Realität in die Fantasie.

Bedürfnis

Sie möchte die Nummer Eins sein, immer an wichtigster und erster Stelle stehen, andere faszinieren, damit sie sich spüren kann. Da sie nicht weiß, wer sie wirklich ist, gibt sie sich so, wie sie denkt, dass andere sie sehen wollen.

Gründe für eine Dekompensation

Da diese Struktur besonders empfindsam für Kritik und Kränkungen vor allem in Bezug auf die eigene Attraktivität ist und sich gegenüber Konkurrenten schnell zurückgesetzt fühlt, stellen alle narzisstisch-erotischen Versuchungs- und Versagenssituationen (Alter, Eifersucht, Dreiecksbeziehungen) die Gefahr einer Dekompensation dar.

7.1.6 Abhängige Neurosenstruktur

Typologie

Die abhängige Struktur wirkt sehr angepasst und brav. Sie wagt keine eigenen Schritte, braucht ständig Rat und Führung. Dabei wirkt sie u. U. sehr anklammernd. Sie leidet unter großen Trennungs- und Verlustängsten und Insuffizienzgefühlen und wirkt oft wie ein Kind, was an die Hand genommen werden muss. Sie lebt Schwäche, um den Menschen, der für sie da ist, nicht zu verlieren, und verhindert Autonomie.

Gegenübertragung

Zunächst ist die Therapiebeziehung angenehm und unproblematisch, zunehmend wird diese jedoch anstrengender und es stellt sich der Wunsch ein, aufgrund des Erwartungsdrucks und dem Nähewunsch Distanz zu schaffen, da man sich überfordert fühlt. Ärger und gehemmte Aggression können sich einstellen, weil man den Patienten nicht destabilisieren möchte, aber oft Mühe hat, die Therapiesitzungen und die Therapie überhaupt zu beenden.

Typisches Abwehrmuster

Abgewehrt werden mittels Regression Autonomiestrebungen und Selbstbehauptung, ebenso die Wut über die Behinderung von Autonomie. Expansive, aggressive und sexuelle Impulse dürfen nicht spürbar werden und müssen verleugnet werden. Auch Suchtmittel dienen der Abwehr.

Bedürfnis

Die abhängige Struktur braucht Schutz und Halt sowie Führung durch andere. Sie ersehnt einen Zustand vollkommener Bedürfnisbefriedigung wie ein kleines Kind und wünscht sich, dass der andere ihr als der Große und Starke alle Wünsche von den Augen abliest und für sie Verantwortung übernimmt. Was ein anderer sagt, kann nur richtig sein.

Gründe für eine Dekompensation

Der Verlust nahestehender Menschen, die ihr Halt gewähren, z. B. Partnerverlust, kann in die Dekompensation führen. Aber auch wenn sich nahestehende Menschen (Partner, Kinder) entwickeln, die bisher abhängig waren, autonom werden und aus der Abhängigkeit lösen wollen.

7.1.7 Ängstlich-vermeidende (selbstunsichere) Neurosenstruktur

Typologie

Diese Neurosenstruktur ist sehr selbstunsicher und braucht ständig Rückversicherung. Sie vermeidet unbekannte Situationen und Kontakte, ist konfliktscheu, fühlt sich minderwertig und ist sehr empfindlich gegenüber Kritik oder Ablehnung. Unsicherheiten und Sorgen sind bei ihr allgegenwärtig.

Gegenübertragung

In der Gegenübertragung ist zuerst Anteilnahme und bereitwillige Übernahme einer Hilfs-Ich-Funktion zu spüren, bis man sich hilflos fühlt, da der Wunsch nach ständiger Rückversicherung, das alles in Ordnung ist, Ärger auslöst, weil man dem Patienten keine vollständige Sicherheit gewähren kann.

Typisches Abwehrmuster

Wutäußerungen und autonome Impulse werden wegen der Gefahr, die Bindung zu verlieren, durch Verleugnung abgewehrt. Dass es zu Verlusten und Trennung kommen kann, will sie nicht akzeptieren. Der drohende Selbst- bzw. Objektverlust wird bspw. externalisiert und verschoben (Phobien und Ängste).

Bedürfnis

Das Bedürfnis der ängstlichen Struktur ist ein Gefühl der absoluten Sicherheit, da sie in ständiger Sorge lebt, dass etwas Schlimmes passieren könnte. Sie braucht jemanden, der immer für sie da und an ihrer Seite ist.

Gründe für eine Dekompensation

Dies können ein (drohender) Verlust von haltgebenden und sicherheitsspendenden Objekten sein und alles, was sich der Kontrolle entzieht, wie bspw. unerwartete Konflikte am Arbeitsplatz.

7.1.8 Emotional instabile Neurosenstruktur

Typologie

Stimmungen und Beziehungsverhalten sind extrem wechselhaft, bei labilen und heftigen Affekten. Emotionen können nicht selbstständig reguliert werden, diese Struktur hat keine Selbstkontrolle. Es zeigt sich ein Bild unbeständiger Beziehungen und Beziehungsabbrüche mit emotionalen Krisen.

Gegenübertragung

In der Gegenübertragung zeigen sich entweder starke Idealisierungs- oder Abwertungstendenzen. Die Übertragungsbeziehung kann sich intensiv und chaotisch gestalten. Es sind Ambivalenzen von Zugewandheit und großem therapeutischen Engagement, aber auch Ärger bis hin zur Feindseligkeit spürbar. Letzteres wiederum kann zu Schuldgefühlen und großer Sorge dem Patienten gegenüber führen.

Typisches Abwehrmuster

Abgewehrt werden die widersprüchlichen Aspekte einer Person, die nur als gut oder böse erlebt werden kann (Schwarz-Weiß-Denken). Die Gegensätze und Ambivalenzen werden als unerträglich erlebt, sodass sie mittels Selbstverletzung, Spaltung, Verleugnung und/oder totaler Idealisierung und totaler Abwertung abgewehrt werden müssen. Die projektive Identifizierung dient der Entlastung unbewusster bedrohlicher Selbstanteile.

Bedürfnis

Diese Struktur braucht ein ideales Gegenüber, das sie aushalten kann (selbst wenn sie ihr Gegenüber herabsetzt und bekämpft) und sie nicht verlässt. Sie hat das Bedürfnis, bedingungslos angenommen und geliebt zu werden.

Gründe für eine Dekompensation

Diese können vielfältig sein: Oft sind es Kränkungen, partnerschaftliche Konflikte oder Anforderungen (Zusammenziehen) und berufliche Konflikte. Also alle Situationen, die die Frustrationstoleranz, Impuls- und Emotionssteuerung überfordern.

7.1.9 Paranoide Neurosenstruktur

Typologie

Die paranoide Neurosenstruktur neigt zu übermäßigem Misstrauen, ist sehr empfindlich und nachtragend. Sie zeigt sich feindselig gegen andere, streitbar, wobei sie beharrlich auf eigene Rechte besteht, weshalb sie mitunter auch eher einsam ist.

Gegenübertragung

Die Feindseligkeit ist nur schwer auszuhalten, was sehr anstrengend ist. Unterschwellig verspürt man Ärger und hat das Gefühl, sehr vorsichtig sein zu müssen, sich nicht den Groll des Patienten einzufangen. Auch ist man schnell genervt ob des nörglerischen, querulatorischen Verhaltens.

Typisches Abwehrmuster

Die Feindseligkeit innerhalb der Herkunftsfamilie und die eigene Feindseligkeit werden verleugnet und externalisierend auf Fremde projiziert. Dabei dient die Abwehr dem Selbsterhalt und dem Schutz vor (erneuter) Enttäuschung, um das brüchige Selbstwertgefühl zu stabilisieren.

Bedürfnis

Insgeheim will die paranoide Struktur geliebt werden, ohne dabei ihre autonome Selbstbestimmung zu verlieren. Sie möchte ein absolut vertrauenswürdiges Gegenüber, einen Verbündeten, der ist wie sie selbst, da sie die Erfahrung machen musste, niemandem vertrauen zu können.

Gründe für eine Dekompensation

Dies können echte und vermeintliche Zurückweisungen und Kränkungen sein. So kann bspw. das verlorengegangene Vertrauen in einer Partnerschaft durch Enttäuschungen zur Krise führen.

7.1.10 Passiv-aggressive Neurosenstruktur

Typologie

Die passiv-aggressive Struktur boykottiert sich und andere und glaubt, andere dadurch bestrafen zu können. Die Person, die seinen Partner bspw. mit Schweigen bestraft oder seinen Geburtstag vergisst. Der Kollege, der seine Arbeit nur schlecht oder sehr langsam macht und sich dann darüber beschwert, dass andere sinnlose Forderungen stellen. Ein typisches Wesenszeichen ist auch, Verpflichtungen einfach vergessen zu haben, wobei eine besondere Ambivalenz von gleichzeitig Zustimmung und Verweigerung zu beobachten ist. Auf Autoritätspersonen reagiert diese Struktur sehr negativ, mit passivem (trotzigem) Widerstand wobei sie Verbitterung über das Leben zeigt.

Gegenübertragung

In der Gegenübertragung kann sich Ärger und starke Wut zeigen, ebenso Hilflosigkeit aufgrund des passiven Widerstands und des demonstrativen, klagsamen Leidens. Das im Grunde selbstschädigende Verhalten ist schwer zu ertragen. Evtl. kommt es auch zu Reaktionen von Mitgefühl, für die tief sitzende enttäuschte negativistische Haltung.

Typische Abwehrmuster

Der offene Ausdruck von Wut und Ärger wird bspw. durch Selbstsabotage (z. B. Verhinderung von beruflichem Aufstieg), Verschiebung der Aggression auf soziale Situationen, Affektisolierung und Intellektualisierung abgewehrt. Mit der Selbstsabotage werden alte Frustrationssituationen wiederholt, die die negativistische Weltsicht bestätigt. Schmerzhafte Gefühle und die Trauer über die erlittenen Versagungen werden ebenfalls abgewehrt.

Bedürfnis

Das Bedürfnis der passiv-aggressiven Struktur ist, das zurückzubekommen, was ihr genommen wurde. Sie fühlt sich betrogen vom Leben und kann sich nicht anders zur Wehr setzen.

Gründe für eine Dekompensation

Oft provozieren die Passiv-Aggressiven mit ihrem Verhalten, dass sie benachteiligt werden oder dass man sie erneut zurücksetzt. Dies und Situationen, in denen sich diese Person gekränkt, missverstanden oder falsch behandelt fühlt, können aufgrund massiver Kränkungswut eine Krise auslösen.

7.2 Konfliktachse OPD

Die OPD-KJ-2 unterscheidet folgende relevante intrapsychischen Konflikte, wobei jedes Konfliktthema in drei Altersstufen dargestellt und zur besseren Veranschaulichung den aktiven und passiven Verarbeitungsmodus gegenüberstellt. Nachfolgend eine kurze zusammenfassende Erklärung *(ohne Einbeziehung des sozialen Umfelds und der Altersstufen)*:

7.2.1 Nähe versus Distanz (auch Autonomie versus Abhängigkeit)

Dieser Konflikt bezieht sich auf die Aktivierung von nähesuchenden oder nähemeidenden Erfahrungen. Es besteht bei unsicherer Bindung eine existenzielle Angst vor vereinnahmender Nähe oder vor emotionaler Distanz, Trennung und Alleinsein.

Passiver Modus

Dieser Modus ist durch die Angst vor Trennung und Einsamkeit gekennzeichnet. Die Suche nach engen und Sicherheit gewährenden Beziehungen verhindert die Wahrnehmung eigener (Distanz-Abgrenzungs-)Wünsche, und eigene Belange werden untergeordnet. Die Eigenständigkeit wird behindert.

- Leitaffekt: Trennung und Distanz löst Angst aus
- Gegenübertragung: Sorge, Mitleid angesichts der Abhängigkeit der Kinder und Jugendlichen

Aktiver Modus

Dieser Modus ist durch Angst vor Nähe und Vereinnahmung gekennzeichnet. Dies führt zu ständigen Distanzbemühungen, wobei eigene Bedürfnisse nach Anlehnung und Zärtlichkeit unterdrückt werden („Ich brauche niemanden"). Jüngere Kinder erleben den Kontakt zu Gleichaltrigen weniger bedrohlich.

- Leitaffekt: Angst vor Nähe, Vereinnahmung
- Gegenübertragung: Sorge aufgrund der abgewehrten Abhängigkeitswünsche, Rat- und Hilflosigkeit

7.2.2 Unterwerfung versus Kontrolle

Zentrales Motiv, sich anderen unterzuordnen (Gehorsam) oder zu dominieren. Offene oder latent aggressive Affekte spielen eine zentrale Rolle. Sich anleiten lassen zu können bzw. andere anleiten zu können. Normen und Regeln besitzen einen hohen Stellenwert.

Passiver Modus

Die Kinder und Jugendliche wirken sehr gefügig, kontrolliert und zurückgezogen. Sie befolgen brav Regeln ohne Widerrede. Widerstand zeigt sich in passiv-aggressiven Verhaltensweisen.

- Leitaffekt: Furcht, Angst
- Gegenübertragung: Schuldgefühle, Ratlosigkeit und Ohnmacht, aber auch der Wunsch, das Kind bzw. den Jugendlichen zu aktivieren

Aktiver Modus

Hier ist ständiges Aufbegehren gegenüber Regeln und Pflichten zu erkennen. Rebellische Kinder und Jugendliche, die ungeduldig und fordernd auftreten, bis hin zur trotzigen Aggressivität. Sie wollen dominieren, bestimmen und Macht ausüben.

- Leitaffekt: trotzige Aggressivität, Wut, Ärger
- Gegenübertragung: Leitaffekt wird spürbar; es können sich auch Gefühle einstellen, es dem Kind bzw. dem Jugendlichen recht zu machen

7.2.3 Selbstversorgung versus Versorgtwerden (Versorgung versus Autarkie)

Zentrales Motiv ist die Abhängigkeit in der Beziehung und das Bedürfnis etwas zu bekommen, einer Zuwendung sicher zu sein oder zu geben, im Gegensatz zu keiner Versorgung bedürfen. Verlust spielt als auslösende Situation eine zentrale Rolle. Starke Versorgungs- und Geborgenheitswünsche können sich als Abhängigkeit äußern. Die Abgrenzung zum Nähe-Distanz-Konflikt ist oft schwierig. Hier steht das Haben, das Bekommen oder das Geben im Vordergrund, nicht die existenzielle Seins-Angst und Abhängigkeit von der Beziehung. Dieser Konflikt setzt voraus, dass die Kinder und Jugendlichen zu einer Beziehungsaufnahme in der Lage sind, zu einer Bindung.

Passiver Modus

Kinder und Jugendliche, die an eine enge Bezugsperson gefühlsmäßig stark gebunden sind, sich fordernd, anklammernd verhalten. Der Wunsch, versorgt zu werden, ist ständig präsent. Zurückweisung und Alleingelassenwerden sowie Trennung wird mit depressiver Verstimmung und/oder Angst beantwortet.

- Leitaffekt: Trauer, Depression, Angst vor Verlust, Angst, die Versorgung zu verlieren, nicht genug zu bekommen
- Gegenübertragung: Gereiztheit, Ärger über die unstillbare Gier

Aktiver Modus

Die Kinder und Jugendlichen zeigen sich selbstgenügsam, bescheiden und deutlich wird eine „Ich kann für mich selbst sorgen"-Haltung. Dabei ist eine ständige Unzufriedenheit spürbar. Später versorgen sie andere unter extremer Einsatz- und Opferbereitschaft, bei altruistischer Grundhaltung. Sie zeigen eine fürsorgliche Grundhaltung, um Fürsorge und Geborgenheit zu gewinnen (unbewusst).

- Leitaffekt: Unzufriedenheit, Gereiztheit und Angst vor der eigenen Gier
- Gegenübertragung: Sorge, aufgrund der sich selbstaufopfernden Haltung und Mitgefühl; Versorgungswunsch kann spürbar werden

7.2.4 Selbstwertkonflikt

Ein Selbstwertkonflikt ist dann vorhanden, wenn die Anstrengungen zur Anerkennung des Selbstwerts übermäßig stark und erfolglos sind. Der Konflikt bezieht sich auf den Selbstwert versus Objektwert als die unangepassten Pole.

Passiver Modus

Kennzeichnend ist ein kritischer Einbruch des Selbstwertgefühls („Ich bin nichts mehr wert"), starke Verunsicherung und Ängste vor befürchteten Kränkungen. Konkurrenzsituationen werden wegen der befürchteten Bloßstellung vermieden, hintergründig wird jedoch verglichen. Die Wichtigkeit einer Wertung (besser oder schlechter sein als andere) ist als Thema immer spürbar.

- Leitaffekt: deutlich wahrnehmbare Scham
- Gegenübertragung: Gefühle des Unterstützenwollens, Bestätigenmüssens, Sorge und Mitleid, wobei der Therapeut in der Übertragung idealisiert, aber auch entwertet wird

Aktiver Modus

Hier dominieren Reaktionsbildungen als Versuche, eine befürchtete Selbstwertkrise zu bewältigen. Diese Kinder und Jugendliche wirken vordergründig selbstsicher (pseudoselbstsicher), dahinter wird eine Unsicherheit des eigenen Wertes spürbar. Je älter die Kinder sind, umso spürbarer wird der Drang, sich ständig beweisen zu müssen. Auch in diesem Modus ist die Wichtigkeit einer Wertung als Thema immer spürbar (bin ein besonderes Kind).

- Leitaffekt: heftige Affekte von Gereiztheit und Verärgerung (narzisstische Wut), wenn das Selbstbild infrage gestellt wird
- Gegenübertragung: Kränkungsgefühle und Rechtfertigungsimpulse, evtl. fühlt sich der Therapeut inkompetent und abgewertet

7.2.5 Schuldkonflikt

Es geht hier um die Selbst- versus Fremdbelastung bei Gewissenskonflikten. Unrealistische Fixierung zur Schuldabweisung bzw. zur unterwürfigen konstanten Schuldannahme. Die Abgrenzung zum Selbstwertkonflikt ist schwierig und wird im vorherrschenden Leitaffekt (s. u.) unterschieden.

Passiver Modus

Die Kinder und Jugendlichen haben eine überzogene Treuebindung an ihre Familie. Sie machen den Eindruck, als hätten sie schwere Schuld auf sich geladen und müssen über ihr Selbstopfer Sühne leisten. Sie zeigen einen masochistischen, selbstbestrafenden Bewältigungsstil und neigen zu ständigen Selbstvorwürfen.

- Leitaffekt: Schuldgefühle, Strafängste und Traurigkeit (im Unterschied zum Leitaffekt von Schamgefühlen beim Selbstwertkonflikt)
- Gegenübertragung: Mitleid, Übervorsicht und das Bemühen, der Selbstbeschuldigung und den Selbstbestrafungstendenzen der Patienten entgegenzuwirken

Aktiver Modus

Schuldgefühle werden verleugnet, verdrängt oder auf andere abgewälzt, indem die Kinder und Jugendliche anklagende und entwertende Äußerungen gegenüber Familienmitgliedern machen. Sie erscheinen durch das illoyal wirkende Verhalten oft unmoralisch und gewissenlos.

- Leitaffekt: Ärger, zynische Haltung
- Gegenübertragung: Impuls, schnell zu konfrontieren, moralisch zu verurteilen oder ihnen mit Schuldgefühlen gegenüber zu reagieren

7.2.6 Ödipaler Konflikt

Der Konflikt kreist um die Anerkennung als Junge/Mann oder Mädchen/Frau und auch um die Anerkennung der körperlich sexuellen Attraktivität, die Geltung als Junge/Mann und Mädchen/Frau und den diesen entgegenstehenden Strebungen und Hemmungen. Etwas gelten wollen versus sich im Hintergrund halten, rivalisieren versus nachgeben können, körperliche Lust genießen versus auf körperliche Lust verzichten zu können. Ein Konfliktfall führt zu stark wechselndem und dramatisch übertriebenem, aber auch zu seichtem emotionalen Ausdruck, um sich der Aufmerksamkeit und Anerkennung zu versichern.

Passiver Modus

Kinder und Jugendliche in diesem Modus fehlt die altersentsprechende Neugier in Bezug auf Sexuelles. Sie ziehen sich unauffällig, unattraktiv an und versuchen, ihren Körper unkenntlich zu machen durch z. B. verhüllende Kleidung. Auch vermeiden sie Gespräche über den Körper und Sexualität.

- Leitaffekt: ausgeprägter Leitaffekt im eigentlichen Sinne fehlt; auffällig ist eine besonders geschlechtsneutrale sachliche Ausstrahlung
- Gegenübertragung: Gefühle der Geschlechtsneutralität, Desinteresse

Aktiver Modus

Die Kinder und Jugendlichen in diesem Modus fallen durch unangemessen erotisierendes oder provokatives (hysterisches) Verhalten auf. Sie ziehen sich besonders geschlechtsbetont an. Sie sind neugierig und erkundend in Bezug auf die eigenen Geschlechtsmerkmale und die der anderen. Sie können in der Latenz kokett und verführerisch wirken. Ständiges Rivalisieren ist bei Dreieckskonstellationen auffällig.

- Leitaffekt: Erotisierung und Rivalisieren bis hin zur Schamlosigkeit
- Gegenübertragung: eine unangemessene Sexualisierung ist wahrnehmbar

7.2.7 Identitätskonflikt

Es geht um Kinder und Jugendliche, bei denen der Aufbau eines eigenen Identitätsgefühls mit entsprechendem Wohlbefinden nicht gelungen ist, was zu Verwirrung, Orientierungslosigkeit und Angst führen kann. Abgezielt wird auf Kinder und Jugendliche, bei denen Selbst- und Objektrepräsentanzen mit hinreichend intakten Ich-Funktionen vorliegen, deren Bild von sich selbst jedoch zu Konflikten führt. Die Identitätsbildung ist ein lebenslanger Prozess. Ein Konflikt kann z. B. sein, integriert zu sein und dazu zu gehören (national – Migrationsproblematik).

Passiver Modus

Erlebtes Gefühl des Identitätsmangels („Wer bin ich eigentlich?"). Kinder und Jugendliche zeigen in diesem Modus kein Verlangen nach Erprobung identitätsfördernder Ich-Funktionen und meiden identitätsfördernde Objektbeziehungen.

- Leitaffekt: Angst, Verwirrtheit und Orientierungslosigkeit
- Gegenübertragung: Ratlosigkeit, Mitleid, aber auch Anstrengung

Aktiver Modus

Im aktiven Modus versuchen die Kinder und Jugendlichen, identitätsfördende Ich-Funktionen zu nutzen. Sie gehen dabei wahllos vor und suchen sich Rollen (Vorbilder), mit denen sie sich identifizieren können. Dabei haben sie wechselnde Vorbilder und wirken durch die ständig wechselnden Identifikationen wie ein Chamäleon (heute so, morgen so).

- Leitaffekt: kontraphobisch abgewehrte Angst, Rastlosigkeit und Getriebenheit
- Gegenübertragung: Sorge, Mitleid, aber Befremdung und der Impuls, das Gegenüber in einer bestimmten Identität zu fixieren

8 Schlusswort

Ich hoffe, ich habe Ihnen mit diesem Buch nicht nur einen interessanten Einblick in die Beschreibung der Fälle aus der psychotherapeutischen Praxis ermöglicht, sondern Ihnen auch aufgezeigt, wie Störungsbilder, komplex oder weniger komplex, auf einen Fallbericht hin verständlich beschrieben werden können und verstehbar werden. Fallkonzeptionen schriftlich darzustellen ist ein für das therapeutische Vorgehen notwendiger Schritt, um den Behandlungsfall besser zu begründen und verstehen zu können. Mir war es ein besonderes Anliegen, Ihnen mittels dieser Fallbeispiele zu ermöglichen, Ihre Kompetenz und therapeutische Erfahrung zu erweitern.

Um Missverständnisse zu vermeiden, möchte ich abschließend nochmals darauf hinweisen, dass diese Fallbeispiele als Hilfestellung für Ihre eigenen Fälle dienen, jedoch nicht einfach ohne Blick auf den Einzelfall als Schablone taugen. Bedenken Sie auch, dass die hier beschriebenen Thesen (Modelle) immer eine Momentaufnahme darstellen und sich im Verlauf einer Therapie durchaus andere Erkenntnisse und Sichtweisen ergeben können. Therapie ist ein sich wandelnder Prozess. Auch können Sie, liebe Leser, durchaus zu anderen Sichtweisen gelangen, die ebenso ihre Gültigkeit haben.

An dieser Stelle fällt mir ein Zitat von George Bernard Shaw ein, ein irisch-britischer Dramatiker und Kritiker sowie Literaturnobelpreisträger:
„Der einzige Mensch, der sich vernünftig benimmt, ist mein Schneider. Er nimmt jedes Mal neu Maß, wenn er mich trifft, während alle anderen immer die alten Maßstäbe anlegen in der Meinung, sie passten heute noch."

9 Literatur

Alle hier aufgeführten Bücher sind als wesentliche Literatur für die Fallbeispiele in diesem Buch zu nennen und dienen neben der in dem Buch aufgeführten Literaturhinweise als wichtiges Fundament:

[1] Arbeitskreis OPD, Hrsg. Operationalisierte Psychodynamische Diagnostik OPD-2. Das Manual für Diagnostik und Therapieplanung. Bern: Huber; 2006

[2] Arbeitskreis OPD-KJ, Hrsg. Operationalisierte Psychodynamische Diagnostik im Kindes- und Jugendalter. Bern: Huber; 2013

[3] Bandura A. Lernen am Modell: Ansätze zu einer sozial-kognitiven Lerntheorie. Stuttgart: Klett-Cotta; 1994

[4] Beck AT et al. Kognitive Therapie bei Depression. Weinheim: Beltz; 1999

[5] Boessmann U. Psychoanalytisch und tiefenpsychologisch fundierte Berichte an den Gutachter schnell und sicher schreiben, 5. Aufl. Berlin: Deutscher Psychologen Verlag; 2000

[6] Boessmann U. Psychodynamische Therapie bei Kindern und Jugendlichen. Kompendium und Berichte an den Gutachter unter Berücksichtigung der ICD-10 und OPD-KJ. Berlin: Deutscher Psychologen Verlag; 2008

[7] Boessmann U, Jungclaussen I. Bericht abgelehnt – was nun? Praxis-Ratgeber zu den wichtigsten Ablehnungsgründen mit zahlreichen Antrags-Beispielfällen für tiefenpsychologisch fundierte Psychotherapie. Berlin: Deutscher Psychologen Verlag; 2009

[8] Dilling H, Mombour W, Schmidt MH. Internationale Klassifikation psychischer Störungen. ICD-10 Kapitel V (F). Klinisch-diagnostische Leitlinien, 6. Aufl. Bern: Huber; 2008

[9] Döpfner M, Frölich J, Lehmkuhl G. Hyperkinetische Störungen. Göttingen: Hogrefe, 2000

[10] Dornes M. Die emotionale Welt des Kindes, 6. Aufl. Frankfurt a.M.: Fischer; 2000

[11] Ellis, A. Training der Gefühle, 3. Aufl. Landsberg am Lech: mvg; 2000

[12] Endres M, Hauser S, Hrsg. Bindungstheorie in der Psychotherapie, 2. Aufl. München: Reinhardt; 2002

[13] Ermann M. Psychosomatische Medizin und Psychotherapie. Ein Lehrbuch auf psychoanalytischer Grundlage, 5. Aufl. Stuttgart: Kohlhammer; 2007

[14] Fenichel O. Psychoanalytische Neurosenlehre. Gießen: Psychosozial; 2005

[15] Fiedler P. Persönlichkeitsstörungen, 6. Aufl. Weinheim: Beltz; 2007

[16] Heinemann E, Hopf H. Psychische Störungen in Kindheit und Jugend: Symptome, Psychodynamik, Fallbeispiele, psychoanalytische Therapie. Stuttgart: Kohlhammer; 2008

[17] Hergenröther D. Praxisbuch VT-Bericht. Berichtserstellung und Gutachterverfahren in der Verhaltenstherapie. Berlin: Deutscher Psychologen Verlag; 2011

[18] Hinsch R, Wittmann S. Soziale Kompetenz kann man lernen. Weinheim: Beltz; 2003

[19] Hopf H. Angststörungen bei Kindern und Jugendlichen. Diagnose, Indikation, Behandlung, 2. Aufl. Frankfurt a. M.: Brandes & Apsel; 2011

[20] Jungclaussen I. Handbuch Psychotherapie-Antrag. Stuttgart: Schattauer; 2013

[21] Krill M. Das Gutachterverfahren für tiefenpsychologisch fundierte und analytische Psychotherapie. Weinheim: Psychosozial; 2008

[22] Lauth G, Brack U, Linderkamp F, Hrsg. Verhaltenstherapie mit Kindern und Jugendlichen. Praxishandbuch. Weinheim: Beltz; 2001

[23] Linden M, Hautzinger M, Hrsg. Verhaltenstherapiemanuel. Techniken, Einzelverfahren und Behandlungsanleitungen, 4. Aufl. Heidelberg: Springer; 2000

[24] Linehan M. Dialektisch-Behaviorale Therapie der Borderline-Persönlichkeitsstörung. München: CIP-Medien; 1996

[25] Machleidt W, Haltenhof H, Garlip P, Hrsg. Schizophrenie – eine affektive Erkrankung? Grundlagen, Phänomenologie, Psychodynamik und Therapie. Stuttgart: Schattauer; 1999

[26] Margraf J, Schneider S. Lehrbuch der Verhaltenstherapie. Band 1, 3. Aufl. Heidelberg: Springer; 2009

[27] Meichenbaum D. Intervention bei Stress. Anwendung und Wirkung des Stressimpfungstrainings, 3. Aufl. Bern: Huber; 2012

[28] Mentzos S. Neurotische Konfliktverarbeitung. Einführung in die psychoanalytische Neurosenlehre unter Berücksichtigung neuer Perspektiven, 18. Aufl. Frankfurt a. M.: Fischer; 2003

[29] Mentzos S. Lehrbuch der Psychodynamik, 4. Aufl. Göttingen: Vandenhoeck & Ruprecht; 2009

[30] Peichl J. Die inneren Trauma-Landschaften. Borderline, Ego-State, Täter-Introjekt, 2. Aufl. Stuttgart: Schattauer; 2007

[31] Petermann F, Hrsg. Kinderverhaltenstherapie, 2. Aufl. Baltmannsweiler: Schneider; 2003

[32] Remschmidt H, Mattejat F, Warnke A, Hrsg. Therapie psychischer Störungen bei Kindern und Jugendlichen. Ein integratives Lehrbuch für die Praxis. Stuttgart: Thieme; 2008

[33] Riemann F. Grundformen der Angst. München: Reinhardt; 2009

[34] Rudolf G, Henningsen P, Hrsg. Psychotherapeutische Medizin und Psychosomatik. Ein einführendes Lehrbuch auf psychodynamischer Grundlage, 6. Aufl. Stuttgart: Thieme; 2008

[35] Rüger U, Dahm A, Kallinke D, Hrsg. Faber/Haarstrick. Kommentar Psychotherapie-Richtlinien, 9. Aufl. München: Urban & Fischer; 2011

[36] Ullrich R, de Muynk R. ATP: Anleitung für den Therapeuten. Einübung von Selbstvertrauen und sozialer Kompetenz, 2. Aufl. Stuttgart: Klett-Cotta; 2002

[37] Winnicott D. Vom Spiel zur Kreativität, 13. Aufl. Stuttgart: Klett-Cotta; 2012

[38] Winnicott D. Reifungsprozesse und fördernde Umwelt. Frankfurt a. M.: Fischer; 1993

[39] Wöller W, Kruse J. Tiefenpsychologisch fundierte Psychotherapie. Basisbuch und Praxisleitfaden, 2. Aufl. Stuttgart: Schattauer; 2005

Sachverzeichnis

L

M

N

O

P

R

S

T

U

V

Z